U0188838

OCT and OCTA in Retinal Disorders

眼底病
OCT 与 OCTA

原著 [美] Justis P. Ehlers   [美] Yasha Modi

     [美] Sunil K. Srivastava   [美] Peter K. Kaiser

合著 [美] Nitish Mehta   [美] Joseph Abraham

     [美] Thuy K. Le

主审 魏文斌

主译 王艳玲 王 康

中国科学技术出版社

·北京·

图书在版编目（CIP）数据

眼底病 OCT 与 OCTA / （美）贾斯提斯·P. 埃勒斯 (Justis P. Ehlers) 等原著；王艳玲，王康主译 . —北京：中国科学技术出版社 , 2024.3

书名原文：OCT and OCTA in Retinal Disorders

ISBN 978-7-5236-0455-7

Ⅰ.①眼… Ⅱ.①贾… ②王… ③王… Ⅲ.①眼底疾病—相干光—医学摄影 Ⅳ.① R773.404

中国国家版本馆 CIP 数据核字 (2024) 第 040549 号

著作权合同登记号 : 01-2024-0730

策划编辑	方金林　孙　超
责任编辑	孙　超
文字编辑	方金林
装帧设计	佳木水轩
责任印制	李晓霖

出　　版	中国科学技术出版社
发　　行	中国科学技术出版社有限公司发行部
地　　址	北京市海淀区中关村南大街 16 号
邮　　编	100081
发行电话	010-62173865
传　　真	010-62179148
网　　址	http://www.cspbooks.com.cn

开　　本	889mm×1194mm　1/16
字　　数	507 千字
印　　张	25
版　　次	2024 年 3 月第 1 版
印　　次	2024 年 3 月第 1 次印刷
印　　刷	北京盛通印刷股份有限公司
书　　号	ISBN 978-7-5236-0455-7/R·3184
定　　价	298.00 元

（凡购买本社图书，如有缺页、倒页、脱页者，本社发行部负责调换）

版权声明

This is a translation of *OCT and OCTA in Retinal Disorders*

ISBN: 978–1–975144–22–7

Wolters Kluwer Health did not participate in the translation of this title and therefore it does not take any responsibility for the inaccuracy or errors of this translation.

免责声明：这本书提供药物的准确标识、不良反应和剂量表，但是它们有可能改变。请读者务必查看所提及药物生产商提供的包装信息数据。此书的作者、编辑、出版商、分销商对于应用该著作中的信息而导致错误、疏漏或所产生后果不承担任何责任，并不对此出版物内容做出任何明示或暗指的担保。此书的作者、编辑、出版商、分销商对出版物所引起的人员伤害或财产毁坏不承担任何责任。

Accurate indications, adverse reactions, and dosage schedules for drugs are provided in this book, but it is possible that they may change. The reader is urged to review the package information data of the manufacturers of the medications mentioned. The authors, editors, publishers, or distributors are not responsible for errors or omissions or for any consequences from application of the information in this work, and make no warranty, expressed or implied, with respect to the contents of the publication. The authors, editors, publishers, and distributors do not assume any liability for any injury and / or damage to persons or property arising from this publication.

Published by arrangement with Wolters Kluwer Health Inc., USA.

本翻译版受世界版权公约保护。

Copyright © 2021 Wolters Kluwer

All rights reserved.

译者名单

主　审　魏文斌

主　译　王艳玲　王　康

副主译　李　爽　冯　雪

译　者（以姓氏笔画为序）

　　　　王　倩　王露萍　田　梦　田慧文

　　　　由　冰　代艾艾　冯　雪　闫博靖

　　　　李　爽　杨　明　杨　烈　吴伟珍

　　　　汪晓磊　孟　博

内容提要

本书引进自 Wolters Kluwer 出版社，由克利夫兰医学中心及纽约大学等国际知名临床与科研机构的多名专家联合编写。著者基于不同眼底疾病的典型病例，对每种疾病状态下的 OCT 和 OCTA 同步表现进行深入解析，以言简意赅的表达形式对影像特征进行细致描述，并配有丰富的图片资料。书中内容涉及视网膜血管性疾病、外层视网膜与脉络膜疾病、玻璃体视网膜界面及周边视网膜病变、炎症和感染、遗传性视网膜变性、脉络膜和巩膜病变、眼外伤等方面，还就 OCT 与 OCTA 检查对改善患者预后的作用进行了全面介绍。本书内容丰富，图文并茂，适合广大眼科医生、医学生学习掌握 OCT 及 OCTA 相关知识及操作技巧，可作为案头常备参考书。

主审简介

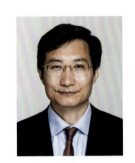

魏文斌

教授，博士研究生导师，首都医科大学附属北京同仁医院副院长、眼科学院副院长，著名眼底病学专家，中央保健会诊专家，国家卫生健康委员会有突出贡献的中青年专家，享受国务院政府特殊津贴。曾获白求恩奖章、全国医德楷模、中国好医生、中国最美医生等荣誉称号。入选首批国家级和北京市"新世纪百千万人才工程"、国家"万人计划"领军人才。

主译简介

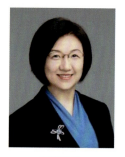

王艳玲

教授，博士研究生导师，首都医科大学附属北京友谊医院眼科主任，首都医科大学眼科学院副院长。中华医学会神经眼科学组委员，中国医师协会眼底病学组委员，北京医学会眼科分会副主任委员。1996 年公派赴日本关西医科大学眼科研修。主持国家自然科学基金等多项课题，申领实用新型专利 3 项。以第一作者或通讯作者身份发表眼科学术论文 120 余篇，其中 SCI 期刊收载论文 40 篇。

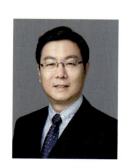

王　康

主任医师，教授，博士研究生导师，首都医科大学附属北京友谊医院眼科副主任。中国中医药信息学会眼科分会常务理事，北京医师协会眼科分会眼底病及感染性眼病学组委员、人工智能分会委员，北京市住院医师规范化培训专业委员会委员。2015—2016 年赴美国加州大学洛杉矶分校 Doheny 眼科研究所访学。2005 年入选北京市科技新星，2011 年入选北京市"十百千"卫生人才培养"百"人项目，北京市卫生系统第四批"215"高层次人才。主持国家自然科学基金 1 项、北京市科委及北京市卫生局课题 6项，申领实用新型专利 3 项。主编 / 主译学术专著 2 部，以第一作者或通讯作者身份在 SCI 期刊（包括 *IOVS*、*Am J Ophthalmol*、*Retina*、*Ophthalmology*、*Acta Ophthalmol* 等高影响力期刊）发表学术论文 20 余篇。

译者前言

光学相干断层扫描（optical coherence tomography，OCT）与光学相干断层扫描血管造影（optical coherence tomography angiography，OCTA）技术在眼科临床诊断方式发展的过程中具有里程碑意义。两者为眼底疾病的临床诊疗提供了新的观察视角，使眼科医生对眼底疾病有了更深层次的认识。

OCT and OCTA in Retinal Disorders 一书具有较高的学术价值，故我们与中国科学技术出版社合作对本书进行翻译出版，希望本书中文版能够成为我国眼科临床医生、医学生及眼科相关专业人员的良师益友。

本书详细介绍了各类眼底疾病的 OCT 与 OCTA 影像表现，着重阐释了基于疾病影像特征的预后判断，并围绕预后判断对治疗方案的选择进行了深入浅出的探讨，有助于眼科临床医生建立全面而系统的多模态成像理念，培养眼底影像诊断思维模式，从而对眼底疾病做出准确的诊断。书中内容丰富、版式简洁、条理清晰，语言精练，适用于临床、科研及教学。

2022 年春夏的北京，是我们与 COVID-19 持续鏖战的战场，编译团队中优秀的译者们，同时也是抗击 COVID-19 一线的白衣战士。他们以饱满的热情和不懈的努力投入书稿翻译工作并圆满完成。在本书中文版即将与读者见面之际，感谢所有参译人员的辛苦付出，使得这本高质量的译著顺利问世。

书稿翻译由首都医科大学附属北京友谊医院眼科牵头进行，得到了首都医科大学附属北京同仁医院眼科魏文斌教授的大力支持和帮助，在此表示衷心感谢。由于中外术语规范及语言表述习惯有所差异，中文翻译版中可能遗有疏漏或不足之处，敬请广大读者指正。我们期待本书中文版能被读者所喜爱，并为提高我国眼底疾病诊疗水平做出贡献！

首都医科大学附属北京友谊医院　王艳玲　王　康

原书前言

  光学相干断层扫描（optical coherence tomography，OCT）与光学相干断层扫描血管造影（optical coherence tomography angiography，OCTA）技术的问世改变了眼科临床实践的检查方式。自从 21 世纪早期 OCT 设备引入克利夫兰医学中心，我们对视网膜疾病的理解和认识有了指数级的进步。如今我们可对视网膜进行 3D 成像，观察哪些层次会受到疾病的影响，了解视网膜对针对性治疗的反应。这使得我们有时候仅基于 OCT 及 OCTA 的丰富影像信息即可准确诊断疾病，预测视力预后，并且还可观察治疗反应。通过 OCT 及 OCTA 不仅可准确诊断常见眼底疾病，还可对许多临床体征不明显的特殊病例，如急性旁中心中层黄斑病变进行诊断。

  此外，通过观察 OCT 的一些特征可评估患者预后。椭圆体带破坏、外界膜不完整、内层视网膜结构紊乱及视网膜内高反射病灶均为预后评估的重要信息。了解和认识这些变化，有助于更好地与患者进行沟通，就疾病情况提出符合实际的治疗方案，进而获得准确的预后评估。

  本书全面介绍了不同疾病状态下的 OCT 与 OCTA 影像表现，并着重阐释了基于 OCT 与 OCTA 特征的预后判断，以及疾病对治疗的反应。本书内容丰富，语言精练，版式简洁，易读且实用，希望读者能够从书中获得想要学习掌握的知识内容。

致　谢

如果没有一个杰出的编写团队，本书就无法顺利完成。我们要感谢本书的所有编者，是他们奉献了自己的时间和精力，才圆满地完成了书稿的编写，并使本书的学术水平达到了一个新的高度。我们能够有机会与如此优秀的朋友、同事、导师一起工作，使得编写本书更有意义和价值。

在此，特别感谢 Nitish Mehta、Joseph Abraham 和 Thuy K. Le，感谢他们耗费数百小时对每个篇章进行了严格编校。

最后，我们要感谢我们的家人，感谢他们在书稿编写过程中给予的支持，并体谅我们因为花费了很多时间编书而忽略了陪伴家人。

献　词

谨以本书献给我们的家人，感谢他们在我们追梦路上的无尽奉献。

你们的爱和支持是我们日常生活的宝贵财富。

感谢我们的导师，感谢他们在我们的职业生涯中提供的无私帮助。

你们的言传身教造就了大批优秀的医生、学者。

目 录

第一篇　总　论

第二篇　视网膜血管性疾病

第六篇　遗传性视网膜变性类疾病

第七篇　视网膜、脉络膜及巩膜病变

第八篇　眼外伤

第九篇　术中与术后成像

第十篇　药物毒性

第十一篇 视神经成像

第一篇 总 论
Introduction

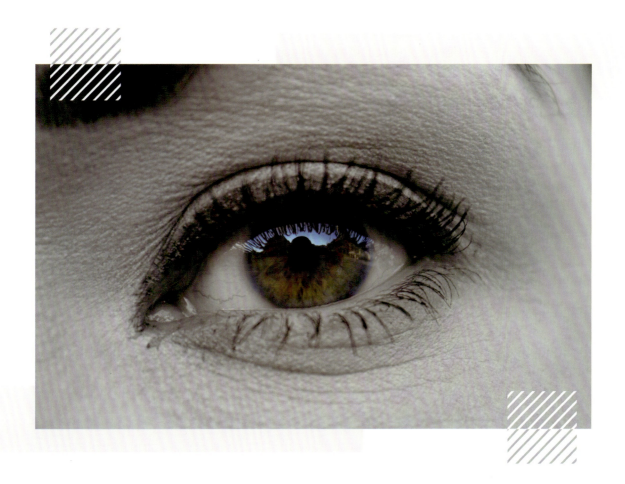

第1章 OCT 概览
Optical Coherence Tomography Overview

一、主要特点

- 光学相干断层扫描（optical coherence tomography，OCT）是一种无创的操作，使我们可以直观地观察到视网膜和脉络膜影像，在现代眼科多模态成像中发挥关键作用。OCT 已经成为玻璃体 – 视网膜专科最有价值的诊断成像工具。

- OCT 技术从最初的时域 OCT 开始不断进化和扩展。傅里叶域检测技术的出现让 OCT 成像获得了前所未有的扫描速度和灵敏度，从而使 OCT 在临床上得到广泛应用。该技术通过两种方式实现：一种是基于光谱仪的谱域 OCT（spectral-domain OCT，SD-OCT），另一种是基于扫描激光的扫频源 OCT（swept-source OCT，SS-OCT）。更快的扫描速度对活体成像至关重要，因为它可以最大限度地减少运动伪影，并可以采集体积 OCT 数据。

- 光学相干断层扫描血管造影（OCT angiography，OCTA）可以提供视网膜和脉络膜各层微血管血流的详细信息。大量的 OCTA 数据支持基于软件的图像处理，并可提供反映血管病理改变的定量生物标志物。

- 在玻璃体视网膜手术过程中，显微镜集成的术中 OCT 可实时反馈组织与眼内手术器械之间的相互作用。

二、OCT 成像

- OCT 可以对包括视网膜在内的组织进行实时、高分辨率、无创的光学生物成像[1, 2]。OCT 采用了一种称为干涉测量的概念。该技术基于检测和分析两个低相干（宽带）光栅，如超发光二极管（superluminescent diode，SLD）或脉冲激光器间的干涉、参考信号，以及组织来源的反射信号。组织的高反射区域将产生更大的干涉波。当参考信号和反射信号路径长度匹配或只有很小的差异（即在光源的相干长度范围内）时，可以确定组织的距离（深度）。

- 组织上单个扫描线的反射率剖面被称为 A 扫描（1D 图像），包含距离（深度）和信号强度的信息[3]。通过组合一系列的 A 扫描，可以获得组织的横断面断层图像（B 扫描，2D 图像）（图 1-1）。通过汇集快速获得的小间距 B 扫描可以得到组织的体积图像（3D 图像）。体积扫描可以从任何角度重建和查看 OCT 图像，包括旋转 B 扫描、特定深度的 en-face 图像和厚度图。

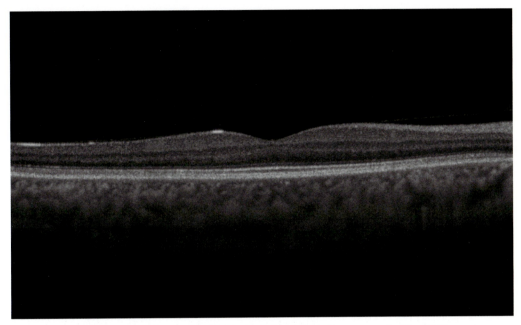

▲ 图 1-1　健康人黄斑区扫频源光学相干断层扫描（SS-OCT）的 B 扫描

- SD-OCT 仪器包括光谱仪和线扫描相机，它们分析反射光的光谱，并通过应用傅里叶变换生成 A 扫描。这项技术同时检测来自整个组织深度的信号，并摒除了时域 OCT 中使用的移动扫描参考机械臂。这使得扫描速度提高了 50～100 倍。提高扫描速度有助于减少可能降低图像质量的运动伪影，并且使体积扫描成为可能。

- 在 SD-OCT 中，扫描速度取决于（或受限于）相机读取速率。由于光谱仪的光谱分辨率有限，SD-OCT 容易在更深的轴向范围内失去检测灵敏度，这种现象称为灵敏度衰减。

- SS-OCT 不需要光谱仪和线扫描相机，而是通过配备快速可调谐激光器和光电探测器，以实现比 SD-OCT 更快的扫描速度和更高的检测效率。最新一代的商用 SD-OCT 仪器 A 扫描速度为每秒 7 万～8.5 万次，而 SS-OCT 仪器 A 扫描速度为每秒 10 万次或更快。最新的研究型 SS-OCT 仪器则可获得高达每秒数百万次的 A 扫描。与 SD-OCT（扫描波长集中在 850nm 左右）相比，SS-OCT 的扫描波长更长（中心在 1050nm），因而可以在更长的成像范围内提供优化的脉络膜和视神经图像。

- 以 850nm 或 1050nm 为中心的扫描波长可以最大限度减少信号在水（屈光间质）中的吸收或衰减，因此适合视网膜和脉络膜成像。

- OCT 的性能特征，包括扫描速度、轴向分辨率和成像深度，在很大程度上取决于仪器的设计。减短光源的相干长度（宽带光源的相干长度较短）或减短中心波长，可以提高 OCT 的轴向分辨率。横向分辨率通常受到眼光学特性的限制。光学参数间存在特定的平衡：① A 扫描速率增加会导致灵敏度降低；②轴向分辨率提高会使最大成像深度降低；③横向扫描密度增加会导致视野减小。

- 为了补偿眼球运动，商用仪器利用扫描激光检眼镜或红外摄像机的眼底图像进行主动眼球跟踪。为了进一步减少伪影，建议额外使用软件校准功能和运动校正功能。

- 将多次扫描平均化可以减少（散斑）噪声，提高信噪比（图像质量）。利用自适应光学系统补偿眼球像差，可以提高横向分辨率。

- 增强深度成像技术（通常为 SD-OCT）利用了灵敏度衰减现象。将物镜靠近眼球，使脉络膜 – 巩膜界面处于零衰减线，可以获得垂直倒置的结构图像，从而更好地显示脉络膜。

参考文献

[1] Fujimoto J, Swanson E. The development, commercialization, and impact of optical coherence tomography. *Invest Ophthalmol Vis Sci.* 2016;57(9):OCT1–OCT13.

[2] Aumann S, Donner S, Fischer J, Müller F. Optical coherence tomography (OCT): principle and technical realization. In: Bille JF, ed. *High resolutionImaging in Microscopyand Ophthalmology*. Gewerbestrasse, Switzerland: Springer; 2019:59–85.

[3] Spaide RF, Fujimoto JG, Waheed NK, Sadda SR, Staurenghi G. Optical coherence tomography angiography. *Prog Retin Eye Res.* 2018;64(5):1–55.

第 2 章　OCTA 概览
Optical Coherence Tomography Angiography Overview

一、OCTA 基本原理

- 基于光学相干断层扫描（OCT）。
- 用无创的方法进行血管网的 3D 重建，以显示眼球中的功能性血管。
- 通过利用移动的红细胞引起的 OCT 信号变化来实现。
  - 为了区分动态颗粒（主要是红细胞）与眼部静态结构组织，在同一位置重复扫描。
  - 生成血管网的静态地图，但不提供血流或血管渗漏相关的信息。
- 可查看光学相干断层扫描血管造影（OCTA）的图像和相应的 en-face 图像。

二、OCTA 技术 [1]

- 基于相位信号的 OCTA 技术。
  - 相位方差。
    - ◆ 测量相邻 B 扫描或运动对比技术之间的相位方差。
    - ◆ 量化平行于图像采集设备方向的轴向血流。
- 基于强度的 OCTA 技术。
  - 振幅去相干。
    - ◆ 通过分析信号中的振幅变化来实现。
    - ◆ 分频增幅去相干血管造影（split-spectrum amplitude decorrelation angiography，SSADA）将频谱划分为更小的子频谱，并分别对每个子频谱进行重复的 B 扫描去相干。
    - ◆ 提高了信噪比。
  - 散斑方差。
    - ◆ 多普勒 OCT 技术的延伸。多普勒 OCT 采用了源于激光散斑技术的相位技术。
    - ◆ 仅使用振幅信息测量 OCT 信号和相邻区域内的散斑方差。

- 基于复杂信号的 OCTA 技术。
  - OCT 微血管造影（OCT microangiography，OMAG）算法。
    - 利用了在同一位置进行的连续 B 扫描间的信息变化，包括强度和相位信息。
    - 用相干信息计算血流信号。

三、谱域 OCTA 与扫频源 OCTA

- 谱域 OCTA（spectral-domain OCTA，SD-OCTA）[2]。
  - 在约 840nm 波长以下工作。
  - A 扫描速度通常为每秒 7 万～10 万次，以获得 SSADA。
  - 分辨率受所用光谱仪所限。
- 扫频源 OCTA（swept-source OCTA，SS-OCTA）[3]。
  - 在约 1050nm 波长工作。
  - A 扫描使用基于强度和相位的算法，扫描速度达每秒 10 万次或更快。
  - 不使用基于光谱仪的检测。
  - 扫描光系统的瞬时线宽。
  - 轴向分辨率为 5μm，横向分辨率为 14μm。
  - 灵敏度随深度变化较小。
    - 脉络膜图像因此得以改善。

四、OCTA 血管分割

- OCTA 系统的分层通常是通过自动程序执行的，并且具有预设的目标层。此外，还可以执行人工分层。
- OCTA 中有视网膜血管系统的深度编码，可以通过软件分为不同的层次，即浅层毛细血管丛及深层毛细血管丛。不同系统的机器自带软件略有不同[2]。
  - 浅层毛细血管丛主要位于神经节细胞层内（图 2-1）。
  - 深层毛细血管丛位于内核层的外边界（图 2-2）。
  - 不同的视网膜疾病对浅层和深层毛细血管丛的影响可能不同。
- 大多数系统可提供无血管视网膜或外层视网膜分层。
  - 外丛状层和 Brunch 膜之间的部分。
  - 此区域为无血管区。
  - 用于检测脉络膜新生血管。

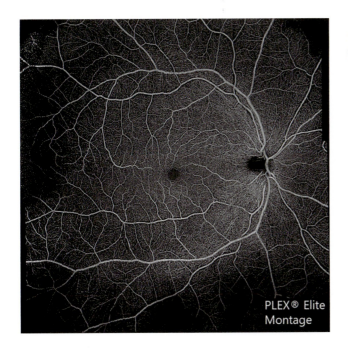

◀ 图 2-1　健康受试者的 **12mm×12mm** 扫频源 **OCTA** 的浅层视网膜 **en-face** 图像

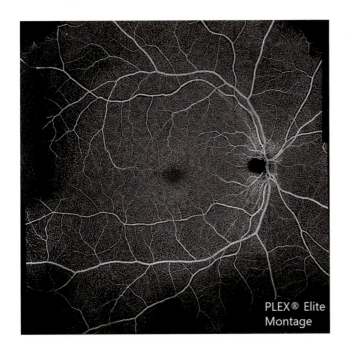

◀ 图 2-2　健康受试者的 **12mm×12mm** 扫频源 **OCTA** 的深层视网膜 **en-face** 图像

- 脉络膜血管系统通常被分为脉络膜毛细血管层和（或）脉络膜层（图 2-3）。
- 随着技术和速度的提高，正在探索更多的分层和分割方法。

五、OCTA 伪影

- OCTA 伪影的发生原因：用于生成运动对比度信号的扫描方法、图像采集、图像处理和显

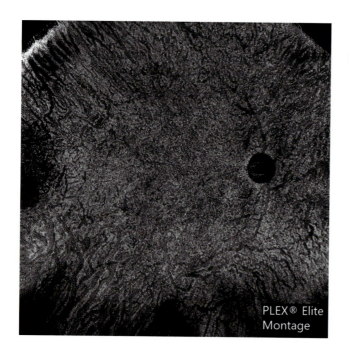

◀ 图 2-3 健康受试者的 **12mm×12mm** 扫频源 OCTA 的脉络膜层 **en-face** 图像

示、眼球运动，以及眼球固有特性和相关病理学因素[4]。

- 由于在同一区域多次进行扫描，运动伪影更易产生微痉挛、呼吸和心动周期变化。
- OCT 光束经血管而折射、反射、吸收或穿透会产生假的血流信号。
- 浅层血管中红细胞的波动阴影可以将额外的血流信号投射到深层血管网，形成投射伪影[5, 6]。
- 软件分层错误。

参考文献

[1] Kashani AH, Chen CL, Gahm JK, et al. Optical coherence tomography angiography: a comprehensive review of current methods and clinical applications. *Prog Retin Eye Res*. 2017;60:66–100. doi:10.1016/j.preteyeres.2017.07.002.

[2] de Carlo TE, Bonini Filho MA, Chin AT, et al. Spectral-domain optical coherence tomography angiography of choroidal neovascularization. *Ophthalmology*. 2015;122(6):1228–1238. doi:10.1016/j.ophtha.2015.01.029.

[3] Zhang Q, Wang RK, Chen CL, et al. Swept source optical coherence tomography angiography of neovascular macular telangiectasia Type 2: *Retina*. 2015;35(11):2285–2299. doi:10.1097/IAE.0000000000000840.

[4] Spaide RF, Fujimoto JG, Waheed NK. Image artifacts in optical coherence tomography angiography: *Retina*. 2015;35(11):2163–2180. doi:10.1097/IAE.0000000000000765.

[5] Zhang A, Zhang Q, Wang RK. Minimizing projection artifacts for accurate presentation of choroidal neovascularization in OCT micro-angiography. *Biomed Opt Express*. 2015;6(10):4130. doi:10.1364/BOE.6.004130.

[6] Zhang M, Hwang TS, Campbell JP, et al. Projection-resolved optical coherence tomographic angiography. *Biomed Opt Express*. 2016;7(3):816. doi:10.1364/BOE.7.000816.

第 3 章 OCT 和 OCTA 判读
OCT and OCTA Interpretation

一、OCT 主要特点

- 谱域光学相干断层扫描（SD-OCT）提供视网膜的高分辨率横断面图像，是评估许多玻璃体视网膜疾病的首选诊断性成像检查法[1]。

- 市场上有几种商用 SD-OCT 设备，包括蔡司 Cirrus、海德堡 Spectralis、Topcon 3D OCT 和 Optovue Avanti RTVue。

- OCT 国际命名法专家组发布了一份关于 SD-OCT 视网膜和脉络膜标记的一致意见（图 3–1）[2]。

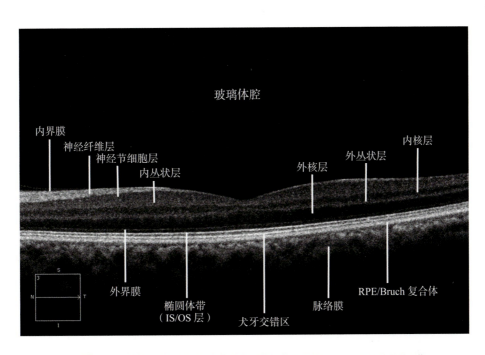

▲ 图 3–1 带有视网膜和脉络膜标记的正常左眼的 OCT 水平光栅扫描

注意，相对于鼻侧视网膜，左侧的神经纤维层（NFL）较厚，因而将图像识别为左眼。
IS/OS. 光感受器内 / 外节段层；RPE. 视网膜色素上皮

二、OCT 判读

- 应以系统性的方式进行 OCT 判读，重点放在扫描质量、模式、反射、定量分析和定性分析上 [1]。
- OCT 的扫描特征。
  - 扫描质量。
    - ◆ 一些设备提供信号强度的定量值，可以用作替代。
    - ◆ 应识别伪影，伪影可能由患者（固视不良）、操作员（非中心或失焦扫描）或软件问题（分层失败或不正确）引起。
  - 扫描模式——OCT 设备最常见的两种扫描模式是黄斑容积扫描模式和线扫描模式。
    - ◆ 黄斑容积扫描模式。
      - ○ 扫描的组成取决于设备和用户输入。这些样本通常是中等密度的，具有可变的 B 扫描密度。
      - ○ 黄斑容积的整体大小可变（如 6mm × 6mm）。
      - ○ 这些扫描通常用于逐行检查、厚度图构建、变化分析和三维（3D）重建。
    - ◆ 线扫描（水平、垂直、星状）模式。
      - ○ 矩阵扫描通常具有更高的平均化 A 扫描密度，因而产生更高的信噪比图像。
      - ○ 可以更好地显示细微的病理变化。
  - 反射率剖面的外观。
    - ◆ 可根据临床医生的偏好选择灰度图或伪彩图。
  - 定量分析。
    - ◆ 商用软件系统提供视网膜各层的自动分层，然后将这些值与正常数据（年龄匹配的患者）进行比较。
  - 定性分析。
    - ◆ 包括个体 B 扫描的横断面图像回顾和（或）en-face 图像回顾。
    - ◆ 关键在于系统地评估 OCT 特征。
    - ◆ 可从内到外来评估 OCT 结构特征。
      - ○ 玻璃体细胞或屈光间质混浊（如出血、星状玻璃体变性、气体或硅油填充）。
      - ○ 玻璃体视网膜界面：玻璃体黄斑牵拉和视网膜前膜。
      - ○ 视网膜 / 脉络膜层——（如神经纤维层梗死或变薄、黄斑囊样水肿、椭圆体带信号衰减、视网膜下积液、玻璃膜疣、色素上皮脱离、脉络膜变薄，以及肥厚型脉络膜）。

三、OCTA 主要特点

- OCT 血管造影（OCTA）是 OCT 的拓展，可对视网膜和脉络膜血管系统进行无创成像。

- 在相同位置获取连续的 OCT B 扫描图像。光反向散射的变化（信号振幅的去相关）可以检测静态组织和红细胞流动，生成 3D 血流图[3]。

- 每个 OCTA 设备中的软件会自动将视网膜和脉络膜分割成不同层面。每一层的 3D 血流数据会转换成 2D en-face 图像报告（图 3-2）。

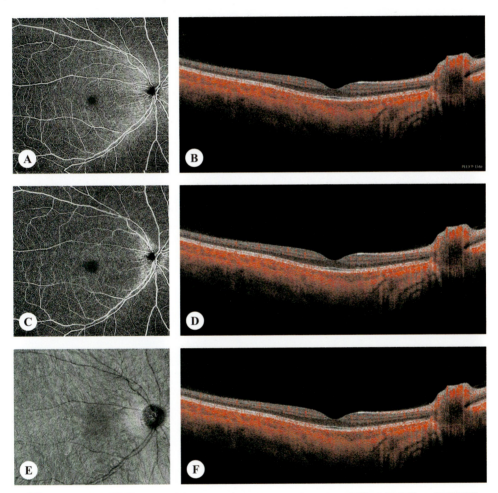

▲ 图 3-2　正常扫频源 OCTA 显示的 **12mm×12mm 2D en-face** 图像及相应的 **B** 扫描图像。分别为浅层视网膜（**A** 和 **B**）、深层视网膜（**C** 和 **D**）和脉络膜层（**E** 和 **F**）

- 目前有几种 OCTA 设备可供选择，包括蔡司 AngioPlex、Optovue AngioVue 和海德堡 Spectral。每个设备都有自己的分层软件[4]。

四、OCTA 判读

- OCTA 信息的判读依赖于精确的分层和有限的伪影（如运动伪影、投射伪影）（图 3-3）。

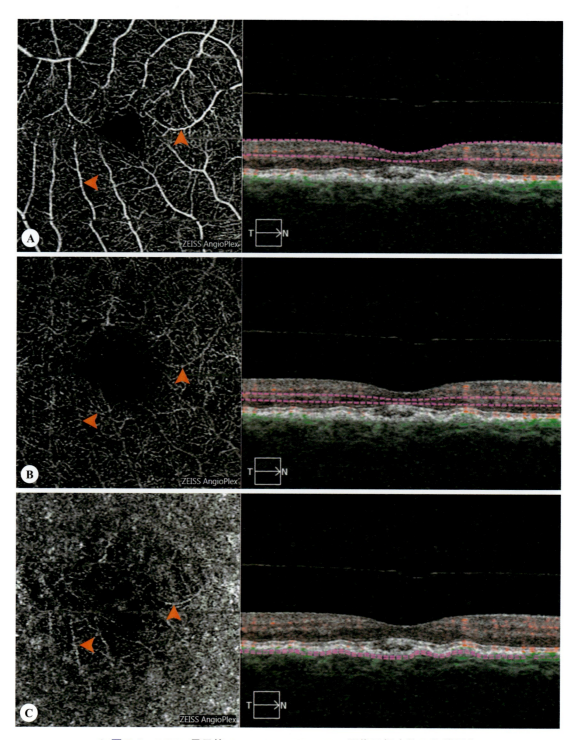

▲ 图 3-3　OCTA 显示的 3mm×3mm 2D en-face 图像及相应的 B 扫描图像

A. 浅层视网膜；B. 深层视网膜；C. 脉络膜毛细血管层。红箭头示投射到深层视网膜和脉络膜毛细血管层的浅层视网膜血管

- 自动分层软件可能会错误识别病理性视网膜的解剖边界。手动分层可以解决这个问题，但需要增加操作量，不适合繁忙的临床工作[5]。
- 据报道，将 en-face OCTA 图像与去相干的 OCT B 扫描图像相结合，对检测脉络膜新生血管具有更高的敏感性[6]。

参考文献

[1] Bhende M, Shetty S, Parthasarathy MK, Ramya S. Optical coherence tomography: a guide to interpretation of common macular diseases. *Indian J Ophthalmol*. 2018;66:20–35.

[2] Staurenghi G, Sadda S, Chakravarthy U, Spaide RF. Proposed lexicon for anatomic landmarks in normal posterior segment spectral-domain optical coherence tomography: the IN*OCT consensus. *Ophthalmology*. 2014;121:1572–1578.

[3] Spaide RF, Fujimoto JG, Waheed NK, Sadda SR, Staurenghi G. Optical coherence tomography angiography. *Prog Retin Eye Res*. 2018;64:1–55.

[4] Kashani AH, Chen CL, Gahm JK, et al. Optical coherence tomography angiography: a comprehensive review of current methods and clinical applications. *Prog Retin Eye Res*. 2017;60:66–100.

[5] Spaide RF, Fujimoto JG, Waheed NK. Image artifacts in optical coherence tomography angiography. *Retina*. 2015;35:2163–2180.

[6] Babiuch AS, Uchida A, Figueiredo N, et al. Impact of optical coherence tomography angiography review strategy on detection of choroidal neovascularization. *Retina*. 2020;40(4):672–678.

第4章 正常视网膜及脉络膜
The Normal Retina and Choroid

一、OCT 成像

- 组织反射的基本原理：视网膜中含有细胞成分的各层反射率低；反之，视网膜突触或纤维层反射率高。边界也会产生高反射率。因此，细胞核层通常显示为低反射，而视网膜神经纤维层和丛状层为高反射。图 4-1 为健康人的频域光学相干断层扫描（OCT）图像。

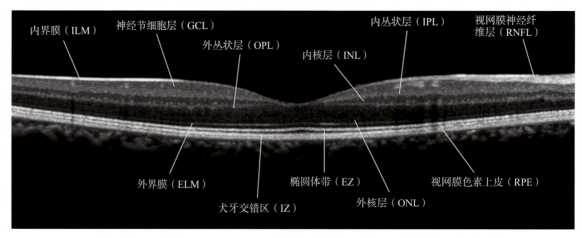

内界膜（ILM）　神经节细胞层（GCL）　外丛状层（OPL）　内核层（INL）　内丛状层（IPL）　视网膜神经纤维层（RNFL）

外界膜（ELM）　犬牙交错区（IZ）　椭圆体带（EZ）　外核层（ONL）　视网膜色素上皮（RPE）

▲ 图 4-1　健康人中央凹横断面光学相干断层扫描图像

- 玻璃体：OCT 可以扫描到玻璃体后表面的不完全后玻璃体脱离（posterior vitreous detachment，PVD）。在结构 OCT 扫描中，玻璃体后表面从视网膜神经感觉层和视盘分离这个征象可以帮助我们明确 PVD 是否发生。玻璃体后间隙位于玻璃体后表面和内界膜（internal limiting membrane，ILM）之间。黄斑前囊或后皮质前玻璃体囊袋是由于玻璃体液化变性，在黄斑前形成的一种光学液体空腔。

- 细胞层：含细胞体的视网膜各层，如节细胞层、内核层（inner nuclear layer，INL）和外核层（outer nuclear layer，ONL），通常呈低反射。真正的 ONL 可能比 OCT 图像上更薄，我们看到的 OCT 上的 ONL 包含了 Henle 纤维层。

- 视网膜神经纤维层和丛状层：视网膜神经纤维层和内丛状层（inner plexiform layer，IPL）

由于位置平行视网膜表面并且与 OCT 光束垂直，通常呈高反射。只有外丛状层（outer plexiform layer，OPL）例外——因为 OPL 含有的 Henle 纤维层具有随着光源和视网膜平面相对位置改变而改变的反射性。Henle 纤维层含有斜向的光感受器轴突，在非衰减 B 扫描中和 ONL 的反射率几乎一样。当 OCT 光源从瞳孔边缘射入时可以引起 OCT 图像的倾斜，此时可以看到 Henle 纤维层。

- 外层视网膜：外层视网膜高反射带包括外界膜（external limiting membrane，ELM）、椭圆体带（ellipsoid zone，EZ）及犬牙交错区（interdigitation zone，IZ），它的完整性反映了光感受器是否健康。中央凹隆起，即 ELM 和 EZ 在中央凹处抬高，可以在正常人中出现。中央凹隆起表示视锥细胞拥挤、变细、外节变长，被视为预测中央凹功能的生物标志物。

- 椭圆体带：也称为内 / 外节段层（inner segment/outer segment，IS/OS）连接。EZ 反映了光感受器内段富含线粒体的条带。EZ 带的丢失或中断代表光感受器的缺陷或功能障碍，通常对视觉功能有深远的负面影响。

- 犬牙交错区：也称为视锥细胞外节尖端（cone outer segment tip，COST），是傅里叶域结构 OCT 中 EZ 下方和视网膜色素上皮（retinal pigment epithelium，RPE）上方的高反射带。IZ 对应于 RPE 细胞顶端形成的接触柱。

- 视网膜色素上皮层：是结构 OCT 中最外层和最厚的高反射带。这种高反射是由于黑色素的存在。RPE 黑色素的高度散射可以导致相邻层变模糊。一般情况下，RPE 的黑色素散射会影响 Bruch 膜的可见度。

- 脉络膜：由于 RPE 下方信号衰减，使用传统的谱域 OCT 平台较难进行脉络膜成像。这种衰减是由 RPE 中的黑色素沉积或脉络膜血管中红细胞中的血红蛋白引起的——两者都能大量吸收光线。在谱域 OCT 上使用增强深度成像技术，能够对脉络膜进行清晰的成像（图 4-2）。使用高穿透扫频源 OCT 平台可以显示脉络膜的更多细节。包含中等大小血管的 Sattler 层表现为一层有圆形或椭圆形低反射的空间，较低的 OCT 信号强度则为最外层包含脉络膜大血管的 Haller 层。

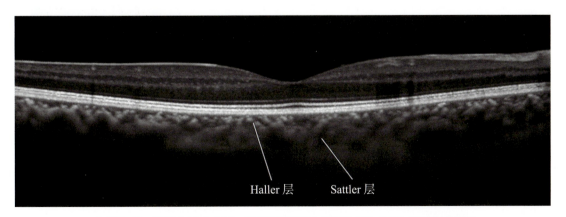

Haller 层　　Sattler 层

▲ 图 4-2　健康人的中央凹：应用增强深度成像技术的 OCT 成像的横断面

二、OCTA 成像

- OCT 血流成像（OCTA）可以对不同层面的视网膜毛细血管丛进行高分辨的 en-face 成像，而荧光血管造影则无法区分这些毛细血管丛（图 4-3）。后极部视网膜毛细血管网由 4 层组成，即视盘周围放射状盘周毛细血管丛（radial peripapillary capillary plexus，RPCP）、浅层毛细血管丛（superficial vascular plexus，SVP）、中间毛细血管丛（intermediate capillary plexus，ICP）和深层毛细血管丛（deep capillary plexus，DCP）。

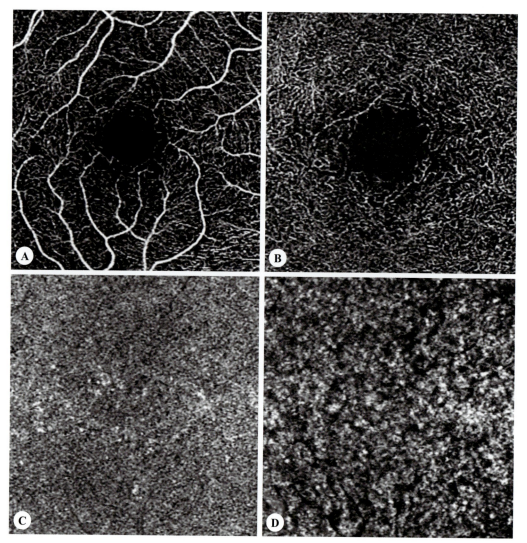

▲ 图 4-3　正常 OCTA 显示的 3mm×3mm 2D en-face 图像
A. 浅层毛细血管丛；B. 深层毛细血管丛；C. 脉络膜毛细血管层；D. 脉络膜

- 大多数 OCTA 平台将这 4 个毛细血管丛分为两个主要血管丛，即浅层血管复合体（superficial vascular complex，SVC）和深层血管复合体（deep vascular complex，DVC）[1]。SVC 包含 RPCP 和 SVP，DVC 包括 ICP 和 DCP，被各自看作一个独立的血管网，由于浅表血管的血流投射伪影和不准确的分层过程，这两个血管丛难以完全分割。直到最近，运用投影解析 SSADA OCTA 平台能够成功地独立显示 4 个毛细血管丛。

- 在分层过程中，定义了与视网膜内分层有关的特定参数（如 ILM、IPL、RPE），一个层次包括了特定毛细血管丛的所有血管。例如，通常将 ILM 到 IPL–10μm 作为 SVC，用 IPL–10μm 到 OPL+10μm 作为 DVC。

- 大多数 OCTA 平台可生成 en-face OCTA 和带有血流信息的 B 扫描图像。检测到的流量信号以彩色编码的方式叠加在灰度结构 OCT B 扫描图像上。

- 大多数 OCTA 平台可对血管密度、血流面积和中央凹无血管区（foveal avascular zone，FAZ）的面积测量进行定量分析。OCTA 平台配备全景成像功能可以生成广角蒙太奇 OCTA 图像。

- 放射状盘周毛细血管丛：该层形成于视网膜神经纤维层内。长毛细血管节段围绕视盘呈放射状排列，类似视网膜神经纤维层的排列方向。

- 浅层毛细血管丛：位于神经节细胞层，由小动脉和小静脉组成，这些小动脉和小静脉由上下血管弓发出，并由横向毛细血管连接。血管向中央凹聚集，形成向心模式。

- 中间毛细血管丛和深层毛细血管丛：ICP 和 DCP 这两个丛是 DVC 的一部分，在大多数 OCTA 平台上被视为一个单一的血管网。ICP 形成于 IPL/INL 界面，而 DCP 形成于 INL/OPL 界面。DVC 由许多水平和放射连接的紧密毛细血管组成。血管规律地分布在 FAZ 周围。ICP 和 DCP 均由来自 SVP 的垂直连接吻合支供血。

- 中央凹无血管区：位于黄斑中心的一个没有毛细血管的区域，周围有相互连接的毛细血管网络。即使在健康的个体中，FAZ 的大小和形状也会有很大差异。

- 外层视网膜：在健康人中，外层视网膜不应有血管成分，OCTA 成像也表现为无血管区。

- 脉络膜毛细血管层：位于脉络膜的内部，包含带有有孔内皮细胞的小血管。脉络膜毛细血管层的 en-face OCTA 图像可通过投射在下方的 Bruch 膜得到，图像表现为黄斑中央融合的小叶状血流信号。周边可见较多的小叶结构和较低的密度。多次 en-face OCTA 平均后可以提高脉络膜毛细血管层的图像质量。

- 脉络膜：脉络膜血管的可视化非常困难，因为光线富含色素的 RPE 和血管结构致密的脉络膜毛细血管层散射或衰减。在没有高度近视的健康受试者中，即使使用扫频源 OCT，由于随深度信号衰减、视网膜血管和脉络膜毛细血管层的投影伪影，大血管的血流信号仍无法显示。

参考文献

[1] Campbell JP, Zhang M, Hwang TS, et al. Detailed vascular anatomy of the human retina by projection-resolved optical coherence tomography angiography. *Sci Rep.* 2017;7:42201.

第二篇　视网膜血管性疾病
Retinal Vascular Disease

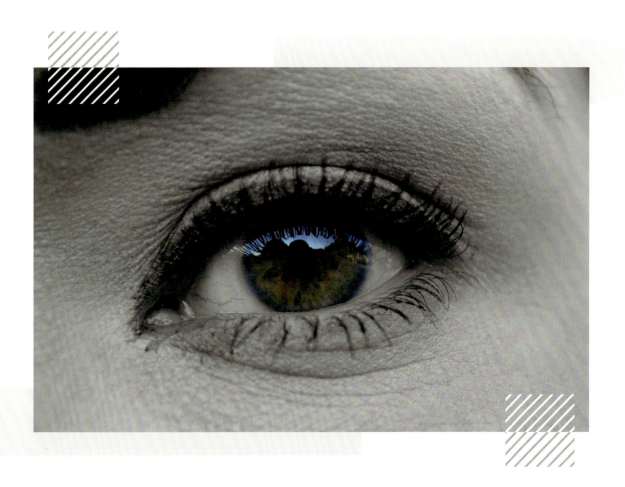

第 5 章 非增殖性糖尿病性视网膜病变
Nonproliferative Diabetic Retinopathy

一、疾病特征

- 非增殖性糖尿病性视网膜病变（nonproliferative diabetic retinopathy，NPDR）是由慢性高血糖诱导的微血管变化引起的一系列视网膜改变，分为轻度、中度和重度。

- 轻度 NPDR 定义为至少存在一个微动脉瘤。

- 中度 NDPR 表现为硬性渗出、棉絮斑、微动脉瘤和视网膜内出血，但不符合重度 NDPR 条件。

- 重度 NPDR 的眼底表现总结为"4∶2∶1 法则"，即所有 4 个象限出现视网膜内出血，至少 2 个象限出现静脉串珠样改变，或至少 1 个象限出现视网膜内微血管异常（intraretinal microvascular abnormality，IRMA）。

- 诊断任何阶段的糖尿病性视网膜病变（diabetic retinopathy，DR）均不需要 OCT 和 OCTA 的参与，但是 OCT 和 OCTA 的图像可以观察到以上眼底表现。

二、OCT 影像学特征

- OCT 的一个关键作用是识别糖尿病性黄斑水肿（diabetic macular edema，DME）。包括视网膜内积液和（或）视网膜下积液。实际上，视网膜内积液表现为视网膜内的低反射性囊性空间（图 5-1，白星号）。视网膜下积液表现为视网膜下方和视网膜色素上皮上方的低反射空间（见第 13 章 急性黄斑神经视网膜病变）。

- OCT 上的微动脉瘤表现为圆形高反射结构，其内可见低反射腔（图 5-1，黄箭）。

- 在 OCT 上，硬性渗出表现为直径 20～40μm 的小的高反射点，通常呈簇状（图 5-1，绿箭）。较小的高反射点也可能表示炎症细胞聚集[1]。

- 棉絮斑和视网膜内出血表现为神经纤维层内的高反射斑块，下方可见回声衰减（图 5-1）。

- 视网膜前膜（epiretinal membrane，ERM），玻璃体黄斑牵拉（vitreomacular traction，VMT），玻璃体 - 黄斑粘连（vitreomacular adhesion，VMA）和 OCT 上增厚、紧绷的后玻璃体膜均

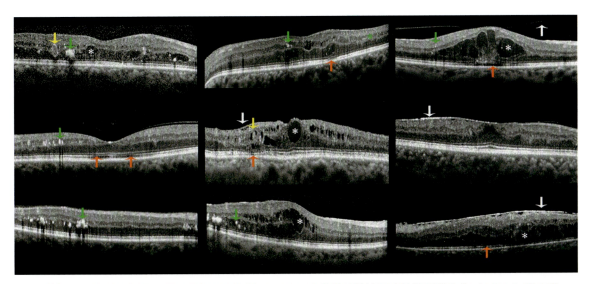

▲ 图 5-1　几例伴和不伴糖尿病性黄斑水肿（DME）的非增殖性糖尿病性视网膜病变（NPDR）患者的中央凹 OCT 图像。黄箭表示微动脉瘤。绿箭表示高反射点。椭圆体带（红箭）中断较为常见。白箭表示玻璃体视网膜界面异常，如视网膜前膜、玻璃体黄斑牵引 / 粘连和后玻璃体增厚。白星号表示黄斑囊样水肿。绿星号表示局灶性视网膜萎缩

可能在 DR 患者的 OCT 图像中出现（图 5-1，白箭）。

- 还可以看到更多微结构的变化，如椭圆体带丢失（图 5-1，红箭）、局灶性视网膜萎缩（图 5-1，绿星号）、内层视网膜组织紊乱（disorganization of the retinal inner layer，DRIL）和广泛的视网膜萎缩，通常反映更严重的糖尿病性视网膜病变（如视网膜缺血）。

- OCT 上外层视网膜结构的完整性，包括椭圆体带、犬牙交错区（IZ）和外界膜（ELM），均与 DR 和 DME 患者的视力预后相关（图 5-1）[2]。

三、OCTA 影像学特征

- OCTA 可显示 DR 患者的视网膜血管异常，如毛细血管扩张、聚集、扭曲、微动脉瘤形成和无灌注（图 5-2）。

- OCTA 可以通过区分 IRMA 和延伸到视网膜表面以上的新生血管（neovas-cularization，NV）来帮助 DR 分期（图 5-3 和图 6-5）。

- OCTA 还可以帮助识别与视力和 DR 严重程度相关的中央凹无血管区的增大 / 不规则（图 5-2B 和 C）[3]。

- OCTA 测量的血管密度和分支形态学的降低，以及平均血管直径的增加与更严重的 DR 有关[4]。

- 组织结构的显著破坏，如视网膜内积液或玻璃体黄斑牵拉，可能使 OCTA 图像的判读变得困难。

- 广角 OCTA 可提供有关周边视网膜的关键信息，包括识别新生血管和潜在的视网膜缺血。

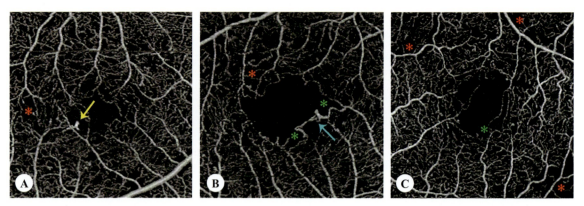

▲ 图 5-2　中重度糖尿病性视网膜病变患者的 3mm×3mm 谱域 en-face OCTA 的 en-face 浅层视网膜图

A. 微动脉瘤被认为是发生在毛细血管的梭形扩张（黄箭）；B. 一组异常扩张和扭曲的中央凹旁毛细血管（蓝绿箭）；B 和 C. 中央凹无血管区（绿星号）的增大和不规则。所有图像中都存在不同程度的毛细血管无灌注（红星号）

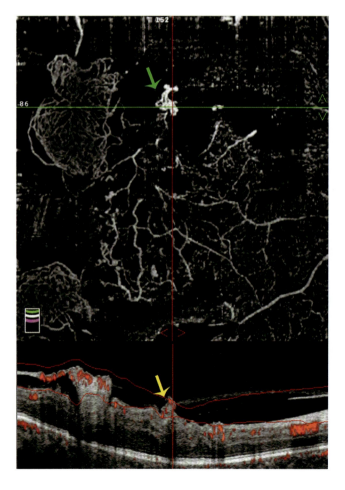

◀ 图 5-3　增殖性糖尿病性视网膜病变和晚期视网膜前新生血管（绿箭）患者的 OCTA 图像。玻璃体视网膜界面水平上的分层可识别视网膜前血管。通过在相应结构 OCT（黄箭）上识别视网膜前高反射膜内的血流信号来确认视网膜前位置

参考文献

[1] Vujosevic S, Torresin T, Bini S, et al. Imaging retinal inflammatory biomarkers after intravitreal steroid and anti-VEGF treatment in diabetic macular oedema. *Acta Ophthalmol*. 2017;95:464–471.

[2] Otani T, Yamaguchi Y, Kishi S. Correlation between visual acuity and foveal microstructural changes in diabetic macular edema. *Retina*. 2010;30:774–780.

[3] Lee H, Lee M, Chung H, Kim HC. Quantification of retinal vessel tortuosity in diabetic retinopathy using optical coherence tomography angiography. *Retina*. 2018;38:976–985.

[4] Kim AY, Chu Z, Shahidzadeh A, Wang RK, Puliafito CA, Kashani AH. Quantifying microvascular density and morphology in diabetic retinopathy using spectral-domain optical coherence tomography angiography. *Invest Ophthalmol Vis Sci*. 2016;57:OCT362–OCT370.

第6章 增殖性糖尿病性视网膜病变
Proliferative Diabetic Retinopathy

一、疾病特征

- 糖尿病性视网膜病变患者眼部出现了任何新生血管（neovascularization，NV）均符合增殖性糖尿病性视网膜病变（proliferative diabetic retinopathy，PDR）的诊断。

- NV 可以表现为视盘新生血管（neovascularization of the disc，NVD）、虹膜新生血管（neovascularization of the iris，NVI）或其他部位新生血管（neovascularization elsewhere，NVE）。

- 玻璃体视网膜界面生长的 NV 纤维化可形成牵拉膜，导致牵拉性视网膜脱离、孔源性 / 牵拉性视网膜脱离、玻璃体积血和潜在的严重视力丧失。

- 彩色和无赤光眼底照相可以识别从视神经或视网膜延伸的不规则毛细血管网。

- 荧光素血管造影是一种有用的辅助成像手段，由于 NV 出现荧光素的晚期渗漏，可以很容易地将 NV 从不规则血管网中识别出来。

- 眼底照相可以看到视网膜前出血和（或）玻璃体积血，则可诊断 PDR。

二、OCT 影像学特征

- NDPR（见第 5 章 非增殖性糖尿病性视网膜病变）中出现的微动脉瘤、斑点状出血、硬性渗出和棉絮斑的典型表现也见于 PDR。区别特征为是否存在 NVD、NVE、NVI 或出血。这通常伴随着更严重的潜在缺血。

- 在 OCT 图像上，新生血管被视为从视盘或视网膜表面延伸到玻璃体腔的高反射环，可能附着在后玻璃体上（图 6-1 和图 6-4）。

- 这些可能是高反射的突出的小病灶（图 6-4，黄箭）或更大的片状高反射病灶（图 6-1，黄星号）。

- PDR 患者普遍存在广泛的玻璃体视网膜界面异常，包括视网膜前膜和玻璃体黄斑牵拉 / 粘连（图 6-1 和图 6-2）。

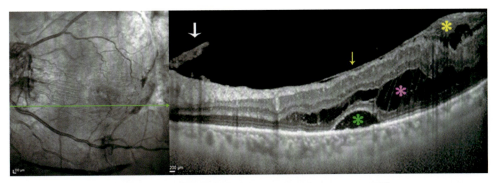

▲ 图 6-1　增殖性糖尿病性视网膜病变患者的 OCT 图像

可见视盘新生血管和视网膜前牵拉膜。视盘新生血管表现为从视盘延伸至玻璃体腔的高反射环（白箭）。广泛的新生血管牵拉膜在颞侧为视网膜前高反射膜（黄星号）。注意颞侧新生血管膜与黄斑前膜的连续性（黄箭）。可见由牵拉引起的视网膜下积液（绿星号）和视网膜内积液（粉星号）

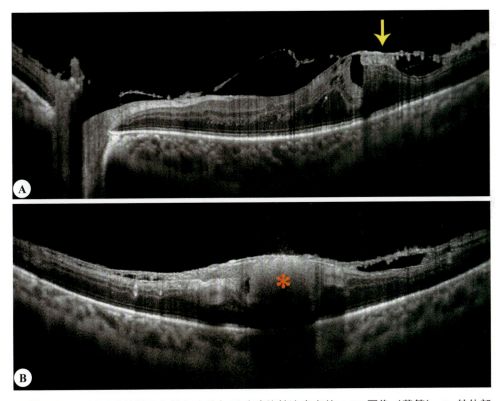

▲ 图 6-2　A. 视网膜前新生血管复合体与后玻璃体粘连患者的 OCT 图像（黄箭）；B. 其他部位的玻璃体下出血表现为均匀的团块状视网膜前高反射性病灶（红星号）

- 牵拉性视网膜脱离的定义是 OCT 上出现视网膜下积液，通常由上覆的高反射牵拉带所致。视网膜本身常因囊样变性而增厚（图 6-3）。
- OCT 观察到的内层视网膜紊乱（DRIL）在 PDR 患者中更常见（图 7-3）。
- 使用抗血管内皮生长因子（anti-vascular endothelial growth factor，VEGF）（快速消退）或全视网膜光凝（panretinal photocoagulation，PRP）（缓慢消退）治疗 PDR 后，OCT 上可见到高反射血管环的消退（图 6-4）。

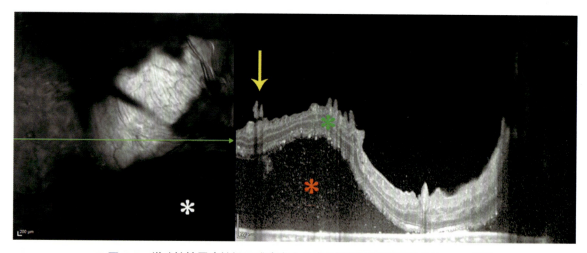

▲ 图 6-3　增殖性糖尿病性视网膜病变合并牵拉性视网膜脱离患者的 OCT 图像

视网膜前膜牵拉形成神经上皮脱离（黄箭）。视网膜内（绿星号）和视网膜下（红星号）高反射点，前者为硬性渗出，后者可能存在轻度视网膜下出血。玻璃体积血导致屈光间质混浊（白星号）

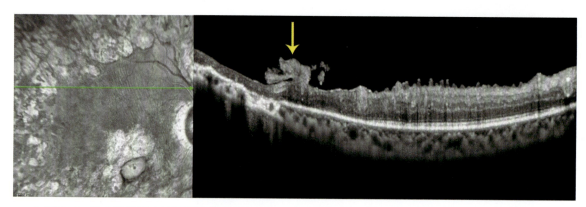

▲ 图 6-4　增殖性糖尿病性视网膜病变患者接受全视网膜光凝术后的 OCT 图像。部分消退的视网膜前新生血管表现为收缩的高反射环（黄箭）

三、OCTA 影像学特征

- 在 OCTA 图像上很容易看到新生血管，表现为细小新生血管的不规则增生，呈囊状和末端扩张环，以及外缘的吻合支。玻璃体视网膜界面的 OCTA 图像可以最佳显示这一点（图 6-5）[1]。

- 在黄斑区和周边视网膜均可见到大片毛细血管无灌注区。

- 广角 OCTA 可以显示周边视网膜无灌注区和 NVE。

- 在抗 VEGF 治疗和（或）激光治疗后，OCTA 可以观察到新生血管的血流量减少。

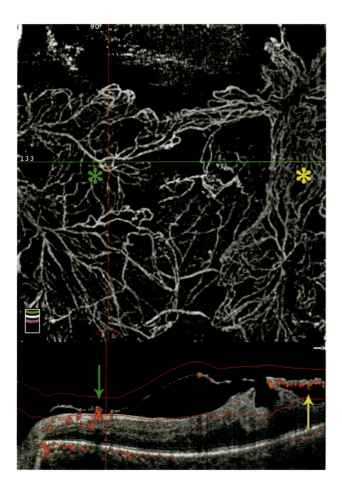

◀ 图 6-5　增殖性糖尿病性视网膜病变患者的 OCTA 图像

可见视盘（黄星号）和颞侧视网膜（绿星号）的晚期新生血管形成。玻璃体视网膜界面水平上可识别扭曲的视网膜前血管。通过在相应结构 OCT（黄箭和绿箭）上识别视网膜前高反射膜内的血流信号来确认视网膜前位置

参考文献

[1] de Carlo TE, Bonini Filho MA, Baumal CR, et al. Evaluation of preretinal neovascularization in proliferative diabetic retinopathy using optical coherence tomography angiography. *Ophthalmic Surg Lasers Imaging Retin*. 2016;47:115–119.

第 7 章　糖尿病性黄斑水肿
Diabetic Macular Edema

一、疾病特征

- 糖尿病性黄斑水肿（diabetic macular edema，DME）是引起糖尿病性视网膜病变（diabetic retinopathy，DR）患者视力下降的最常见原因，占糖尿病患者的 4.2%～12.8%[1]。

- DME 在非增殖性糖尿病性视网膜病变（NPDR）和增殖性糖尿病性视网膜病变（PDR）的患者中均可出现。

- DME 的病因是多样的且并不完全清楚，但是目前研究表明，血管渗漏和炎症反应都在其发生和发展中起重要作用[2]。

二、OCT 影像学特征

- OCT 是诊断 DME 的金标准。

- DME 的基本形态学特征包括视网膜内积液和视网膜下积液，前者在 OCT 上表现为视网膜组织内局部的圆形低反射结构，后者表现为视网膜和视网膜色素上皮（pigment epithelium，RPE）间的低反射空间（图 7-1）。

- 一些数据表明，单纯存在视网膜下积液的 DME 患者比黄斑囊样水肿患者，治疗后视力提高更多[3]。

- 黄斑中央凹厚度（central foveal thickness，CFT）和平均中央区视网膜厚度（central subfield thickness，CST）可以使用 OCT 机器内置测量软件进行标准化测量，有助于识别视网膜异常增厚，并可追踪随时间变化的视网膜厚度变化情况（图 7-2）。

- CFT 和 CST 并不能准确预测就诊时的最佳矫正视力（best corrected visual acuity，BCVA）[4]。

- 与视觉预后相关的 SD-OCT 成像生物标记物是内层视网膜紊乱（disorgnization of retinal inner layer，DRIL），DRIL 定义为无法识别神经节细胞 / 内丛状层复合体、内核层和外丛状层之间的边界（图 7-3）。DRIL 患者的基线矫正视力较差，对治疗的反应也较差[5]。

- 然而，由于观察者之间的差异大，DRIL 很难被定量测量。

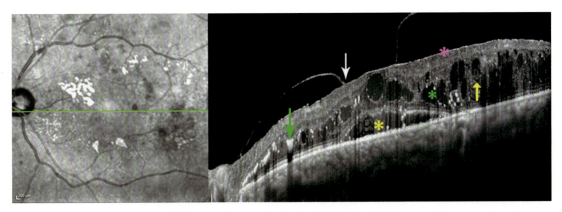

▲ 图 7-1　糖尿病性黄斑水肿患者的 OCT 图像

显示了糖尿病性视网膜病变和糖尿病性黄斑水肿的许多常见特征，包括高反射点（绿箭）、视网膜下积液（黄星号）、视网膜内积液（绿星号）、玻璃体 - 黄斑粘连（白箭）、视网膜前膜（粉星号）和微动脉瘤（黄箭）

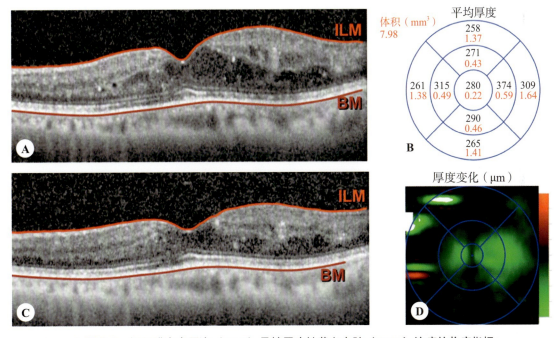

▲ 图 7-2　视网膜中央厚度（CRT）是糖尿病性黄斑水肿（DME）治疗的临床指标

A. DME 患者的中央凹 OCT 显示黄斑囊样水肿、高反射点（HRD）和椭圆体带的轻度衰减信号；B. 自动测量显示中度增厚；C. 抗 VEGF 治疗后，OCT 显示囊腔减小，椭圆体带完整性增加，同时患者视力改善一行；D. 自动厚度变化图可快速评估黄斑厚度变化

三、OCTA 影像学特征

- 由于囊性病变引起视网膜结构破坏，大面积水肿的 OCTA 图像较难判读。此外，由于没有血液流动，可能显示出比实际情况更严重的视网膜缺血。

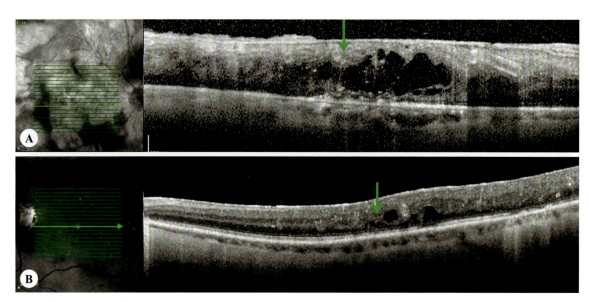

▲ 图 7-3　慢性糖尿病性黄斑水肿患者的中央凹 OCT 图像对内层视网膜分层的丢失具有显著意义，其特征是内层视网膜紊乱（**DRIL**）（绿箭），在 **A** 中比 **B** 中更为突出

参考文献

[1] Lee R, Wong TY, Sabanayagam C. Epidemiology of diabetic retinopathy, diabetic macular edema and related vision loss. *Eye Vis (Lond)*. 2015;2:17.

[2] Antcliff RJ, Marshall J. The pathogenesis of edema in diabetic maculopathy. *Semin Ophthalmol*. 1999;14:223–232.

[3] Sophie R, Lu N, Campochiaro PA. Predictors of functional and anatomic outcomes in patients with diabetic macular edema treated with ranibizumab. *Ophthalmology*. 2015;122:1395–1401.

[4] Browning DJ, Glassman AR, Aiello LP, et al; Diabetic Retinopathy Clinical Research Network. Relationship between optical coherence tomographymeasured central retinal thickness and visual acuity in diabetic macular edema. *Ophthalmology*. 2007;114:525–536.

[5] Fickweiler W, Schauwvlieghe ASME, Schlingemann RO, et al. Predictive value of optical coherence tomographic features in the bevacizumab and ranibizumab in patients with diabetic macular edema (BRDME) study. *Retina*. 2018;38:812–819.

第 8 章　视网膜中央静脉阻塞
Central Retinal Vein Occlusion

一、疾病特征

- 视网膜静脉阻塞是仅次于糖尿病性视网膜病变的第二常见视网膜血管疾病[1]。
- 在视网膜中央静脉阻塞（central retinal vein occlusion，CRVO）中，阻塞位于或接近视神经筛板。CRVO 分为非缺血性和缺血性两类，两者的治疗和预后都不相同[2]。
- CRVO 通常与高龄和高血压有关，其他风险因素包括青光眼、糖尿病、高脂血症和各种血液高凝状态[2]。
- 急性 CRVO 临床表现为所有象限的视网膜内出血、扩张迂曲的视网膜血管、棉絮斑、视盘水肿和黄斑水肿[2]。
- 在非缺血性 CRVO 中，矫正视力（visual acuity，VA）通常优于 20/200，无相对传入瞳孔缺陷（relative afferent pupillary defect，RAPD），视力总体预后良好。缺血性 CRVO 通常存在 RAPD，矫正视力低于 20/200，容易发生前节新生血管，视力预后差[3]。
- 在慢性 CRVO 中，通常在视盘附近的连接视网膜和脉络膜循环的小血管扩张并发展成视神经睫状分流血管，将静脉回流血液从阻塞的视网膜中央静脉重新引流到脉络膜、涡静脉和眼静脉[3]。

二、OCT 影像学特征

- OCT 在 CRVO 中的一个关键作用是识别黄斑水肿。这可能包括视网膜内和（或）视网膜下水肿，在 OCT 上分别表现为视网膜内（图 8-1，白星号）或视网膜下（图 8-1，黄星号）的低反射囊腔[4]。
- 视网膜的任何一层甚至玻璃体内都可能有高反射病灶（hyperreflective foci，HF；图 8-1，绿箭头）。HF 被认为是渗出的脂蛋白，HF 数量与视力预后成负相关[5]。
- 在急性 CRVO 中，可能存在视网膜内高反射，这可能代表缺血性损伤或视网膜破裂。
- 可能有微动脉瘤、硬性渗出、棉絮斑或新生血管[6]。

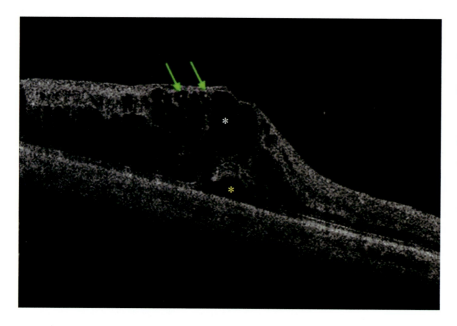

◀ 图 8-1　视网膜中央静脉阻塞（CRVO）相关黄斑水肿患者的中央凹 OCT

绿箭表示高反射点（HF）。视网膜内和视网膜下水肿在 OCT 上表现为视网膜内（白星号）、视网膜下方和视网膜色素上皮上方（黄星号）的低反射性囊腔

- 可能存在内层视网膜紊乱（DRIL）、椭圆体带（EZ）和外界膜（ELM）中断、视锥细胞外节尖端（COST）信号降低，发生视网膜前膜[4]。

- en-face 结构 OCT 可显示囊腔，其特征为无血管信号的暗腔（图 8-2）。

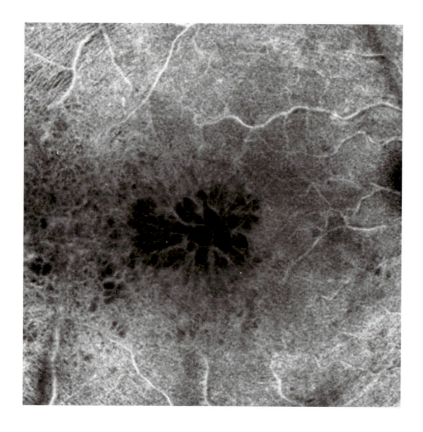

◀ 图 8-2　浅层毛细血管丛水平的 en-face OCT 图像显示囊样水肿，表现为低反射暗区

- 玻璃体腔内抗 VEGF 治疗和（或）玻璃体腔内皮质类固醇治疗可改善黄斑水肿。这可以通过变化分析软件（图 8-3）连续跟进，可以指导再治疗的时机。

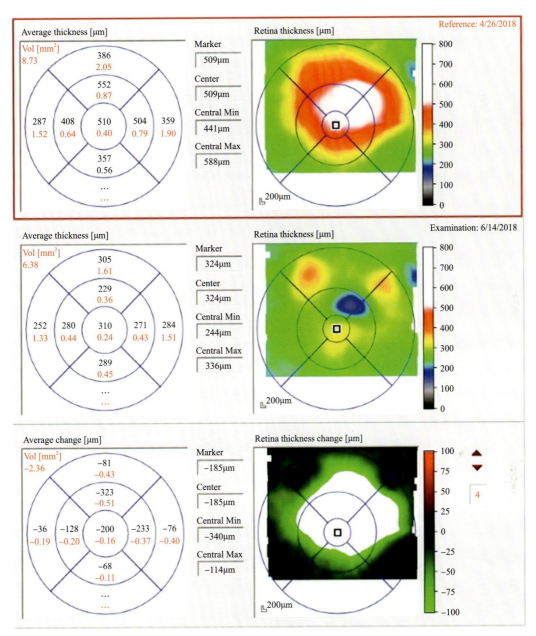

▲ 图 8-3　海德堡 OCT 变化分析图像示例

显示中央视网膜静脉阻塞（CRVO）相关黄斑水肿患者使用抗 VEGF 药物后，黄斑水肿有所改善

三、OCTA 影像学特征

• 虽然超广角荧光素血管造影可用于评估周边视网膜缺血和新生血管，但 OCTA 可提供有关黄斑无灌注区和（或）新生血管的信息。此外，由于波长较长，OCTA 在视网膜内出血时也可以很好地成像[1, 7]。

• OCTA 清楚地显示出无灌注区（图 8-4）。这在深层毛细血管丛中通常比在浅层毛细血管丛中更广泛[1, 7]。

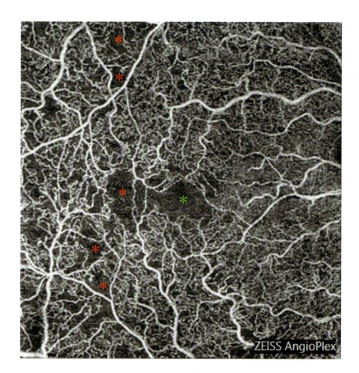

◀ 图 8-4 视网膜中央静脉阻塞（CRVO）患者 6mm×6mm 谱域 OCTA 的浅层视网膜 en-face 图像显示中央凹无血管区（绿星号）扩大并且形状不规则及多灶性毛细血管无灌注区（红星号）

- 可能存在血管扭曲或梭形扩张（图 8-5）、侧支血管形成（图 8-6）、微动脉瘤、视网膜内出血和无灌注性影子血管[1, 7]。

- OCTA 可在浅层盘周血管层面显示视盘侧支血管，在玻璃体层面显示视网膜上方的视盘新生血管（NVD），或其他地方的新生血管[1]。

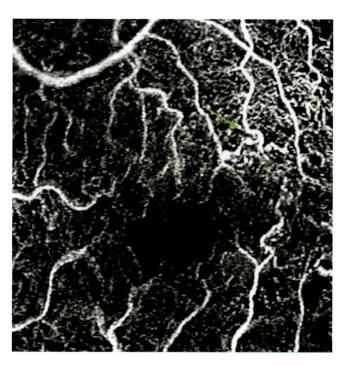

◀ 图 8-5 3mm×3mm 谱域 OCTA 的浅层视网膜 en-face 图像显示血管梭形扩张和扭曲（绿箭）

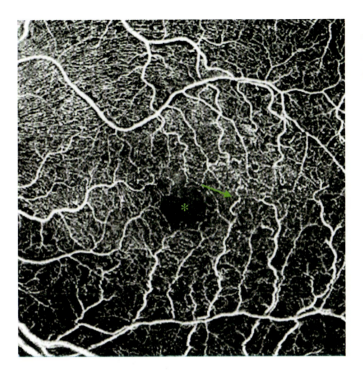

◀ 图 8-6　**6mm×6mm 谱域 OCTA** 的浅层视网膜 **en-face** 图像显示侧支血管形成（绿箭）和中央凹无血管区不规则（绿星号）

参考文献

[1] Mastropasqua R, Toto L, Di Antonio L, et al. Optical coherence tomography angiography microvascular findings in macular edema due to central and branch retinal vein occlusions. *Sci Rep*. 2017;7(1):40763. doi:10.1038/srep40763.

[2] Chatziralli I, Theodossiadis G, Chatzirallis A, Parikakis E, Mitropoulos P, Theodossiadis P. Ranibizumab for retinal vein occlusion: predictive factors and long-term outcomes in real-life data. *Retina*. 2018;38(3):559–568. doi:10.1097/IAE.0000000000001579.

[3] Blair K, Czyz C. In: *Central Retinal Vein Occlusion*. Treasure Island, FL: Ohio University, StatPearls [Internet]; 2019.

[4] Chan EW, Eldeeb M, Sun V, et al. Disorganization of retinal inner layers and ellipsoid zone disruption predict visual outcomes in central retinal vein occlusion. *Ophthalmol Retina*. 2019;3(1):83–92. doi:10.1016/j.oret.2018.07.008.

[5] Bo B, Zhao H-Y, Jiao X, Zhang F. Evaluation of hyperreflective foci as a prognostic factor of visual outcome in retinal vein occlusion. *Int J Ophthalmol*. 2017;10(4). doi:10.18240/ijo.2017.04.17.

[6] Mehta N, Lavinsky F, Gattoussi S, et al. Increased inner retinal layer reflectivity in eyes with acute CRVO correlates with worse visual outcomes at 12 months. *Invest Ophthalmol Vis Sci*. 2018;59(8):3503. doi:10.1167/iovs.18-24153.

[7] Tsai G, Banaee T, Conti F, Singh R. Optical coherence tomography angiography in eyes with retinal vein occlusion. *J Ophthalmic Vis Res*. 2018;13(3):315. doi:10.4103/jovr.jovr_264_17.

第9章　视网膜分支静脉阻塞
Branch Retinal Vein Occlusion

一、疾病特征

- 视网膜分支静脉阻塞（branch retinal vein occlusion，BRVO）是视网膜中央静脉分支的阻塞，继发于静脉压迫或狭窄。
- 其他可能的原因包括血管退行性改变和血液高凝状态。危险因素包括高血压和高脂血症[2]。
- BRVO 比视网膜中央静脉阻塞（central retinal vein occlusion，CRVO）更常见，其年患病率为 4.42‰，全世界的患者估计有 1390 万人[1]。
- BRVO 主要依靠临床表现来确定诊断，检眼镜发现阻塞静脉辖区内出现眼底出血、棉絮斑、渗出物、水肿和静脉迂曲[3]。慢性变化包括血管硬化和侧支血管形成。
- 并发症包括黄斑水肿、缺血性黄斑病变、视网膜新生血管和玻璃体积血。黄斑水肿是导致视力下降的最常见并发症[2]。

二、OCT 影像学特征

- OCT 有助于 BRVO 继发黄斑水肿的诊断和治疗反应监测。黄斑水肿的典型形态学特征包括视网膜内积液，表现为视网膜内的低反射囊腔（图 9-1）。视网膜下积液也可能表现为视网膜与 RPE 之间的低反射空间。黄斑容积分析显示水肿沿水平子午线分布。
- 视网膜内出血和棉絮斑表现为神经纤维层内的高反射区，并伴有声影衰减。
- 椭圆体带（EZ）的破坏和内层视网膜紊乱（DRIL）被认为与缺血有关，并与较差的视力相关（图 9-1）[4]。
- 高反射病灶也可能存在于所有视网膜层（图 9-1），被认为是外渗的脂质和蛋白质，与视力预后较差相关[5,6]。

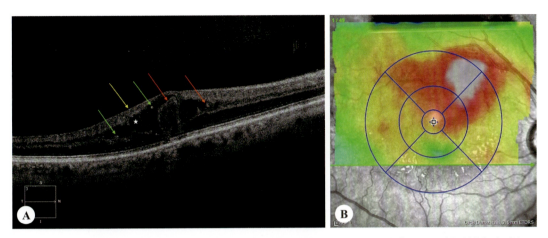

▲ 图 9-1　**A.** 视网膜分支静脉阻塞（**BRVO**）继发黄斑水肿患者 **OCT** 的图像，可见低反射囊腔（白五星号），视网膜内高反射灶（绿箭），囊腔内高反射物质（红箭）。仔细观察可发现内层视网膜紊乱（**DRIL**）（黄箭）；**B.** 上方 **BRVO** 患者的 **OCT** 容积扫描黄斑红外图像显示水平子午线的颞上方视网膜增厚

三、OCTA 影像学特征

- 在 OCTA 的浅层毛细血管丛和深层毛细血管丛中都可以看到血管异常，如毛细血管密度降低、毛细血管无灌注、中央凹无血管区（foveal avascular zone，FAZ）扩大和静脉扩张（图 9–2）[7-9]。

- OCTA 上血管密度降低和 FAZ 增大与视力相关（图 9–2A）。

- 在慢性 BRVO 患者的 OCTA 上可看到中央凹周围和视网膜中缝处侧支循环形成（图 9–2A）。

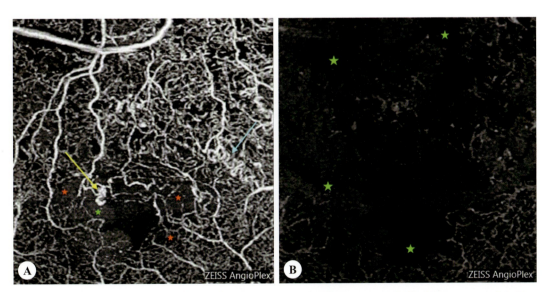

▲ 图 9-2　**A.** 视网膜上方分支静脉阻塞患者的 **3mm×3mm** 谱域 OCTA 浅层视网膜的 **en-face** 图像显示一个巨大的梭形扩张毛细血管（黄箭）。还有一簇异常扩张和弯曲的中央凹旁侧支血管（蓝绿箭）。中央凹无血管区形状不规则（绿五星号），出现无灌注区和血管密度降低区（红五星号）。**B.** 深层视网膜 **en-face OCTA** 图像显示深层毛细血管丛（绿五星号）广泛的血管缺失

参考文献

[1] Rogers S, McIntosh RL, Cheung N, et al. The prevalence of retinal vein occlusion: pooled data from population studies from the United States, Europe, Asia, and Australia. *Ophthalmology*. 2010;117(2):313–319.e1. doi:10.1016/j.ophtha.2009.07.017.

[2] Jaulim A, Ahmed B, Khanam T, Chatziralli IP. Branch retinal vein occlusion: epidemiology, pathogenesis, risk factors, clinical features, diagnosis, and complications. An update of the literature. *Retina*. 2013;33(5):901–910. doi:10.1097/IAE.0b013e3182870c15.

[3] Spaide RF, Fujimoto JG, Waheed NK, Sadda SR, Staurenghi G. Optical coherence tomography angiography. *Prog Retin Eye Res*. 2018;64:1–55. doi:10.1016/j.preteyeres.2017.11.003.

[4] Babiuch AS, Han M, Conti FF, Wai K, Silva FQ, Singh RP. Association of disorganization of retinal inner layers with visual acuity response to anti–vascular endothelial growth factor therapy for macular edema secondary to retinal vein occlusion. *JAMA Ophthalmol*. 2019;137(1):38–46. doi:10.1001/jamaophthalmol.2018.4484.

[5] Mo B, Zhou H-Y, Jiao X, Zhang F. Evaluation of hyperreflective foci as a prognostic factor of visual outcome in retinal vein occlusion. *Int J Ophthalmol*. 2017;10(4):605–612. doi:10.18240/ijo.2017.04.17.

[6] Ogino K, Murakami T, Tsujikawa A, et al. Characteristics of optical coherence tomographic hyperreflective foci in retinal vein occlusion. *Retina*. 2012;32(1):77–85. doi:10.1097/IAE.0b013e318217ffc7.

[7] Rispoli M, Savastano MC, Lumbroso B. Capillary network anomalies IN branch retinal vein occlusion ON optical coherence tomography angiography. *Retina*. 2015;35(11):2332–2338. doi:10.1097/IAE.0000000000000845.

[8] Samara WA, Shahlaee A, Sridhar J, Khan MA, Ho AC, Hsu J. Quantitative optical coherence tomography angiography features and visual function in eyes with branch retinal vein occlusion. *Am J Ophthalmol*. 2016;166:76–83. doi:10.1016/j.ajo.2016.03.033.

[9] Mastropasqua R, Toto L, Di Antonio L, et al. Optical coherence tomography angiography microvascular findings in macular edema due to central and branch retinal vein occlusions. *Sci Rep*. 2017;7(1):40763. doi:10.1038/srep40763.

第 10 章　视网膜中央动脉阻塞
Central Retinal Artery Occlusion

一、疾病特征

- 视网膜中央动脉阻塞（central retinal artery occlusion，CRAO）最常见的原因是栓塞或血管内血栓形成，内层视网膜供血不足，出现突然无痛性单眼视力丧失。
- 急性 CRAO 是急性视力丧失的主要原因之一，年发病率为 1/10 万～10/10 万[1]。
- 15%～30% 的人存在睫状视网膜动脉，可以为中央凹提供额外的血液供应，从而保护中心视力[2]。
- 典型的缺血性眼底表现包括棉絮斑（cotton wool spot，CWS）、视网膜变白、黄斑"樱桃红斑"、小凹和"box-carring"现象（即视网膜血管中的血管分割）。
- 荧光素血管造影（fluorescein angiography，FA）显示明显的视网膜血管灌注延迟和毛细血管无灌注区。
- OCT 和 OCTA 有助于评估视网膜无灌注的出现和程度、内层视网膜反射增强和萎缩区域的范围，并可以观察视网膜毛细血管网的变化。
- 再灌注的 CRAO 可能会出现短暂的症状和很不明显的体征。在急性期和慢性期的 OCT 和（或）OCTA 上都可以看到残余征象。

二、OCT 影像学特征

- 急性 CRAO 的 OCT 特征是缺血导致的内层视网膜反射增强、厚度增加，对应裂隙灯下看到的视网膜变白和棉絮斑。增加的反射强度导致外层结构不清。这种高反射性穿过视网膜层，通常导致视网膜层状外观的丧失（图 10-1）[3]。
- 内核层（INL）水平上可能存在一条高反射带，也称为急性旁中心中层黄斑病变（paracentral acute middle maculopathy，PAMM），代表视网膜中间毛细血管丛和深层毛细血管丛的缺血。这也可能出现在再灌注的 CRAO 中（图 10-2）[4]。
- 视网膜动脉阻塞中期，内层视网膜厚度减薄，但仍存在高反射带，这一点有助于诊断。

- 在慢性期，OCT 显示中重度内层视网膜萎缩变薄，通常保留外层视网膜分层，包括外核层和椭圆体带（ellipsoid zone，EZ）（图 10–3）[5]。
- OCT 成像可用于确定慢性期视网膜萎缩的严重程度。

三、OCTA 影像学特征

- en-face OCTA 图像有助于评估不同层面的无灌注区，包括浅层毛细血管丛（superficial

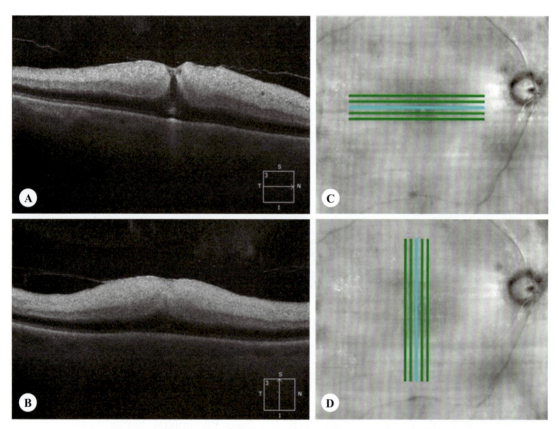

▲ 图 10–1　A 和 B. 视网膜中央动脉阻塞（CRAO）急性期患者的 SD-OCT 水平（A）和垂直（B）B 扫描，显示由于存在严重的视网膜缺血，内层和中层视网膜增厚及高反射。C 和 D. 显示 OCT B 扫描方向的 en-face 图像

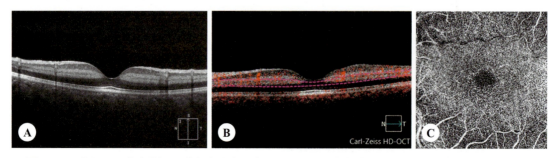

▲ 图 10–2　继发于再灌注的视网膜中央动脉阻塞（CRAO）的急性旁中心中层黄斑病变（PAMM）样病变患者的 OCT 显示，内核层（A）有一条高反射带，深层毛细血管丛（B）的 OCTA 显示灌注减少（C）

capillary plexus，SCP）、视盘周围放射状盘周毛细血管丛（radial peripapillary capillary plexus，RPCP）和深层毛细血管丛（deep capillary plexus，DCP），显示 CRAO 眼浅层和深层毛细血管网不同程度的血管无灌注区，这些区域不一定重叠（图 10-4）[3, 6]。

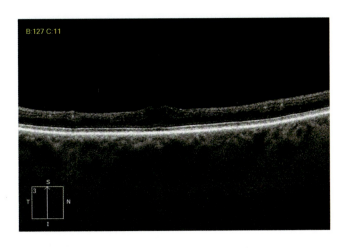

◀ 图 10-3　慢性 CRAO 患者右眼中央凹 OCT

存在严重的视网膜萎缩，中央凹凹陷消失，内层视网膜结构紊乱。内层视网膜表现为一条高反射带，EZ 和 RPE 线清晰可见。CRAO. 视网膜中央动脉阻塞；EZ. 椭圆体带；OCT. 光学相干断层扫描；RPE. 视网膜色素上皮细胞

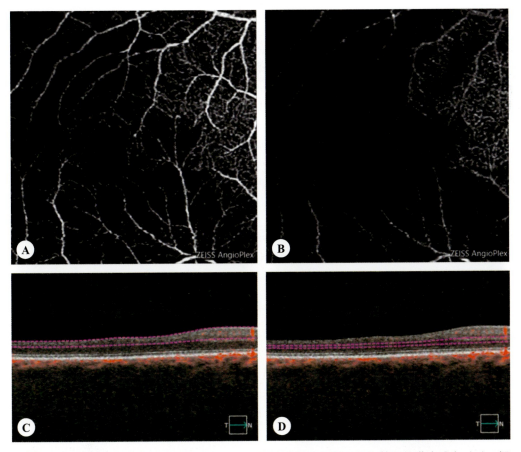

▲ 图 10-4　慢性视网膜中央动脉阻塞的 OCTA 显示浅层和深层毛细血管网的灌注减少（**A**）。深层毛细血管丛显示出更多的无灌注区（**B**）。然而，较大的血管和黄斑鼻侧毛细血管仍有灌注。彩色灌注图显示了在中央凹颞侧（**C** 和 **D**）观察到最明显的无灌注

- 去相关叠加显示出对应于高反射率区域的血流信号的缺失。

- 在血管连接重组后，OCTA 上可能观察到 SCP 仍然异常的区域显示 DCP 的部分再灌注。然而，因为可能存在来自内层视网膜反射掩蔽的信号衰减伪影（即灌注不足），应该谨慎判读异常的深层毛细血管丛融合[6]。

- 对于 CRAO 相关的 PAMM 患者，可能存在 DCP 灌注减少。急性期的 B 扫描通常显示出 INL 高反射带，随后的数周 INL 逐渐变薄（图 10-4）[4, 7]。

- 在 CRAO 的 OCTA 成像中观察到 RPCP 系统的保留或弥漫性衰减。在慢性期，RPCP 衰减可能与神经纤维层（NFL）厚度的减少相关[6]。

参考文献

[1] Leavitt JA, Larson TA, Hodge DO, Gullerud RE. The incidence of central retinal artery occlusion in Olmsted County, Minnesota. *Am J Ophthalmol*. 2011;152(5):820–823.e2. doi:10.1016/j.ajo.2011.05.005.

[2] Lorentzen SE. Incidence of cilioretinal arteries. *Acta Ophthalmol*. 1970;48(3):518–524. doi:10.1111/j.1755–3768.1970. tb03753.x.

[3] Spaide RF, Klancnik JM, Cooney MJ. Retinal vascular layers imaged by fluorescein angiography and optical coherence tomography angiography. *JAMA Ophthalmol*. 2015;133(1):45–50. doi:10.1001/jamaophthalmol.2014.3616.

[4] Chen X, Rahimy E, Sergott RC, et al. Spectrum of retinal vascular diseases associated with paracentral acute middle maculopathy. *Am J Ophthalmol*. 2015;160(1):26–34.e1. doi:10.1016/j.ajo.2015.04.004.

[5] Falkenberry SM, Ip MS, Blodi BA, Gunther JB. Optical coherence tomography findings in central retinal artery occlusion. *Ophthalmic Surg Lasers Imaging*. 2006;37(6):502–505. doi:10.3928/15428877–20061101–12.

[6] Bonini Filho MA, Adhi M, de Carlo TE, et al. Optical coherence tomography angiography in retinal artery occlusion. *Retina*. 2015;35(11):2339–2346. doi:10.1097/IAE.0000000000000850.

[7] Nemiroff J, Kuehlewein L, Rahimy E, et al. Assessing deep retinal capillary ischemia in paracentral acute middle maculopathy by optical coherence tomography angiography. *Am J Ophthalmol*. 2016;162:121–132.e1. doi:10.1016/j.ajo.2015.10.026.

第 11 章 视网膜分支动脉阻塞
Branch Retinal Artery Occlusion

一、疾病特征

- 视网膜分支动脉阻塞（branch retinal artery occlusion，BRAO）通常指由栓塞引起视网膜动脉的一个分支阻塞，导致突然的部分视力丧失。
- 急性期眼底检查可见内层视网膜梗死引起的受累血管分布区视网膜水肿和棉絮斑（cotton wool spot，CWS）。在闭塞部位也可能看到 Hollenhurst 斑块。
- 荧光素血管造影（fluorescein angiography，FA）通常表现为沿闭塞动脉分布的毛细血管无灌注。

二、OCT 影像学特征

- 急性 BRAO 的特点是内层视网膜的反射明显增强，包括内核层、内丛状层和神经节细胞层，作为可能伴有轻度厚度增加的高反射带，与未受影响的黄斑区的正常相应层次形成对比（图 11-1）[1]。
- 在视网膜中央动脉阻塞（central retinal artery occlusion，CRAO）中可见的急性旁中心中层黄斑病变（paracentral acute middle maculopathy，PAMM）也可能出现在 BRAO 中，表明存在深层毛细血管缺血（图 11-2）[2]。
- 在慢性 BRAO 中，OCT 是诊断与内层视网膜结构变薄和丧失相对应的内层视网膜萎缩的重要工具（图 11-3 和图 11-4）。

三、OCTA 影像学特征

- OCTA 可以显示视网膜无灌注区和视网膜缺血病灶的位置[3]。
- OCTA 可以量化浅层毛细血管丛（superficial capillary plexus，SCP）和深层毛细血管丛（deep capillary plexus，DCP）中血管密度的变化，这些与 FA 中的弱荧光区域相关[4]。

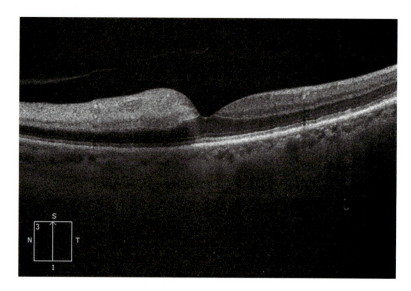

◀ 图 11-1　左眼 OCT 图像，内层视网膜的高反射和厚度增加与急性视网膜分支动脉阻塞（BRAO）表现一致

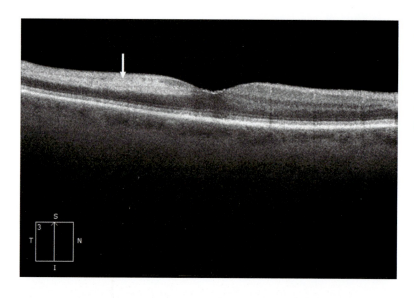

◀ 图 11-2　右眼 OCT 图像，内层视网膜高反射和急性旁中心中层黄斑病变（PAMM）样病变（白箭）提示深部毛细血管缺血和视网膜分支动脉阻塞（BRAO）

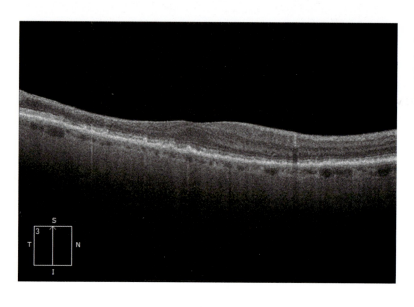

◀ 图 11-3　右眼 OCT 图像，慢性视网膜分支动脉阻塞（BRAO）和内层视网膜萎缩

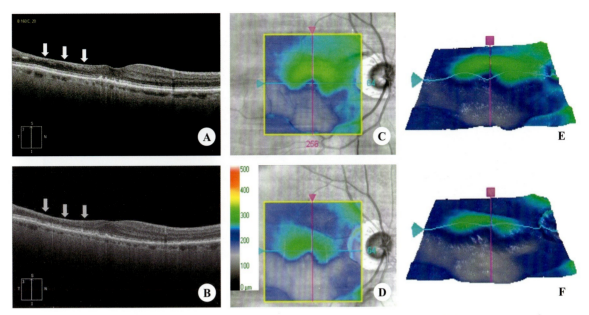

▲ 图 11-4　右眼 OCT 图像，显示视网膜分支动脉阻塞（BRAO）从亚急性期向慢性期的转变（A 和 B）。A. 亚急性 BRAO：与上方未受影响的区域形成对比，下方的内层视网膜在 B 扫描上显示出消退的高反射带和视网膜萎缩（白箭）。B. 进展为慢性 BRAO：显著的内层视网膜萎缩和中央凹下方视网膜结构的丧失（灰箭）。C 至 F. 黄斑厚度的 en-face 图像（C）和三维（3D）厚度图（E），显示下方视网膜变薄区在慢性期更为明显（D 和 F）

- 与 BRAO 相关的 PAMM 病变区域显示出不同程度的 DCP 缺失[5, 6]。

- 放射状盘周毛细血管（radial peripapillary capillary，RPC）在动脉阻塞象限可出现局灶性缺失，伴有视网膜神经纤维层变薄[3]。

- en-face 图像表明存在缺血导致的流空区域（图 11-5 至图 11-7）。

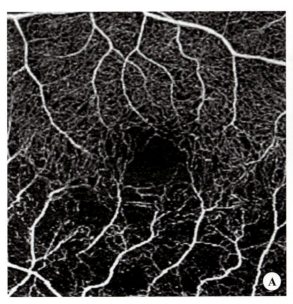

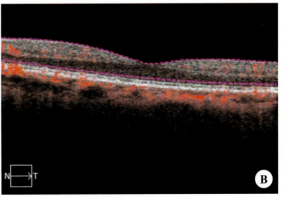

▲ 图 11-5　A. 视网膜分支动脉阻塞患者左眼视网膜层 3mm×3mm 黄斑 OCTA en-face 扫描。可见中央凹上方存在灌注，而下方的毛细血管灌注显著减少。B. 中央凹处的 B 扫描显示了视网膜的分层

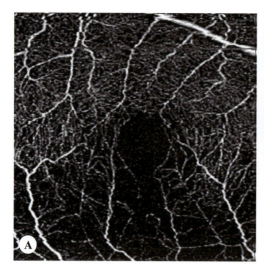

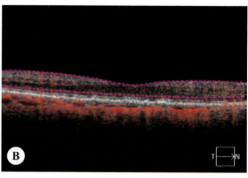

▲ 图 11-6　**A.** 视网膜分支动脉阻塞患者右眼视网膜层 3mm×3mm 黄斑 OCTA en-face 扫描，可见中央凹上方存在灌注，而下方的毛细血管灌注显著减少。**B.** 中央凹处的 B 扫描显示了视网膜的分层

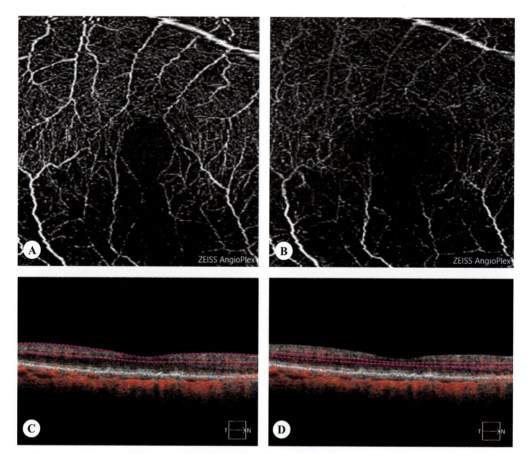

▲ 图 11-7　**A 和 B.** 视网膜分支动脉阻塞患者右眼的浅层和深层毛细血管丛的 3mm×3mm 黄斑 OCTA en-face 扫描。两个图像均显示，中央凹上方存在灌注，而下方的毛细血管灌注显著减少。**C 和 D.** 以中央凹为中心的 B 扫描显示浅层和深层毛细血管层的分层，投影伪影如图所示

参考文献

[1] Chen X, Rahimy E, Sergott RC, et al. Spectrum of retinal vascular diseases associated with paracentral acute middle maculopathy. *Am J Ophthalmol*. 2015;160(1):26–34.e1. doi:10.1016/j.ajo.2015.04.004.

[2] Yu S, Pang CE, Gong Y, et al. The spectrum of superficial and deep capillary ischemia in retinal artery occlusion. *Am J Ophthalmol*. 2015;159(1):53–63.e2. doi:10.1016/j.ajo.2014.09.027.

[3] Çelik T, Bilen F, Yalçındağ FN, Atilla H. Optical coherence tomography angiography in branch retinal artery occlusion. *Turkish J Ophthalmol*. 2018;48(3):150–154. doi:10.4274/tjo.34270.

[4] Yang S, Liu X, Li H, Xu J, Wang F. Optical coherence tomography angiography characteristics of acute retinal arterial occlusion. *BMC Ophthalmol*. 2019;19(1):1–9. doi:10.1186/s12886–019–1152–8.

[5] Bonini Filho MA, Adhi M, de Carlo TE, et al. Optical coherence tomography angiography in retinal artery occlusion. *Retina*. 2015;35(11):2339–2346. doi:10.1097/IAE.0000000000000850.

[6] Nemiroff J, Kuehlewein L, Rahimy E, et al. Assessing deep retinal capillary ischemia in paracentral acute middle maculopathy by optical coherence tomog-raphy angiography. *Am J Ophthalmol*. 2016;162:121–132.e1. doi:10.1016/j.ajo.2015.10.026.

第12章 急性旁中心中层黄斑病变
Paracentral Acute Middle Maculopathy

一、疾病特征

- 急性旁中心中层黄斑病变（paracentral acute middle maculopathy，PAMM）是一种 OCT 发现的疾病，其定义为在内核层（inner nuclear layer，INL）水平存在高反射带，表明由深层血管复合体（即中间和深层视网膜毛细血管丛或 ICP 和 DCP）灌注受损引起的 INL 梗死（图 12-1）。

- 患者表现为急性发作的旁中心暗点，通常会出现永久性的视力损害。

- PAMM 可见于多种视网膜疾病。它最常继发于局部视网膜血管疾病和（或）全身性疾病，但也可能是特发性的。

- 可引起 PAMM 的局部视网膜血管疾病包括视网膜中央静脉阻塞、视网膜中央或分支动脉阻塞、糖尿病性视网膜病变、高血压性视网膜病变、镰状红细胞性视网膜病变、Purtscher 视网膜病变和视网膜血管炎。

- 全身性疾病包括偏头痛、药物因素（安非他明、咖啡因、血管加压药、口服避孕药）、血容量不足、眼眶压迫损伤和病毒前驱症状。

- 因此，PAMM 的检查应积极寻找局部血管或全身危险因素。

- 在眼底镜检查中，PAMM 病变呈灰色、表面光滑，与棉絮斑相比出现在视网膜更深层（图 12-1）。

- 由于病变继发于缺血性损伤，它们通常是单侧的，但也可能是双侧的。

- 治疗的目标是识别和治疗相关的血管病变和系统性危险因素。

二、OCT 影像学特征

- OCT 是诊断 PAMM 的主要依据。

- 急性 PAMM 在旁中央凹的 INL 水平上表现为带状、高反射病变。急性病变最终会导致 INL 变薄或出现组织梗死的萎缩表现，即陈旧性或慢性 PAMM（图 12-2）。

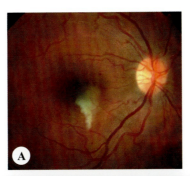

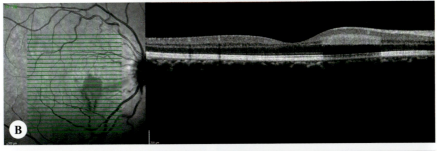

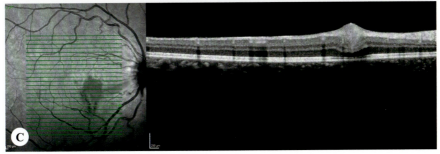

▲ 图 12-1　继发于视网膜分支动脉阻塞患者的彩色眼底照相和 **SD-OCT**，出现棉絮斑和急性旁中心中层黄斑病变（**PAMM**）

A. 彩色眼底照相显示白色缺血性病变，表明内层和中层视网膜梗死。后者看起来更深、更灰、更加平滑。B. 通过病变上方区域的 OCT 显示带状内核层（INL）高反射，与中层视网膜梗死或 PAMM 表现一致。C. 通过病变下方区域的 OCT 显示内层视网膜梗死（图片由 K. Bailey Freund MD 提供）

- PAMM 病灶在 OCT 横断面扫描上弥漫或散在分布。en-face OCT 对散在分布的 PAMM 病灶能够精确地定位到静脉周围（图 12-3）。

- PAMM 是视网膜缺血级联反应的表现，这是由于血液主要从浅层到深层视网膜毛细血管丛生理性地垂直流动（图 12-3 和图 12-4）。

- 视网膜深层毛细血管丛（deep vascular complex，DCP）的小静脉最容易发生氧饱和度下降，并且在血流下降时首先表现出缺血迹象，在 en-face OCT 上表现为静脉旁的 PAMM（图 12-3 和图 12-4）。

- 随着进行性的血管损伤，PAMM 病变通过 INL 弥漫性延伸，这在 en-face OCT 上表现为球形 PAMM（图 12-3 和图 12-4）。

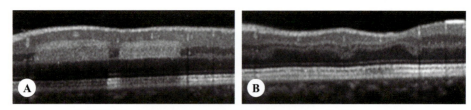

▲ 图 12-2　急性旁中心中层黄斑病变（PAMM）患者的 SD-OCT

A. 基线 OCT 显示与内核层（INL）梗死或 PAMM 一致的两条 INL 高反射带；B. 在随访中，观察到与基线 PAMM 病变相对应处的中层视网膜萎缩[1]。这些病变可称为陈旧性或慢性 PAMM［经许可转载，引自 Yu S, Pang CE, Gong Y, et al. The spectrum of superficial and deep capillary ischemia in retinal artery occlusion. *Am J Ophthalmol*. 2015;159(1):53-63. e2. doi:10.1016/j.ajo.2014.09.027.］

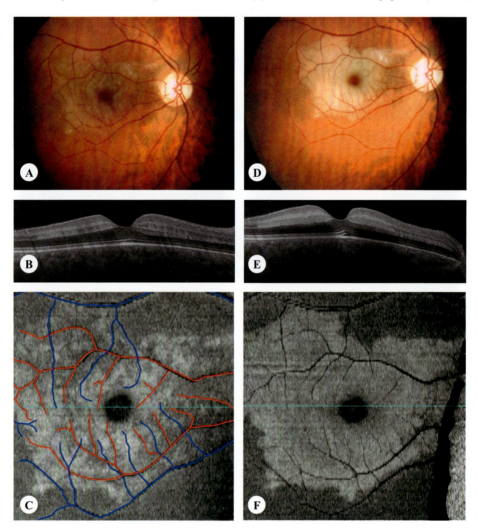

▲ 图 12-3　患有睫状视网膜动脉功能不全和急性旁中心中层黄斑病变（PAMM）患者的 SD-OCT 和彩色眼底照相

进行性 PAMM 病变表明缺血级联反应。在基线（A 至 C），彩色眼底照相显示黄斑变白。OCT 表现为 PAMM 或内核层（INL）散在多发高反射病灶。相应的 en-face OCT，动脉（红色）和静脉（蓝色）血管覆盖表明蕨样 PAMM 病变具有精确的静脉周围共定位。12h 后（D 至 F），彩色眼底照相显示出更多弥漫性黄斑变白和樱桃红点。OCT 显示 INL 向弥漫高反射演变，相应的 en-face OCT 显示与缺血级联一致的球形 PAMM（经许可转载，引自 Bakhoum MF, Freund KB, Dolz-Marco R, et al. Paracentral acute middle maculopathy and the ischemic cascade associated with retinal vascular occlusion. *Am J Ophthalmol*. 2018;195:143-153. doi:10.1016/j.ajo.2018.07.031.）

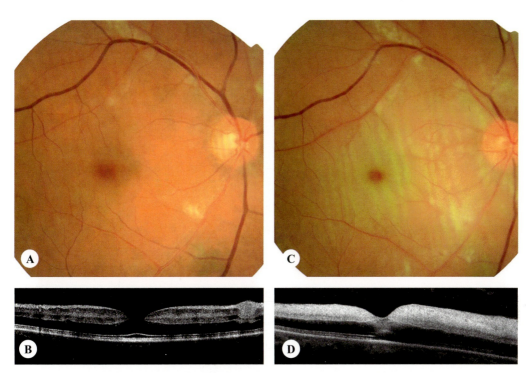

▲ 图 12-4　患有进行性视网膜中央动脉阻塞和缺血级联反应患者的 **SD-OCT** 和彩色眼底照相

在基线（A 和 B），彩色眼底照相显示黄斑局部缺血变白，与部分视网膜中央动脉闭塞（CRAO）一致。相应的横断面 OCT 显示多发散在的内核层（INL）高反射和 PAMM 病变。在随访第 5 天（C 和 D），彩色眼底照相显示樱桃红斑并进展为完全的 CRAO。相应的 OCT 显示进展为弥漫性中层和内层视网膜梗死，表明出现了缺血级联反应（经许可转载，引自 Bakhoum MF, Freund KB, Dolz-Marco R, et al. Paracentral acute middle maculopathy and the ischemic cascade associated with retinal vascular occlusion. *Am J Ophthalmol.* 2018;195:143-153. doi:10.1016/j.ajo.2018.07.031.）

- 随着严重的血流中断，内层视网膜梗死随之而来（图 12-4）。

三、OCTA 影像学特征

- 在早期阶段，OCTA 可能会或不会显示局灶性 PAMM 病变深层血管复合体（即 ICP 和 DCP）的血流量不足。
- 更严重的弥漫性 PAMM 病变可能表现为深层血管复合体的减少，这通常与视网膜中央动脉阻塞有关。视网膜浅层毛细血管丛的投射往往是视网膜深层毛细血管丛灌注受损的标志。
- 与局灶性和弥漫性病变相关的慢性 PAMM 通常表现为 DCP 灌注显著减少（图 12-5）。
- 在某些情况下，浅层毛细血管丛可能出现轻度减少，尤其是在慢性改变的环境下。

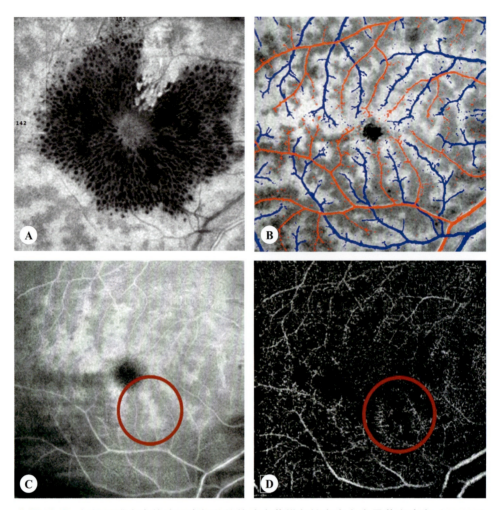

▲ 图 12-5　与视网膜中央静脉阻塞相关的静脉旁蕨样急性旁中心中层黄斑病变（PAMM）的 en-face OCT 和 OCTA 图像

A. 在外丛状层水平的 en-face OCT 显示黄斑囊样水肿；B. 叠加了动脉（红色）和静脉（蓝色）的中层视网膜［即内核层（INL）］水平的 en-face OCT 图像与显示了高反射的蕨样 PAMM 病变精确地定位在静脉周围。C. 在随访 6 周后，en-face OCT 显示蕨样 PAMM 病变持续存在高反射（圆圈），并且对应于 OCTA 上的 PAMM 病变，在视网膜深层毛细血管丛（DCP）水平；D. 显示了 DCP 的血流量不足（圆圈）［经许可转载，引自 Garrity ST, Tseng VL, Sarraf D. Paracentral acute middle maculopathy in a perivenular fern-like distribution with en-face optical coherence tomography. *Retin Cases Brief Rep.* 2018;12(suppl 1):S25-S28. doi:10.1097/ICB.0000000000000657.］

参考文献

[1] Yu S, Pang CE, Gong Y, et al. The spectrum of superficial and deep capillary ischemia in retinal artery occlusion. *Am J Ophthalmol.* 2015;159(1):53–63.e2. doi:10.1016/j.ajo.2014.09.027.

[2] Bakhoum MF, Freund KB, Dolz-Marco R, et al. Paracentral acute middle maculopathy and the ischemic cascade associated with retinal vascular occlusion. *Am J Ophthalmol.* 2018;195:143–153. doi:10.1016/j.ajo.2018.07.031.

[3] Garrity ST, Tseng VL, Sarraf D. Paracentral acute middle maculopathy in a perivenular fern-like distribution with en face optical coherence tomography. *Retin Cases Brief Rep.* 2018;12(suppl 1):S25–S28. doi:10.1097/ICB.0000000000000657.

[4] Iafe NA, Onclinx T, Tsui I, Sarraf D. Paracentral acute middle maculopathy and deep retinal capillary plexus infarction secondary to reperfused central retinal artery occlusion. *Retin Cases Br Rep.* 2017;11(1):S90–S93. doi:10.1097/ICB.0000000000000424.

[5] Sarraf D, Rahimy E, Fawzi AA, et al. Paracentral acute middle maculopathy: A new variant of acute macular neuroretinopathy associated with retinal capillary ischemia. *JAMA Ophthalmol.* 2013;131(10):1275–1287. doi:10.1001/jamaophthalmol.2013.4056.

[6] Rahimy E, Kuehlewein L, Sadda SR, Sarraf D. Paracentral acute middle maculopathy: What we knew then and what we know now. *Retina.* 2015;35(10):1921–1930. doi:10.1097/IAE.0000000000000785.

[7] Nemiroff J, Kuehlewein L, Rahimy E, et al. Assessing deep retinal capillary ischemia in paracentral acute middle maculopathy by optical coherence tomography angiography. *Am J Ophthalmol.* 2016;162:121–132.e1. doi:10.1016/j.ajo.2015.10.026.

[8] Rahimy E, Sarraf D, Dollin ML, Pitcher JD, Ho AC. Paracentral acute middle maculopathy in nonischemic central retinal vein occlusion. *Am J Ophthalmol.* 2014;158(2):372–380.e1. doi:10.1016/j.ajo.2014.04.024.

[9] Chen X, Rahimy E, Sergott RC, et al. Spectrum of retinal vascular diseases associated with paracentral acute middle maculopathy. *Am J Ophthalmol.* 2015;160(1):26–34.e1. doi:10.1016/j.ajo.2015.04.004.

[10] Ghasemi Falavarjani K, Phasukkijwatana N, Freund KB, et al. En face optical coherence tomography analysis to assess the spectrum of perivenular ischemia and paracentral acute middle maculopathy in retinal vein occlusion. *Am J Ophthalmol.* 2017;177:131–138. doi:10.1016/j.ajo.2017.02.015.

[11] Phasukkijwatana N, Rahimi M, Iafe N, Sarraf D. Central retinal vein occlusion and paracentral acute middle maculopathy diagnosed with en face optical coherence tomography. *Ophthalmic Surg Lasers Imaging Retin.* 2016;47(9):862–864. doi:10.3928/23258160–20160901–10.

第 13 章 急性黄斑神经视网膜病变
Acute Macular Neuroretinopathy

一、疾病特征

- 急性黄斑神经视网膜病变（acute macular neuroretinopathy，AMN）是一种罕见的疾病，其典型表型为指向黄斑中央凹的楔形或花瓣状病变（图 13-1）[1, 2]。

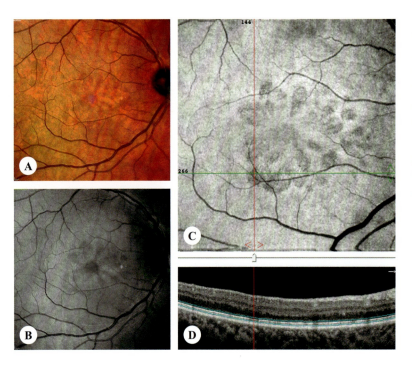

◀ 图 13-1　急性黄斑神经视网膜病变（AMN）特征性花瓣状病变的炫彩（A）、近红外成像（NIR）（B）和 en-face OCT（C 和 D）图像。需要注意的是，NIR 和 en-face OCT 识别的花瓣状病变与相应的横断面 OCT B 扫描椭圆体带变化共定位

- 患者最常见的主诉是伴随轻度视力下降的旁中心暗点[1, 2]。
- 常见于 30 岁的白人女性[2]。
- 发病机制尚未完全阐明；然而，最近的研究提示微血管病因学[3, 4]。炎症病因的可能性较小。
- AMN 主要与非特异性疾病、口服避孕药和血管收缩药的使用，以及潜在的血管活性事件有关[2]。

- 彩色眼底照相可以看到中央凹旁的红色楔形病变，但也可能是正常的，诊断通常依靠 OCT 和近红外成像（near infrared reflectance，NIR）[2]。

二、OCT 影像学特征

- OCT 成像对于 AMN 的诊断至关重要。NIR 也具有重要价值，它能够显示中央凹旁区域的泪滴状或楔形低反射病变（图 13–2A）[2]。
- OCT 最常显示高反射的外核层（outer nuclear layer，ONL）向 Henle 纤维（Henle fiber，HFL）和外丛状层（outer plexiform layers，OPL）放射状延伸，表明感光细胞体和轴突中断（图 13–2B）[2, 5]。

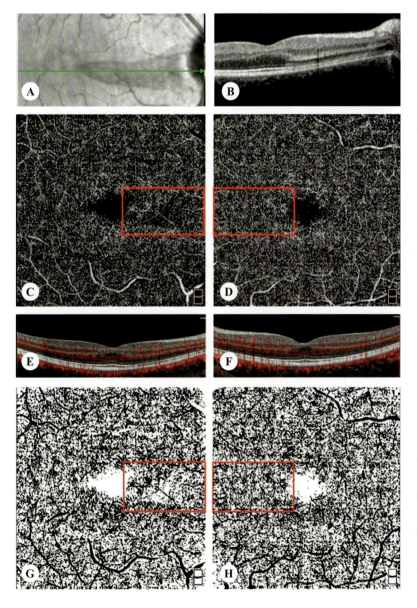

◀ 图 13-2　急性黄斑神经视网膜病变患者右眼的近红外成像（NIR）、OCT B 扫描、en-face OCTA 和二值化 OCTA 图像

NIR（A）显示了与急性黄斑神经视网膜病变（AMN）病损相对应的鼻侧黄斑的低反射楔形区域。OCT B 扫描（B）显示了外丛状层和外核层内相应的高反射区域，以及包括椭圆体带内层在内的外层视网膜的破坏。en-face OCTA 和相应的 OCT B 扫描显示分层位置（C 至 E），红色矩形代表感兴趣区域，与对应区域的左眼正常毛细血管相对比（D 和 F），右眼 AMN 病变区域（C 和 E）视网膜深层毛细血管丛的血流量不足。二值化 OCTA（G 和 H）显示，与正常左眼的对应区域（H）相比，受影响的右眼（G）中出现与 AMN 病变相关的毛细血管密度降低［经许可转载，引自 Nemiroff J, Sarraf D, Davila JP, Rodger D. Optical coherence tomography angiography of acute macular neuroretinopathy reveals deep capillary ischemia. *Retin Cases Brief Rep.* 2018;12(suppl 1): S12–S15.］

- 椭圆体带（ellipsoid zone，EZ）的破坏是另外一个特征，在某些情况下，可能会发生在 OPL 病变之后（图 13-2B）[2, 5]。

- 随着时间的推移，尽管 EZ 通常会恢复，但仍可能出现 ONL 变薄及持续性暗点[2, 5]。

- AMN 应当与急性旁中心中层黄斑病变（paracentral acute middle maculopathy，PAMM）相鉴别。虽然这两种病变在 NIR 上都可能存在中央凹旁低反射病灶，但 PAMM 是由视网膜中间毛细血管丛或深层毛细血管丛的血流障碍导致的视网膜内核层异常（即 INL 梗死），而 AMN 发生在外层视网膜水平，可能是或不是由 DCP 血流障碍引起（图 13-3）[3]。

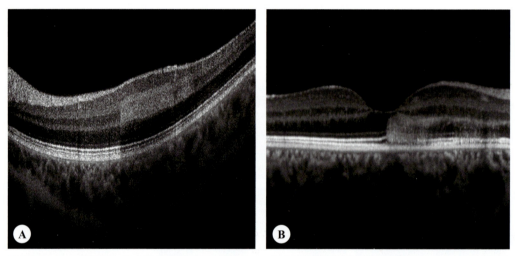

▲ 图 13-3　急性旁中心中层黄斑病变（PAMM，A）与急性黄斑神经视网膜病变（AMN，B）的 OCT B 扫描比较

注意 PAMM 中层视网膜或内核层水平的高反射带，以及 AMN 外层视网膜的高反射带［经许可转载，引自 Rahimy E, Kuehlewein L, Sadda SR, Sarraf D. Paracentral acute middle maculopathy: what we knew then and what we know now. *Retina*. 2015;35(10):1921-1930.］

三、OCTA 影像学特征

- 在 OCTA 上 DCP[6-8]（图 13-2C 至 H）和脉络膜毛细血管层[9-11]的血流量不足与 OCT 上的 AMN 病变部位相一致。

- 尽管在 AMN 发病机制中无灌注的确切位置尚不清楚，但 DCP 或脉络膜毛细血管层的血流缺陷可能在 AMN 的发展中发挥作用，因为两者都供应 AMN 的主要受累部位光感受器细胞[12]。

参考文献

[1] Bos PJ, Deutman AF. Acute macular neuroretinopathy. *Am J Ophthalmol*. 1975;80(4):573–584.

[2] Bhavsar KV, Lin S, Rahimy E, et al. Acute macular neuroretinopathy: a comprehensive review of the literature. *Surv Ophthalmol*. 2016;61(5):538–565.

[3] Sarraf D, Rahimy E, Fawzi AA, et al. Paracentral acute middle maculopathy: a new variant of acute macular neuroretinopathy associated with retinal capillary ischemia. *JAMA Ophthalmol*. 2013;131(10):1275–1287.

[4] Rahimy E, Sarraf D. Paracentral acute middle maculopathy spectral-domain optical coherence tomography feature of deep capillary ischemia. *Curr Opin Ophthalmol*. 2014;25(3):207–212.

[5] Fawzi AA, Pappuru RR, Sarraf D, et al. Acute macular neuroretinopathy: long-term insights revealed by multimodal imaging. *Retina*. 2012;32(8):1500–1513.

[6] Pecen PE, Smith AG, Ehlers JP. Optical coherence tomography angiography of acute macular neuroretinopathy and paracentral acute middle maculopathy. *JAMA Ophthalmol*. 2015;133(12):1478–1480.

[7] Ashraf M, Goldstein D, Fawzi A. Optical coherence tomography angiography: potential artifacts in acute macular neuroretinopathy. *JAMA Ophthalmol*. 2017;135(6):675–676.

[8] Nemiroff J, Sarraf D, Davila JP, Rodger D. Optical coherence tomography angiography of acute macular neuroretinopathy reveals deep capillary ischemia. *Retin Cases Brief Rep*. 2018;12(suppl 1):S12–S15.

[9] Thanos A, Faia LJ, Yonekawa Y, Randhawa S. Optical coherence tomographic angiography in acute macular neuroretinopathy. *JAMA Ophthalmol*. 2016;134(11):1310–1314.

[10] Lee SY, Cheng JL, Gehrs KM, et al. Choroidal features of acute macular neuroretinopathy via optical coherence tomography angiography and correlation with serial multimodal imaging. *JAMA Ophthalmol*. 2017;135(11):1177–1183.

[11] Casalino G, Arrigo A, Romano F, Munk MR, Bandello F, Parodi MB. Acute macular neuroretinopathy: pathogenetic insights from optical coherence tomography angiography. *Br J Ophthalmol*. 2019;103(3):410–414.

[12] Rahimy E, Kuehlewein L, Sadda SR, Sarraf D. Paracentral acute middle maculopathy: what we knew then and what we know now. *Retina*. 2015;35(10):1921–1930.

第 14 章　视网膜大动脉瘤
Retinal Macroaneurysm

一、疾病特征

- 视网膜动脉大动脉瘤（retinal artery macroaneurysm，RAM）是一种罕见的、获得性、圆形或梭形扩张的视网膜小动脉，最常见于颞侧血管弓[1-4]。

- RAM 最常与高血压和动脉硬化疾病相关[1, 2]，在 1/3 的病例中与视网膜静脉阻塞有关[3]。

- RAM 更常见于女性，90% 的患者单眼发病[1]。

- RAM 的诊断基于临床检查和荧光血管造影。动脉瘤破裂的相关体征包括水肿、出血和渗出，通常在动脉瘤周围呈环形分布（图 14-1A）[1]。

- 在荧光素血管造影（fluorescein angiography，FA）上，RAM 的特征是扩张的小动脉早期均匀充盈[1]。在血栓形成或退化的大动脉瘤中可以看到充盈不完全或缺失[1, 3]。

- 患者通常无症状，除非并发黄斑水肿或大动脉瘤破裂，出血可发生在所有视网膜层，即视网膜下、视网膜内和（或）视网膜前[4]。

二、OCT 影像学特征

- 在 OCT 上，RAM 表现为扩张的血管，具有厚的高反射管壁和低反射管腔。

- OCT 可能出现慢性或急性黄斑水肿的表现，包括视网膜内水肿（低反射性囊性暗腔）、视网膜下积液（视网膜和视网膜色素上皮之间的低反射性间隙）和脂质渗出（大小为 20～40μm 的高反射点聚集在外层视网膜）（图 14-1B）。

- 如果出现急性视网膜出血，将表现为内界膜（internal limiting membrane，ILM）和内层视网膜、视网膜内或视网膜下间隙之间的均匀高反射区域。

- 如果是亚急性出血，随着血液的聚集，可以同时出现低反射和高反射成分。

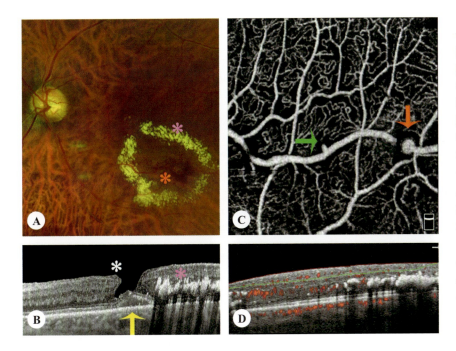

◀ 图 14-1 A. 彩色眼底照相显示视网膜动脉大动脉瘤（RAM）伴有周围视网膜内出血（红星号）和环状渗出（粉星号）；B. OCT 显示板层孔伴有视网膜前增殖（白星号）、视网膜内脂质渗出（粉星号）和视网膜下高反射物质（黄箭）；C. 在 OCTA 浅层 en-face 图像上，显示视网膜小动脉梭状扩张（红箭）和邻近较小的动脉瘤扩张（绿箭）；D. 相应的 B 扫描显示视网膜内脂质渗出物

三、OCTA 影像学特征

- RAM 在 en-face 和横断面 OCTA 上表现为边界清楚的囊状或梭状突起的视网膜小动脉（图 14-1C 和 D 及图 14-2）。

- 当 FA 上荧光遮挡阻碍识别 RAM 时，OCTA 可能有助于辨别急性视网膜前出血患者的病因。

- 如果病变自发或在激光光凝治疗后形成血栓，血流信号可能会因此降低[5]。

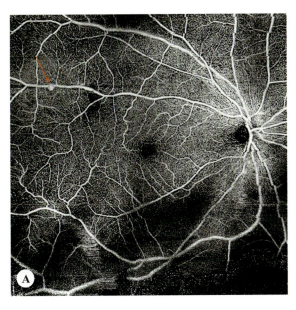

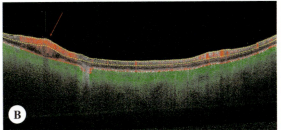

▲ 图 14-2 A. 蔡司 PLEX Elite OCTA 浅层 en-face 图像显示视网膜小动脉（红箭）梭状扩张；B. 相应的 B 扫描显示病变内的血流

参考文献

[1] Rabb MF, Gagliano DA, Teske MP. Retinal arterial macroaneurysms. *Surv Ophthalmol*. 1988;33(2):73–96.

[2] Panton RW, Goldberg MF, Farber MD. Retinal arterial macroaneurysms: risk factors and natural history. *Br J Ophthalmol*. 1990;74(10):595–600.

[3] Hughes EL, Dooley IJ, Kennelly KP, Doyle F, Siah WF, Connell P. Angiographic features and disease outcomes of symptomatic retinal arterial macroaneurysms. *Graefes Arch Clin Exp Ophthalmol Heidelb*. 2016;254(11):2203–2207.

[4] Goldenberg D, Soiberman U, Loewenstein A, Goldstein M. Heidelberg spectral-domain optical coherence tomographic findings in retinal artery macroaneurysm. *Retina*. 2012;32(5):990–995.

[5] Astroz P, Miere A, Cohen SY, Querques G, Souied EH. Optical coherence tomography angiography in the Diagnosis and follow-up of retinal arterial macroaneurysms. *Retin Cases Brief Rep*. 2018:1–4.

第 15 章　Ⅱ型黄斑毛细血管扩张症
Macular Telangiectasia Type Ⅱ

一、疾病特征

- Ⅱ型黄斑毛细血管扩张症双眼受累、缓慢进展，常见于 40—60 岁的患者，其特征表现为黄斑毛细血管改变，多变的中央凹空腔和外层视网膜结构的丧失，最终导致黄斑萎缩[1]。

- Muller 细胞功能障碍和相应的光感受器损失可能是由全身丝氨酸水平低引起的。丝氨酸代谢异常导致脱氧鞘脂升高，脱氧鞘脂水解产生的代谢物脱氧二氢神经酰胺具有神经毒性作用，可能导致黄斑毒性[2]。

- 该疾病的特征包括由于视网膜透明度的丧失，在颞侧近黄斑中央凹出现独特的"浅灰色变色"区域[3]，存在黄斑区扩张毛细血管、视网膜色素上皮（retinal pigment epithelial，RPE）肥大、钝的"直角"小静脉、结晶沉积物和色素迁移至视网膜[1]。

- 该疾病的潜在并发症包括色素团块的增生、感光细胞的丧失、黄斑中央凹萎缩、中央凹颞侧的视网膜下新生血管形成，这可能会引起出血或渗出从而导致视力丧失[4]。

- 荧光素血管造影是过去明确诊断的金标准，在早期能够显示扩张的毛细血管，最常见于中央凹颞侧，晚期呈弥漫性强荧光（在没有毛细血管扩张改变的情况下，也可以看到晚期强荧光，图 15–1）[4]。

- 脂质渗出物、视网膜内或视网膜下出血和黄斑水肿并不是该病的典型特征，这些提示我们重新思考疾病的诊断和分期[1]。

- 由于能够很好地显示Ⅱ型黄斑毛细血管扩张症的独特解剖特点，OCT 和 OCTA 已成为关键诊断手段，正在取代荧光素眼底血管造影（fluorescein angiography，FA）作为诊断的金标准。

二、OCT 影像学特征

- SD-OCT 的特征包括黄斑变薄、椭圆体带团块和破裂，伴有进行性外层视网膜萎缩、颞侧中央凹扩大，可能进展为内层视网膜和外层视网膜的巨大低反射空洞，并且在没有玻璃体视网膜牵拉的情况下形成全层黄斑裂孔[5]。

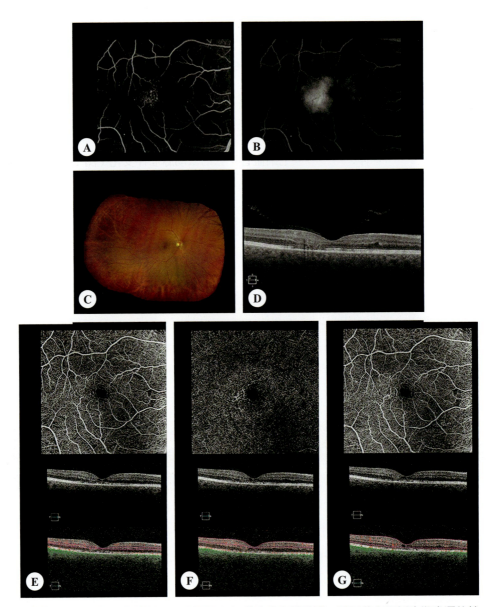

▲ 图 15-1　A 和 B. 早期（A）和晚期（B）荧光素血管造影，显示黄斑颞侧晚期渗漏的扩张毛细血管；C. 相应的眼底照相（C）；D. OCT 显示局灶性外层视网膜损失和椭圆体带区变薄；E 至 G. 浅层（E）、深层（F）和整个视网膜（G）的 OCTA 突出显示颞侧毛细血管扩张，相应的 OCT 表现为退行性囊性变化

- 在疾病的早期阶段，可以观察到中央凹的轻微倾斜和在正常椭圆体带高反射区域的局部低反射区（图 15-1）[1]。

- 中央凹低反射空洞可能出现在疾病的早期或晚期，需要与囊样腔（见于黄斑水肿）和黄斑假孔（见于视网膜前膜）相鉴别[1]。

- 退行性囊腔通常位于中央凹，并始于内界膜（internal limiting membrane，ILM）下。在不增加视网膜厚度的情况下，这些囊性变化往往没有"渗出性"外观，也没有凸起样外观。

- 疾病进展的表现为外层萎缩和中央凹厚度降低[4]。

- 在晚期，视网膜内 RPE 迁移和增生可能表现为视网膜内高反射病变[1]。

三、OCTA 影像学特征

- OCTA 上的微血管变化首先出现在视网膜的深层毛细血管丛，然后是浅层毛细血管丛，最后在中央凹周围环形延伸，同时形成毛细血管扩张的微动脉瘤样变化（图 15-2 至图 15-4）[6]。
- 黄斑区的内层和外层血管丛都可能出现毛细血管的缺失（通常在外丛中更常见）[7]。
- 在疾病晚期，外层血管丛在 OCTA 上可能会更细、密度更低，并且出现异常排列[7]。
- 晚期的影像学表现可能出现中央凹旁内层毛细血管丢失增加，以及新生血管侵入深层和视网膜下空间[5, 7]。

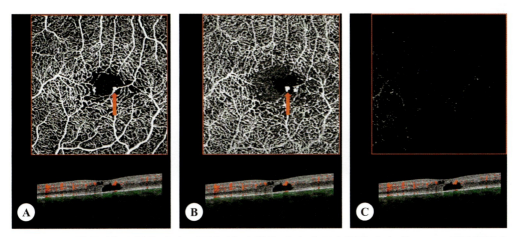

▲ 图 15-2　浅层毛细血管丛（**A**）、深层毛细血管丛（**B**）和无血管区（**C**）的 OCTA 显示鼻侧毛细血管扩张（箭），在相应的 OCT 血流叠加图上可见血流信号（红色和绿色）。需要注意的是，在 **OCT B** 扫描上，无血管区以及低反射空洞中缺乏血流和血管

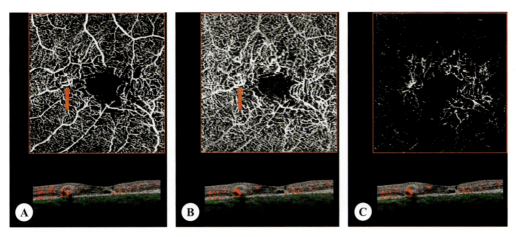

▲ 图 15-3　浅层毛细血管丛（**A**）、深层毛细血管丛（**B**）和无血管区（**C**）的 OCTA 显示扩张的毛细血管（箭）几乎围绕整个黄斑中央凹，并延伸到无血管区，在相应的 OCT 血流叠加图上可见血流信号（红色和绿色）

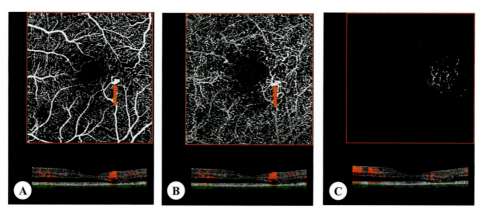

▲ 图 15-4　浅层毛细血管丛（A）、深层毛细血管丛（B）和无血管区（C）的 OCTA 显示鼻侧毛细血管扩张（箭），在相应的 OCT 血流叠加图上可见血流信号（红色和绿色）。血流也延伸到无血管区

- 视网膜脉络膜吻合（retinal-choroidal anastomosis，RCA）可能出现在视网膜下新生血管形成之前。直角静脉、局灶性色素沉着、椭圆体带缺失和高反射性外层视网膜病变都是与 RCA 相关的发现 [4, 6, 7]。

- OCTA 在检测没有黄斑出血和明显颞侧渗漏的视网膜下新生血管方面，提供了优于 FA 的临床效用 [8]。

- 增殖性和非增殖性疾病患者的 1 年随访 OCTA 结果显示，浅层和深层毛细血管丛的血管密度明显降低，后者的变化最为显著，提示缺血在其发病机制和进展中的作用 [9]。

参考文献

[1] Christakis PG, Fine HF, Wiley HE. The diagnosis and management of macular telangiectasia. *Ophthalmic Surg Lasers Imaging*. 2019;50(3):139–144.

[2] Gantner ML, Eade K, Wallace M, et al. Serine and Lipid metabolism in macular disease and peripheral neuropathy. *N Engl J Med*. 2019;381:1422–1433.

[3] Breazzano MP, Yannuzzi LA, Spaide RF. Characterizing retinal-choroidal anastomosis in macular telangiectasia type 2 with optical coherence tomography angiography. *Retina*. 2020;40(1):92–98.

[4] Chidambara L, Gadde SG, Yadav NK. Characteristics and quantification of vascular changes in macular telangiectasia type 2 on optical coherence tomog raphy angiography. *Br J Ophthalmol*. 2016;100(11):1482–1488.

[5] Nalci H, Sermet F, Demirel S, Ozmert E. Optic coherence angiography findings in type-2 macular telangiectasia. *Turk J Ophthalmol*. 2017;47(5):279–284.

[6] Zhang Q, Wang RK, Chen CL, et al. Swept source OCT angiography of neovascular macular telangiectasia type 2. *Retina*. 2015;35(11):2285–2299.

[7] Spaide RF, Klancnik JM Jr, Cooney MJ. Retinal vascular layers in macular telangiectasia type 2 imaged by optical coherence tomographic angiography. *JAMA Ophthalmol*. 2015;133(1):66–73.

[8] Villegas V, Kovach JL. Optical coherence tomography angiography of macular telangiectasia type 2 with associated subretinal neovascular membrane. *Case Rep Ophthalmol Med*. 2017;2017:8186134.

[9] Demir ST, Guven D, Karatas ME, Dirim AB, Sendul SY, Ustaoglu M. Evaluation of 1–year follow-up results of macular telangiectasia type 2 cases by optical coherence tomography angiography. *GMS Ophthalmol Cases*. 2019;9:Doc29.

第 16 章　Coats 病

Coats Disease

一、疾病特征

- Coats 病主要是单眼、特发性、非遗传性、先天性视网膜血管异常。

- Coats 病是 I 型黄斑毛细血管扩张症的一种变体，累及中小视网膜血管，不伴有玻璃体视网膜牵拉[1]。

- 通常影响 10—20 岁的男性，较早发病预示着较差的视力预后。

- 血管渗漏会导致周边渗出性视网膜脱离，最常见于下方和颞侧。

- 根据眼底毛细血管扩张、渗出、中央凹受累和渗出性视网膜脱离的存在对 Coats 病进行分期。终末期的特征是完全视网膜脱离、青光眼和眼球萎缩。

- 其他特征性表现包括灯泡样动脉瘤、血管鞘和血管串珠样改变。

- 荧光素血管造影可显示外周和黄斑区扩张毛细血管的渗漏，也可显示毛细血管稀疏和无灌注区。对侧眼可能表现出轻度、无症状的外周血管异常[2]。

- 25%～40% 的患者会出现威胁视力的渗出性黄斑病变。在病程后期，黄斑纤维化表现为暗灰色片状或结节状，并伴有视力丧失。

- 渗出性黄斑病变的治疗选择包括对毛细血管扩张、渗漏血管区域进行冷冻治疗和激光光凝术，以及玻璃体内抗 VEGF 药物治疗。

- 在渗出性视网膜脱离的情况下，可以采用各种玻璃体视网膜手术，包括玻璃体切割术、冷冻疗法、激光光凝术、眼内填塞和视网膜下积液的外引流。

- 尽管进行了治疗，但较差的视力预后与疾病的发展阶段相关。晚期可能需要摘除眼球[3, 4]。

二、OCT 影像学特征

- 即使在眼底检查中没有明显黄斑受累，光学相干断层扫描（OCT）成像也可以显示视网膜内积液、视网膜内渗出、视网膜下积液、视网膜下渗出，以及外界膜和椭圆体带的破坏[5]。

- 外层视网膜破坏和中央凹下高反射结节（中央凹下边界清晰的高反射病变伴有后部阴影）

与较差的视觉预后相关[6]。

- 尽管进行了治疗，多达 50% 的病例仍可能出现黄斑萎缩和纤维化。在回顾性研究中，基线时存在视网膜下积液或视网膜下渗出物，则发生黄斑纤维化的可能性较高（图 16-1 至图 16-5）[7]。

三、OCTA 影像学特征

- OCTA 的定性变化包括浅层毛细血管丛和深层毛细血管丛（SCP 和 DCP）的毛细血管扩张、动脉瘤、无灌注和扩张。
- 高反射纤维性结节内可见到血流信号[8]。
- 在早期 Coats 病受累眼，可见 SCP 和 DCP 的中央凹无血管区（FAZ）面积增加和血管密度降低[9]。
- 与健康对照组相比，Coats 病患者对侧眼 SCP 的 FAZ 区域有所增加（图 16-6 和图 16-7）[10]。

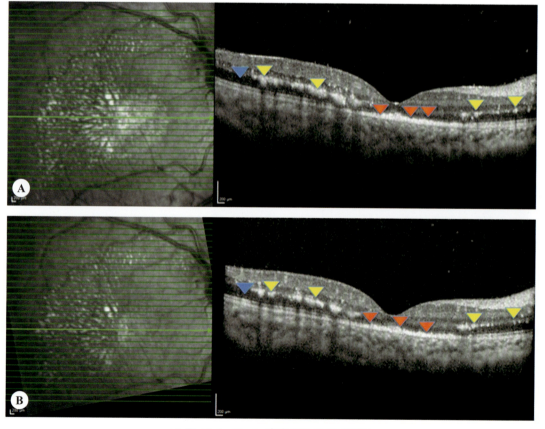

▲ 图 16-1　Coats 病患者的 OCT 图像

显示多次玻璃体腔内注射抗 VEGF 和光凝治疗之前（A）和之后（B）的特征。外丛状层水平的视网膜内渗出（黄箭头）以及外层视网膜的低反射（蓝箭头）在治疗后减少。视网膜色素上皮水平的增厚与椭圆体带破坏持续存在（红箭头）

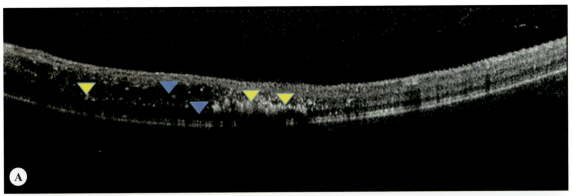

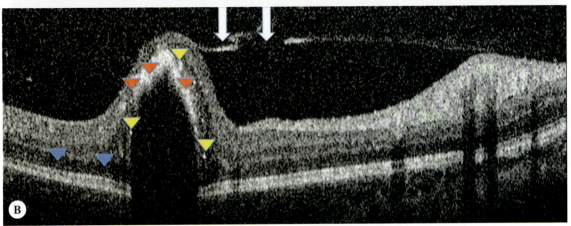

▲ 图 16-2 Coats 病患者的 OCT 图像表现出经典的 OCT 特征

该患者在其病程中接受了多种治疗，即激光光凝治疗和玻璃体内贝伐单抗注射治疗。A. 存在视网膜内水肿（蓝箭头）和视网膜内高反射灶 / 硬性渗出（黄箭头）;B. 该患者出现了高反射结节，伴有后部阴影（红箭头）和沿结节边缘的玻璃体牵拉（白箭）

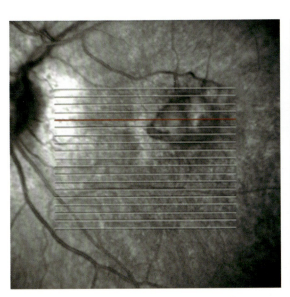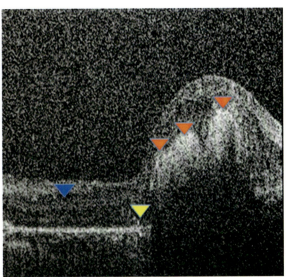

▲ 图 16-3 Coats 病患者的 OCT

该患者在 38 个月内接受了多次玻璃体内贝伐单抗注射和激光光凝治疗。近红外成像显示局灶性高反射和低反射病变。谱域光学相干断层扫描（SD-OCT）上有特征性的中央凹下高反射结节（红箭头），也存在微量的视网膜内积液（蓝箭头）和硬性渗出（黄箭头）

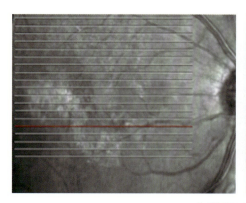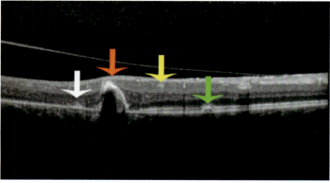

▲ 图 16-4 Coats 病患者的 OCT 图像

该患者接受了多次玻璃体内贝伐单抗和激光光凝治疗。中央凹颞侧存在小的纤维化结节（红箭）。存在视网膜内硬性渗出（黄箭）。小的视网膜色素上皮异常用白箭突出显示，小的视网膜色素上皮脱离用绿箭显示。未显示治疗前的图像

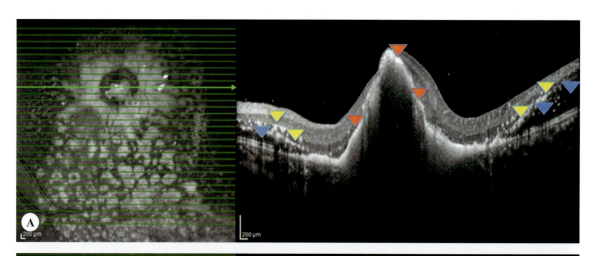

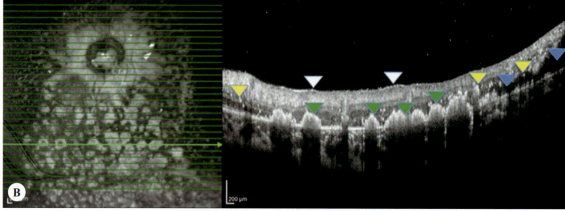

▲ 图 16-5 Coats 病患者的 OCT 图像

该患者接受了多次玻璃体内贝伐单抗和激光光凝治疗。中央（A）和下方（B）扫描突出显示的是广泛的硬性渗出（黄箭头）、增厚的外核层（蓝箭头）、轻度的视网膜前膜（白箭头）和中央凹下大的纤维化结节（红箭头），对应于左侧的红外图像。绿箭头突出显示脉络膜视网膜萎缩情况下视网膜色素上皮的赘生物

治疗前

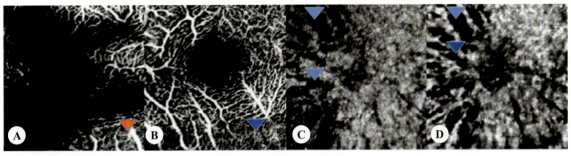

治疗后

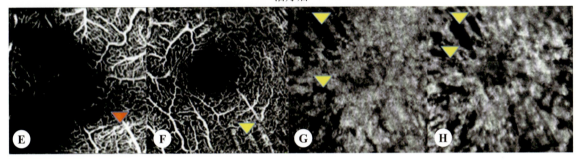

▲ 图 16-6　Coats 病患者的 OCTA 图像

显示了治疗前（A 至 D）和治疗后（E 至 H）浅层毛细血管丛（A 和 E）、深层毛细血管丛（B 和 F）、脉络膜毛细血管层（C 和 G）和脉络膜（D 和 H）的特征。显示了微动脉瘤（红箭头）和毛细血管无灌注（蓝箭头）的存在。该患者在抗 VEGF 和激光光凝治疗后，深层毛细血管丛、脉络膜毛细血管层和脉络膜出现血管再灌注（黄箭头）

治疗前

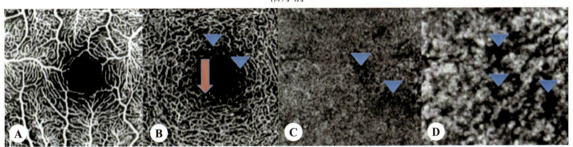

治疗后

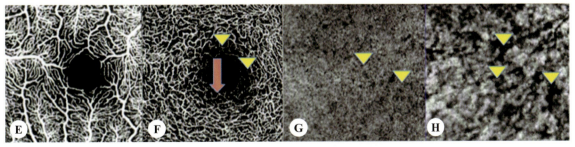

▲ 图 16-7　Coats 病患者的 OCTA 图像

显示了浅层毛细血管丛（A 和 E）、深层毛细血管丛（B 和 F）、脉络膜毛细血管层（C 和 G）和脉络膜（D 和 H）的特征。玻璃体腔内贝伐单抗注射和激光光凝治疗前后均可见中央凹无血管区（红箭）内异常血管和毛细血管无灌注（蓝箭头）。该病例中治疗后可见深层毛细血管丛、脉络膜毛细血管层和脉络膜的血管再灌注（黄箭头）

参考文献

[1] Sen M, Shields CL, Honavar S, Shields J. Coats disease: an overview of classification, management and outcomes. *Indian J Ophthalmol.* 2019;67(6):763–771. doi:10.4103/ijo.IJO_841_19.

[2] Jeng-Miller KW, Soomro T, Scott NL, et al. Longitudinal examination of fellow-eye vascular anomalies in coats' disease with widefield fluorescein angiography: a multicenter study. *Ophthalmic Surg Lasers Imaging Retina.* 2019;50(4):221–227. doi:10.3928/23258160–20190401–04.

[3] Dalvin LA, Udyaver S, Lim LAS, et al. Coats disease: clinical features and outcomes by age category in 351 cases. *J Pediatr Ophthalmol Strabismus.* 2019;56(5):288–296. doi:10.3928/01913913–20190716–01.

[4] Shields CL, Udyaver S, Dalvin LA, et al. Visual acuity outcomes in Coats disease by classification stage in 160 patients. *Br J Ophthalmol.* 2020;104(3):422–431. doi:10.1136/bjophthalmol-2019–314363.

[5] Gupta MP, Dow E, Jeng-Miller KW, et al. Spectral domain optical coherence tomography findings in coats disease. *Retina.* 2019;39(6):1177–1185. doi:10.1097/IAE.0000000000002120.

[6] Ong SS, Mruthyunjaya P, Stinnett S, Vajzovic L, Toth CA. Macular features on spectral-domain optical coherence tomography imaging associated with visual acuity in coats' disease. *Invest Ophthalmol Vis Sci.* 2018;59(7):3161–3174. doi:10.1167/iovs.18–24109.

[7] Ong SS, Cummings TJ, Vajzovic L, Mruthyunjaya P, Toth CA. Comparison of optical coherence tomography with fundus photographs, fluorescein angiography, and histopathologic analysis in assessing coats disease. *JAMA Ophthalmol.* 2019;137(2):176–183. doi:10.1001/jamaophthalmol.2018.5654.

[8] Rabiolo A, Marchese A, Sacconi R, et al. Refining coats' disease by ultrawidefield imaging and optical coherence tomography angiography. *Graefes Arch Clin Exp Ophthalmol.* 2017;255(10):1881–1890. doi:10.1007/s00417–017–3794–7.

[9] Schwartz R, Sivaprasad S, Macphee R, et al. Subclinical macular changes and disease laterality in pediatric coats disease determined BY quantitative optical coherence tomography angiography. *Retina.* 2019;39(12):2392–2398.

[10] Stanga PE, Romano F, Chwiejczak K, et al. Swept-source optical coherence tomography angiography assessment of fellow eyes in coats disease. *Retina.* 2019;39(3):608–613. doi:10.1097/IAE.0000000000001995.

第 17 章 镰状红细胞性视网膜病变和携带状态
Sickle Cell Retinopathy and Carrier States

一、疾病特征

- 镰状红细胞性视网膜病变是镰状细胞携带状态或镰状细胞病的眼部并发症，这是一种常见且危及生命的血红蛋白病。美国出生的每 365 名非洲裔儿童中就有 1 人受到影响[1]。

- 在镰状细胞病中，异常的镰状红细胞会导致血管闭塞和小血管炎症的反复循环。在眼中，这些微血管损伤可导致非增殖性和增殖性镰状红细胞性视网膜病变[2]。

- 与非增殖性视网膜病变一致的发现包括鲑斑（视网膜内出血）、虹彩斑（出血吸收后内界膜下含铁血黄素和巨噬细胞的沉积）和黑色旭日形斑（出血导致视网膜色素上皮迁移和增殖）。

- 在增生性镰状红细胞性视网膜病变中，局部视网膜缺血可能导致血管生长因子表达上调，进而导致视网膜新生血管形成、玻璃体积血和牵引性视网膜脱离。

- 1971 年，Goldberg 描述了增殖性镰状红细胞性视网膜病变的 5 个阶段[3]。
  - Ⅰ期：外周小动脉闭塞。
  - Ⅱ期：外周动静脉吻合。
  - Ⅲ期：新生血管和纤维增殖。
  - Ⅳ期：玻璃体积血。
  - Ⅴ期：视网膜脱离。

- 纯合 HbSS 是最常见的镰状细胞病基因型。与伴有 β 地中海贫血的 HbSC 和 HbS 等具有复合杂合基因型的患者相比，HbSS 患者具有最严重的全身并发症。然而有趣的是，与 HbSS 患者相比，增殖性镰状红细胞性视网膜病变更常见于伴有 β 地中海贫血的 HbSC 和 HbS 患者[3]。

- 当 HbA 和 HbS 是遗传性的时，称为出现镰状细胞特质（HbAS），严格来说不是镰状细胞病的一种形式。然而，镰状红细胞性视网膜病变在镰状细胞特质患者中已有报道，这些患者同时患有糖尿病、高血压、梅毒、结核或结节病等全身性疾病[4]。

二、OCT 影像学特征

- OCT 在看似无症状的镰状细胞病患者中显示出特征性的颞侧黄斑变薄（图 17-1）。

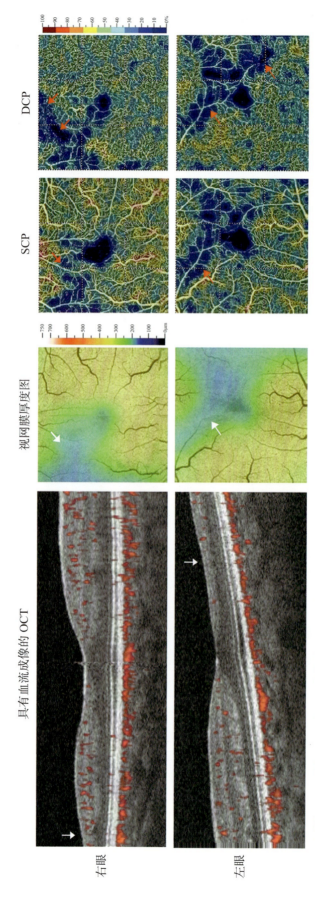

▲ 图 17-1 患有 HbSS 的 33 岁男性患者，眼底有轻微的非增殖性变化，双眼保持 20/16 的远视力。具有血流成像的 OCT 和视网膜厚度图（内界膜至视网膜色素上皮层）显示双眼颞上方和颞侧变薄（白箭）。OCTA 血管密度图显示了双眼在颞上和颞侧毛细血管丛相应限象限侧浅层毛细血管丛（SCP）和深层毛细血管丛（DCP）血流减少（红箭）。深部的血流量减少程度比浅表的毛细血管丛更为广泛

右眼　左眼

具有血流成像的 OCT　视网膜厚度图　SCP　DCP

- 据报道，与伴有 β 地中海贫血的 HbSC 和 HbS 患者相比，HbSS 患者的黄斑变薄更常见[5]。

- 在镰状细胞病患者的自动视野测量中，黄斑变薄也被证明与旁中央暗点相关[6]。

- 局部缺血事件（包括镰状细胞病中的急性旁中心中层黄斑病变和急性黄斑神经视网膜病变），在 OCT 上可表现为中层视网膜和外层视网膜的高反射（图 17–2）。镰状细胞病急性脉络膜梗死者的 OCT 上可见椭圆体带的破坏（图 17–3）。

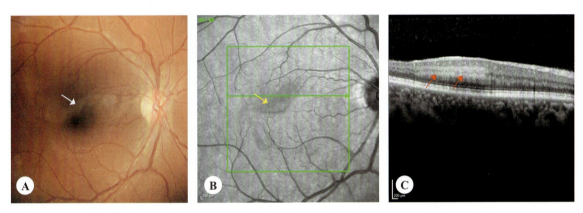

▲ 图 17–2　患有 HbSS 的 29 岁男性患者出现右眼视力急剧下降，视力为 20/30

A. 眼底照相显示在近中央凹上方区域（白箭）有鳞状视网膜变白区。B 和 C. 这对应于 en-face 红外图像上的低反射区域（黄箭）和主要在内核层中的高反射区域（红箭）。这些发现与急性旁中心中层黄斑病变一致

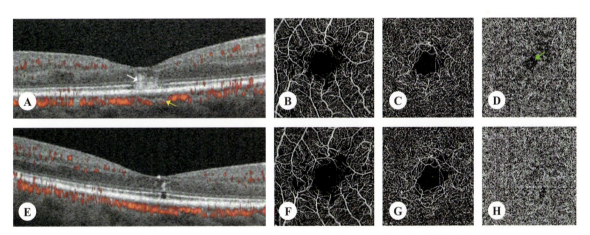

▲ 图 17–3　患有 HbSS 的 41 岁男性患者右眼突然出现中心暗点，视力下降到 20/63

A. 具有血流成像的横断面 OCT 显示外核层的中央凹高反射，外界膜和椭圆体带破坏（白箭），以及脉络膜毛细血管层的血流量减少（黄箭）。B 至 D. OCTA 显示浅层毛细血管丛（B）、深层毛细血管丛（C）和脉络膜毛细血管层（D），可见脉络膜毛细血管层的血流量减少（绿箭）。初次就诊 1 年后，患者的暗点有所改善，视力略微提高至 20/40。E. 具有血流成像的横断面 OCT 显示外层视网膜高反射的改善，外界膜和椭圆体带的恢复，以及脉络膜毛细血管层的血流恢复。F 至 H. 浅层毛细血管丛（F）、深层毛细血管丛（G）和脉络膜毛细血管层（H）的 OCTA 显示脉络膜毛细血管层的血流量改善。这些发现表明脉络膜毛细血管层的血流量减少可能与急性黄斑神经视网膜病变的发病机制有关

- 当镰状细胞病发生视网膜中央动脉 / 静脉阻塞时，OCT 也可以显示急性期视网膜增厚和慢性期变薄（图 17-4 和图 17-5）[7]。此外，可以使用 OCT 监测视网膜中央静脉阻塞中的黄斑囊样水肿[7]。

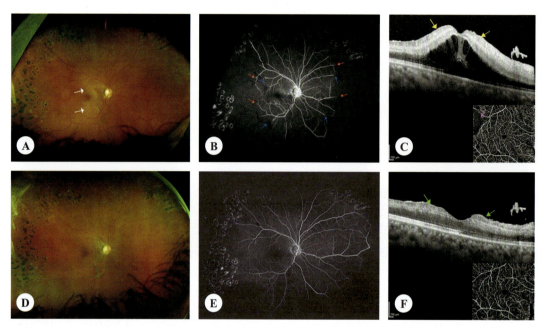

▲ 图 17-4　患有 HbSC 的 35 岁男性，有Ⅳ期镰状红细胞性视网膜病史，双眼激光光凝治疗后因右眼急性无痛性视力丧失而就诊，视力为 20/400

A. 检查和超广角眼底照相显示黄斑部视网膜变白（白箭），伴有樱桃红斑，与视网膜中央动脉阻塞的表现一致。B. 5min 时的荧光素血管造影显示黄斑颞上方，以及鼻侧、下方和颞侧中周部的动脉（红箭）和静脉（蓝箭）血流消失。C. OCT 显示内层视网膜增厚和高反射（黄箭）及囊样黄斑水肿。插图为视网膜的 6mm×6mm OCTA 扫描，也显示颞上黄斑浅层和深层毛细血管丛血流减少（紫箭）。患者接受了紧急的红细胞交换输血。2 周后，患者主诉视力改善，尽管只提高到 20/250。D. 超广角眼底照相显示黄斑区域视网膜变白的消退。E. 5min 时的荧光素血管造影显示之前没有灌注的动脉和静脉再灌注。F. OCT 显示黄斑水肿消退和残留的内层视网膜变薄（绿箭）。插图为视网膜的 6mm×6mm OCTA 扫描，显示颞上方黄斑浅层和深层毛细血管丛的血流恢复

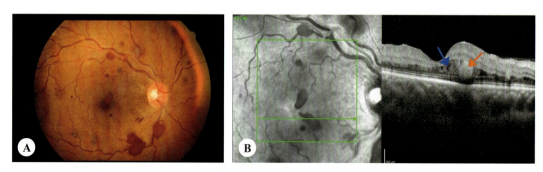

▲ 图 17-5　患有 HbSS 的 43 岁女性患者出现急性右眼视力下降，视力为眼前手动

A. 彩色眼底照相显示视神经充血、血管扩张和迂曲，以及弥漫性视网膜内和内界膜下出血，与视网膜中央静脉阻塞的表现一致。B. OCT 图像显示视网膜内出血（红箭）和视网膜内积液（蓝箭）区域的视网膜内高反射。患者接受了紧急换血疗法。初次就诊 5 天后，她的视力提高到 4/200

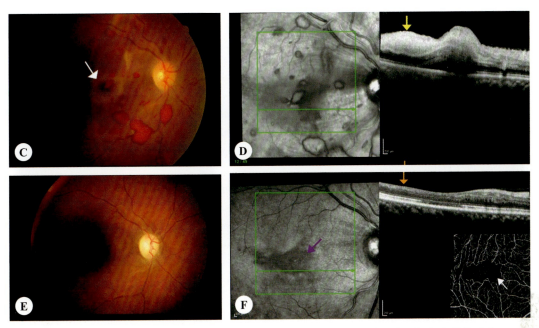

▲ 图 17-5（续） 患有 HbSS 的 43 岁女性患者出现急性右眼视力下降，视力为眼前手动

C. 彩色眼底照相显示视神经充血改善、持续性弥漫性出血和黄斑区视网膜变白进展（白箭）。D. OCT 显示内层视网膜高反射和增厚加重（黄箭）。这些发现表明视网膜中央动脉和静脉阻塞的合并发展。就诊 3 个月后，患者的视力提高到 20/160。E. 彩色眼底照相显示出血、视网膜变白和血管变细改善。F. OCT 显示累及中央凹和颞侧黄斑的内外层视网膜的全层变薄（橙箭）。插图为视网膜的 en-face 6mm × 6mm OCTA 扫描，显示一个扩大且不规则的中央凹无血管区（白箭），与 en-face 红外扫描（紫箭）上的低反射区形状相匹配[7]［引自 Cai S, Bressler NM. Outcome after exchange transfusion for central retinal vein occlusion associated with extensive capillary and arteriolar nonperfusion in a patient with hemoglobin SS disease. *JAMA Ophthalmology*. 2019; 137 (6).］

三、OCTA 影像学特征

- 研究表明，血流减少在颞侧黄斑中更为常见，这是黄斑血管系统中的分水岭区，并且可以定位于镰状细胞病患者的浅层毛细血管丛和深层毛细血管丛（图 17-1）[8, 9]。

- 血流减少也被证明与 OCT 上黄斑变薄、视力下降、HbSC 基因型和增殖性镰状红细胞性视网膜病变相关[9]。

- OCTA 也已用于显示镰状细胞病患者的脉络膜毛细血管层灌注不足（图 17-3）[10]。

- 在镰状细胞病患者中报告的其他 OCTA 发现，包括中央凹无血管区扩大、中央凹无血管区轮廓不规则和中央凹旁毛细血管密度降低（图 17-4 和图 17-5）[7, 11]。

参考文献

[1] Li J, Bender L, Shaffer J, Cohen D, Ying G, Binenbaum G. Prevalence and onset of pediatric sickle cell retinopathy. *Ophthalmology*. 2019;126(7):1000–1006.

[2] Ware RE, de Montalemberg M, Tshilolol L, Abboud MR. Sickle cell disease. *Lancet*. 2017;390(10091):311–323.

[3] Goldberg M. Classification and pathogenesis of proliferative sickle retinopathy. *Am J Ophthalmol*. 1971;71(3):649–665.

[4] Nagpal K, Asdourian GK, Patrianakos D, et al. Proliferative retinopathy in sickle cell trait: report of seven cases. *Arch Intern Med*. 1977;137(3):325–328.

[5] Lim JI, Cao D. Analysis of retinal thinning using spectral-domain optical coherence tomography imaging of sickle cell retinopathy eyes compared to age-and race-matched control eyes. *Am J Ophthalmol*. 2018;192:229–238.

[6] Martin GC, Denier C, Zambrowski O, et al. Visual function in asymptomatic patients with homozygous sickle cell disease and temporal macular atrophy. *JAMA Ophthalmol*. 2017;135(10):1100–1105.

[7] Cai S, Bressler NM, Linz MO, Scott AW. Outcome after exchange transfusion for central retinal vein occlusion associated with extensive capillary and arteriolar nonperfusion in a patient with hemoglobin SS disease. *JAMA Ophthalmol*. 2019;137(6):718–720.

[8] Ong S, Linz MO, Liu X, Liu TYA, Han IC, Scott AW. Retinal thickness and microvascular changes in children with sickle cell disease evaluated by optical coherence tomography (OCT) and OCT angiography. *Am J Ophthalmol*. 2019;209:88–98.

[9] Han IC, Linz MO, Liu TYA, Zhang AY, Tian J, Scott AW. Correlation of ultrawidefield fluorescein angiography and OCT angiography in sickle cell retinopathy. *Ophthalmol Retina*. 2018;2(6):599–605.

[10] Lee SY, Cheng JL, Gehrs KM, et al. Choroidal features of acute macular neuroretinopathy via optical coherence tomography angiography and correlation with serial multimodal imaging. *JAMA Ophthalmol*. 2017;135(11):1177–1183.

[11] Lynch G, Scott AW, Linz MO, et al. Foveal avascular zone morphology and parafoveal capillary perfusion in sickle cell retinopathy. *Br J Ophthalmol*. 2019;104(4):473–479.

第18章　放射性视网膜病变

Radiation Retinopathy

一、疾病特征

- 放射性视网膜病变（radiation retinopathy，RR）是一种以非增殖性或增殖性改变为特征，在眼部近距离放射治疗、外照射、质子束放射治疗、氦离子放射治疗或伽马刀放射治疗后缓慢进展的视网膜血管病变[1]。

- RR 的临床特点与糖尿病性视网膜病变（diabetic retinopathy，DR）相似，通常在辐射暴露后 18 个月至 3 年内出现[1, 2]。

- 非增殖性 RR 的特征包括微动脉瘤、棉絮斑、出血、血管闭塞、毛细血管扩张、渗出和黄斑水肿（图 18-1A）[2]。

- 与 DR 的早期周细胞损失相比，RR 的早期主要是内皮细胞损伤，而周细胞相对保留[1, 2]。

- 毛细血管内皮细胞损失导致微动脉瘤形成、毛细血管闭塞和缺血，以及毛细血管闭塞边缘的毛细血管扩张或侧支血管形成[1, 2]。

- 增殖性 RR 可继发于视网膜缺血。其特点是视网膜新生血管，可能伴有新生血管性青光眼、玻璃体积血和（或）牵拉性视网膜脱离[3]。

二、OCT 影像学特征

- OCT 可以识别黄斑水肿，这是 RR 的最早出现的体征之一[4]。

- 黄斑水肿可包括视网膜内积液，在 OCT 上显示为视网膜内的低反射性囊样空间（图 18-1B）和（或）视网膜下积液，在 OCT 上显示为视网膜和视网膜色素上皮之间的低反射性空间。当黄斑水肿严重时，中央凹的轮廓可能会丧失[4]。

- 棉絮斑、神经纤维层的缺血性梗死，表现为神经纤维层内的视网膜高反射区（见非增殖性糖尿病性视网膜病变）[5]。

- 由于视网膜血管完整性破坏，在神经视网膜中硬性渗出或脂质沉积物积聚，在 OCT 上表现为明亮、高反射、边界清晰的病变（见非增殖性糖尿病性视网膜病变）[6]。

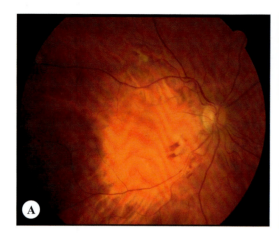

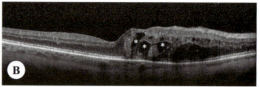

▲ 图 18-1　A. 脉络膜黑色素瘤近距离放射治疗 18 个月后，右眼非增殖性放射性视网膜病变（RR）的眼底照相，显示出血、棉絮斑和微动脉瘤；B. 相应的中央凹 OCT 图像显示黄斑囊样水肿伴视网膜内积液（白星号）

- 严重缺血和（或）长期黄斑水肿可导致 OCT 上的视网膜萎缩和光感受器损伤（见 NPDR 章节）[6]。

三、OCTA 影像学特征

- 在临床上或 OCT 上尚无改变时，OCTA 可以发现毛细血管网中的早期亚临床微血管变化[7]。
- 在 RR 患者的 OCTA 上可发现浅层和（或）深层毛细血管丛的毛细血管密度降低和中央凹无血管区（foveal avascular zone，FAZ）扩大（图 18-2）。与对侧未照射眼相比，FAZ 的面积和直径增加[7]。

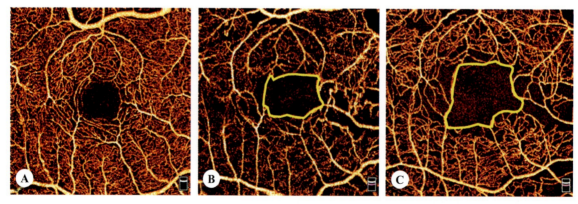

▲ 图 18-2　A. 近距离放射治疗前，右眼 3mm×3mm 黄斑 OCTA 图像可见中央凹无血管区（FAZ）正常；B. 近距离放射治疗后 18 个月，FAZ（黄色轮廓）扩大；C. 术后第 24 个月 FAZ（黄色轮廓）进一步扩大

- OCTA 可能显示微动脉瘤（图 18-3）和毛细血管扩张（图 18-4）[7]。
- 当视盘周围视网膜暴露于高剂量辐射时，在 OCTA 上可以看到视盘周围毛细血管密度下降（图 18-5）[8]。视盘周围毛细血管密度下降在放射治疗侧的视网膜更明显（图 18-5）[8]。

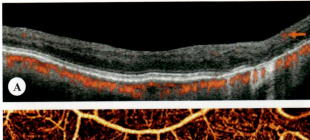

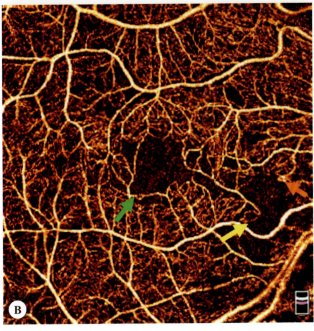

◀ 图 18-3　6mm×6mm 黄 斑 OCTA 浅层视网膜的 en-face 图像显示与微动脉瘤一致的毛细血管梭形扩张（红箭）。此外，中央凹无血管区（FAZ）扩大（绿箭）和毛细血管缺失（黄箭）

◀ 图 18-4　3mm×3mm 黄 斑 OCTA 深层视网膜的 en-face 图像显示与毛细血管扩张（黄圈）和毛细血管密度降低区域一致的不规则血管系统

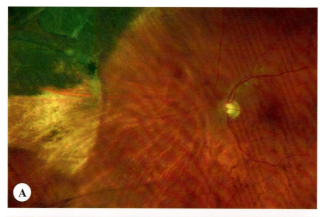

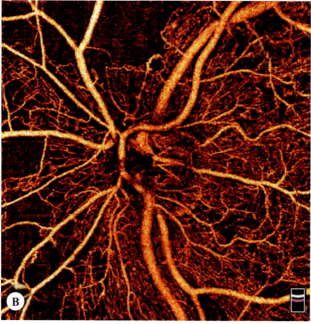

◀ 图 18-5　**A.** 左眼的广角眼底照相，显示近距离放射治疗后出现退化的鼻上方脉络膜黑色素瘤。病变下方有脉络膜视网膜萎缩，鼻侧半视网膜有明显的二级和三级血管脱失。**B. 3mm×3mm 视盘 OCTA** 的浅层 **en-face** 图像，显示与颞侧半视网膜相比，受照射的鼻侧半视网膜的视盘周围毛细血管密度降低更为显著

参考文献

[1] Krema H, Xu W, Payne D, Vasquez LM, Pavlin CJ, Simpson R. Factors predictive of radiation retinopathy post 125 Iodine brachytherapy for uveal melanoma. *Can J Ophthalmol*. 2011;46(2):158–163.

[2] Spielberg L, De Potter P, Leys A. Radiation retinopathy. In: Ryan SJ, ed. *Retina*. 2nd ed. St Louis: Mosby; 1994:1083–1090.

[3] Biancitto C, Shields CL, Pirondini C, Mashayekhi A, Furuta M, Shields JA. Proliferative radiation retinopathy after plaque radiotherapy for uveal melanoma. *Ophthalmology*. 2010;117:1005–1012.

[4] Horgan N, Shields CL, Mashayekhi A, Teixeira LF, Materin MA, Shields JA. Early macular morphological changes following plaque radiotherapy for uveal melanoma. *Retina*. 2008;28:263–273.

[5] Kozak I, Bartsch DU, Cheng L, Freeman WR. In vivo histology of cotton wool spots using high resolution optical coherence tomography. *Am J Ophthalmol*. 2006;141:748–750.

[6] Srinivas S, Nittala MG, Hariri A, et al. Quantification of intraretinal hard exudates in eyes with diabetic retinopathy by optical coherence tomography. *Retina*. 2018;38(2):231–236.

[7]　Shields CL, Say EAT, Samara WA, Khoo CTL, Mashayekhi A, Shields JA. Optical coherence tomography angiography of the macula after plaque radiotherapy of choroidal melanoma. *Retina*. 2016;36:1493–1505.

[8]　Skalet AH, Liu L, Binder C, et al. Quantitative OCT angiography evaluation of peripapillary retinal circulation after plaque brachytherapy. *Ophthalmol Retina*. 2018;2(3):244–250.

第 19 章　高血压性视网膜病变
Hypertensive Retinopathy

一、疾病特征

- 继发于高血压急性或慢性血压升高的视网膜血管损伤，会导致高血压性视网膜病变。

- 高血压性视网膜病变可能没有症状，或者在急性危象中，可能出现新发症状，包括视物模糊和视野缺损[1]。

- 裂隙灯检查可发现棉絮斑、火焰状出血、渗出、小动脉狭窄、Elschnig 斑、视网膜下积液、色素上皮脱离和视盘水肿。严重缺血较少见，可能会出现视网膜新生血管[1]。

- 慢性高血压的视网膜微血管变化常发生在视觉症状出现之前[1]。

二、OCT 影像学特征

- 高血压与内层视网膜萎缩 / 变薄有关[2]。

  – OCTA 发现，高血压眼的神经节细胞内丛状层变薄与视网膜血流量减少相关。

  – 在眼部显著缺血时，视盘周围视网膜神经纤维层（retinal nerve fiber layer，RNFL）和黄斑中央凹厚度明显下降。

- 棉絮斑在 OCT 上具有高反射性，即使在检查时无法观察到，仍可能在 OCT 图像中持续存在。在棉絮斑吸收后可能出现 RNFL 和内层视网膜的局灶性变薄[3]。

- 在急性高血压患者中，OCT 可以显示特征性，如视网膜下积液和 RPE 上的高反射性纤维蛋白沉积（图 19-1）[4, 5]。

- 严重的急性高血压可能导致视网膜下积液、视网膜层间分裂（即视网膜劈裂）和最终的渗出性视网膜脱离（图 19-1 和图 19-2）[6]。

- 视网膜下积液消退后，可能会出现外层视网膜萎缩，伴有椭圆体带缺失和外核层变薄，尤其是在脉络膜萎缩区域（图 19-3）[7-9]。

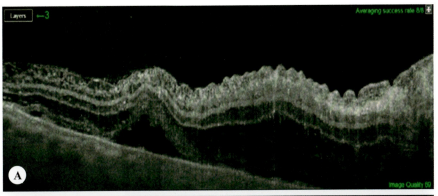

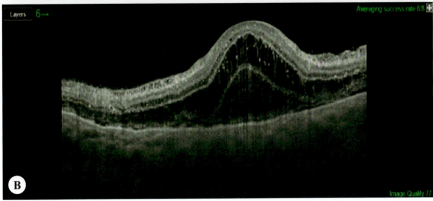

▲ 图 19-1　扫频源光学相干断层扫描（SS-OCT）显示黄斑视网膜下积液、覆盖在视网膜色素上皮上的实性高反射性沉积物，以及伴有视网膜不规则的神经节细胞和神经纤维层的劈裂

经许可转载，引自 Rotsos T, Andreanos K, Blounas S, Brouzas D, Ladas DS, Ladas ID. Multimodal imaging of hypertensive chorioretinopathy by swept-source optical coherence tomography and optical coherence tomography angiography: case report. *Medicine (Baltimore)*. 2017;96(39):e8110.

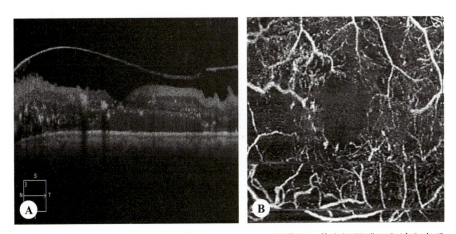

▲ 图 19-2　谱域光学相干断层扫描（SD-OCT）B 扫描显示黄斑视网膜下积液和高反射性沉积物，相应的 3mm×3mm OCTA 视网膜扫描显示继发于恶性高血压视网膜病变的弥漫性缺血

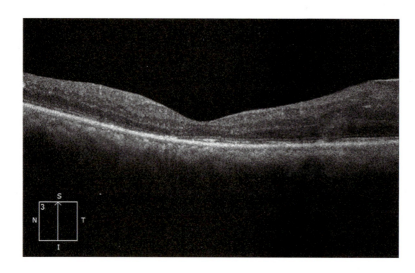

◀ 图 19-3　来自图 19-2 的同一只眼的黄斑 OCT B 扫描，显示随着血压的改善，视网膜下积液消退后视网膜变薄和外层视网膜损伤

三、OCTA 影像学特征

- 除高血压引起的视网膜缺血和小动脉狭窄外，OCTA 还能够观察病理性视网膜扭曲变形（图 19-2）[2]。

- 在急性高血压性视网膜病变中，可以在脉络膜毛细血管层中看到流空区域（图 19-4）。

- 与健康对照组相比，无明显视网膜病变的高血压性视网膜病变和慢性高血压患者均表现出黄斑血管和灌注密度降低及中央凹无血管区扩大。

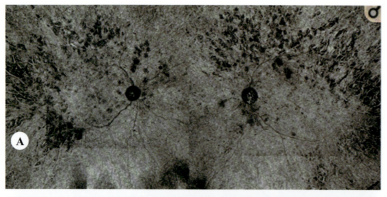
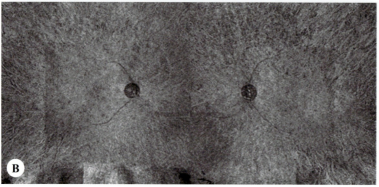

◀ 图 19-4　急性高血压发作期的扫频源光学相干断层扫描血管造影（SS-OCTA），初诊时可见脉络膜毛细血管层的流空现象（A），1 个月后血流量显著改善（B）

经许可转载，引自 Rezkallah A, Kodjikian L, Abukhashabah A, Denis P, Mathis T. Hypertensive choroidopathy: multimodal imaging and the contribution of wide-field swept-source oct-angiography. Am J Ophthalmol Case Rep. 2019;13:131-135.

参考文献

[1] Lee WH, Park J-H, Won Y, et al. Retinal microvascular change in hypertension as measured by optical coherence tomography angiography. *Sci Rep*. 2019;9:156. doi:10.1038/s41598–018–36474–1.

[2] Donati S, Maresca AM, Cattaneo J, et al. Optical coherence tomography angiography and arterial hypertension: a role in identifying subclinical microvascular damage? *Eur J Ophthalmol*. 2019:1120672119880390. doi: 10.1177/1120672119880390.

[3] Lim HB, Lee MW, Park JH, Kim K, Jo YJ, Kim JY. Changes in ganglion cellinner plexiform layer thickness and retinal microvasculature in hypertension: an optical coherence tomography angiography study. *Am J Ophthalmol*. 2019;199: 167–176.

[4] Suzuki M, Minamoto A, Yamane K, Uka J, Aoki S, Mishima HK. Malignant hypertensive retinopathy studied with optical coherence tomography. *Retina*. 2005;25(3):383–384.

[5] Kozak I, Bartsch DU, Cheng L, Freeman WR. In vivo histology of cotton-wool spots using high-resolution optical coherence tomography. *Am J Ophthalmol*. 2006;141(4):748–750.

[6] Rotsos T, Andreanos K, Blounas S, Brouzas D, Ladas DS, Ladas ID. Multimodal imaging of hypertensive chorioretinopathy by swept-source optical coherence tomography and optical coherence tomography angiography: case report. *Medicine (Baltimore)*. 2017;96(39):e8110.

[7] Lee HM, Lee WH, Kim KN, Jo YJ, Kim JY. Changes in thickness of central macula and retinal nerve fibre layer in severe hypertensive retinopathy: a 1-year longitudinal study. *Acta Ophthalmol*. 2018;96(3):e386–e392.

[8] Shukla D, Ramchandani B, Vignesh TP, Rajendran A, Neelakantan N. Localized serous retinal detachment of macula as a marker of malignant hypertension. *Ophthalmic Surg Lasers Imaging*. 2010;1–7.

[9] Rezkallah A, Kodjikian L, Abukhashabah A, Denis P, Mathis T. Hypertensive choroidopathy: multimodal imaging and the contribution of wide-field sweptsource oct-angiography. *Am J Ophthalmol Case Rep*. 2019;13:131–135.

第 20 章　先兆子痫
Preeclampsia

一、疾病特征

- 先兆子痫是一种特发于妊娠期的多系统综合征，与身体的多器官和系统有着复杂的关系，是孕产妇和新生儿发病和死亡的主要原因。

- 眼部表现包括视网膜病变、视神经病变、视网膜水肿、视网膜下积液、视网膜出血、Elschnig 斑、棉絮斑、视网膜小动脉的节段性或普遍性收缩及渗出性视网膜脱离。

- 先兆子痫通常出现在妊娠晚期。视觉症状被认为是重度先兆子痫的表现。

- 病理性视网膜特点和病变与中央凹的接近程度可预测视觉症状。

- 眼底照相可以显示视网膜动 - 静脉比减小。

- 荧光血管造影（fluorescien angiography，FA）已用于评估视网膜先兆子痫的血管表现，但由于需要注射染料，在妊娠期间通常首选无创成像方法。

二、OCT 影像学特征

- OCT 可以对妊娠患者的视网膜进行无创成像，并且不会对胎儿有不良影响。

- OCT 表现是多种多样的，可能包括中央凹变平、产后缓慢消退的弥漫性视网膜内水肿、视网膜下积液、浆液性视网膜脱离、感光细胞层破坏、高反射性视网膜色素上皮（retinal pigment epithelium，RPE）伴脉络膜毛细血管层增厚，以及 V 形粘连破坏外层视网膜的反射性 Elschnig 斑（图 20-1 和图 20-2）。

- 在子痫前期也可能观察到正常妊娠时脉络膜和视网膜神经纤维层（retinal nerve fiber layer，RNFL）厚度的变化。
  - 与非孕妇相比，妊娠期女性脉络膜厚度增加，但先兆子痫女性脉络膜厚度增加较少。这种差异归因于先兆子痫相关的全身血管痉挛。
  - 在先兆子痫中也发现了 RNFL 增厚，这可能反映了在疾病中中枢神经系统的亚临床参与。

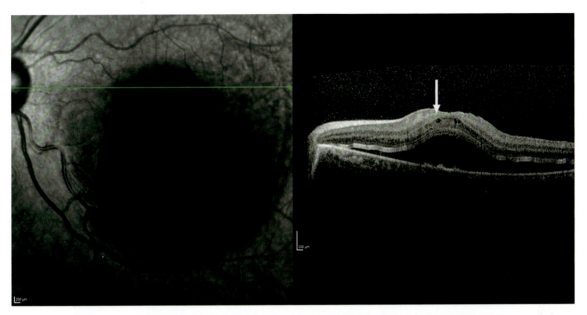

▲ 图 20-1　子痫前期引起的浆液性视网膜脱离伴有视网膜内囊肿（白箭）和黄斑增厚

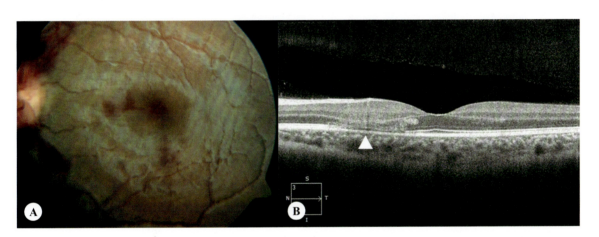

▲ 图 20-2　子痫前期的眼底照相显示视盘和视网膜出血，以及脉络膜 / 外层视网膜外观的改变（A）。OCT 显示外层视网膜破坏、外核层（ONL）反射增强和椭圆体带（EZ）损伤（箭头，B）。这可能与局灶性脉络膜缺血的表现一致

三、OCTA 影像学特征

- 即使裂隙灯检查没有明显的异常发现，OCTA 图像也可显示微血管变化。
- 与非妊娠健康女性相比，子痫前期与浅层和深层中央凹血管密度降低有关。
- 有其他研究发现，与健康孕妇相比，子痫前期女性的脉络膜毛细血管层和视盘血流减少，但其他层次没有异常（图 20-3）。

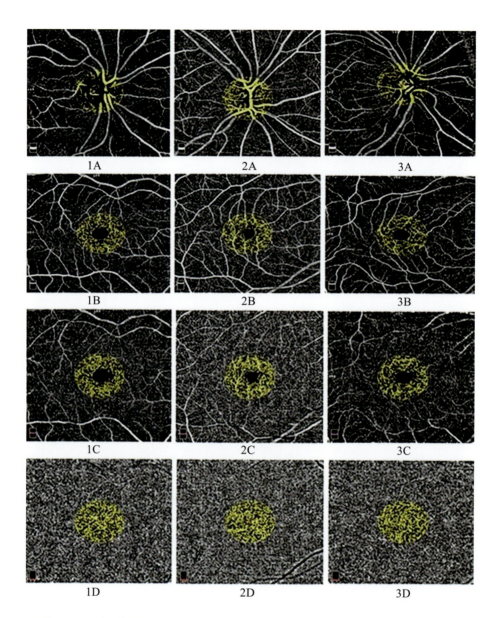

▲ 图 20-3　3 组不同患者的视盘、浅 – 深层血流区和脉络膜毛细血管层血流区的 OCTA：**1A 至 1D.** 子痫前期孕妇。**2A 至 2D.** 健康孕妇。**3A 至 3D.** 对照组非妊娠女性

经许可转载，引自 Urfalıoglu S, Bakacak M, Özdemir G, Güler M, Beyoglu A, Arslan G. Posterior ocular blood flow in preeclamptic patients evaluated with optical coherence tomography angiography. *Pregnancy Hypertens*. 2019;17:203−208.

参 考 文 献

[1] Ataş M, Açmaz G, Aksoy H, et al. Evaluation of the macula, retinal nerve fiber layer and choroid in preeclampsia, healthy pregnant and healthy non-pregnant women using spectral-domain optical coherence tomography. *Hypertens Pregnancy*. 2014;33(3):299−310. doi:10.3109/10641955.2013.877924.

[2] Neudorfer M, Spierer O, Goder M, et al. The prevalence of retinal and optical coherence tomography findings in preeclamptic women. *Retina*. 2014;34(7):1376−1383. doi:10.1097/IAE.0000000000000085.

[3] AlTalbishi AA, Khateb S, Amer R. Elschnig's spots in the acute and remission stages in preeclampsia: spectral-domain optical coherence tomographic features. *Eur J Ophthalmol*. 2015;25(5):e84–e87.

[4] Theodossiadis PG, Kollia AK, Gogas P, Panagiotidis D, Moschos M, Theodossiadis GP. Retinal disorders in preeclampsia studied with optical coherence tomography. *Am J Ophthalmol*. 2002;133(5):707–709.

[5] Sayin N, Kara N, Pirhan D, et al. Subfoveal choroidal thickness in preeclampsia: comparison with normal pregnant and nonpregnant women. *Semin Ophthalmol*. 2014;29(1):11–17.

[6] Ciloglu E, Okcu NT, Dogan NÇ. Optical coherence tomography angiography findings in preeclampsia. *Eye*. 2019;33(12):1946–1951.

[7] Urfalıoglu S, Bakacak M, Özdemir G, Güler M, Beyoglu A, Arslan G. Posterior ocular blood flow in preeclamptic patients evaluated with optical coherence tomography angiography. *Pregnancy Hypertens*. 2019;17:203–208.

第三篇　外层视网膜与脉络膜疾病
Outer Retinal and Choroidal Disease

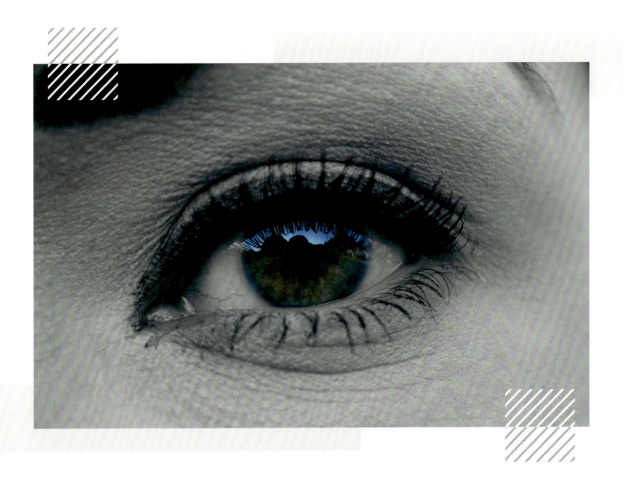

第 21 章　非渗出性老年性黄斑变性
Nonexudative Age-Related Macular Degeneration

一、疾病特征

- 非渗出性老年性黄斑变性（age-related macular degeneration，AMD），又称"干性 AMD"，表现为黄斑下的小沉积物（即玻璃膜疣），在晚期可出现视网膜色素上皮（retinal pigment epithelium，RPE）缺失和外层视网膜萎缩[1-4]。

- AMD 是在全球范围内引起中心视力丧失的主要原因[4]。

- 目前，还没有逆转干性 AMD 的治疗方法，但 AREDS 和 AREDS 2 临床试验的结果表明，增加抗氧化药和锌的摄入与进展到晚期 AMD 的风险降低有关[3]。

- 晚期 AMD 可能会发展为新生血管性 AMD（见本章）和（或）光感受器层的萎缩［即地图样萎缩（geographic atrophy，GA）］。

- GA 是指同时出现的 RPE、光感受器和脉络膜毛细血管层的萎缩 / 丧失，可导致严重的不可逆的视力丧失[5]。

- 脉络膜毛细血管层血流量的减少与干性 AMD 的进展有关[4]。

- 随着 OCTA 的出现，一个新的名词被描述出来：新生血管性非渗出性 AMD。在这些病例中，OCTA 上可见一个脉络膜新生血管复合体，但处于静止状态，没有任何渗出的证据（如视网膜内积液、视网膜下积液）。

二、OCT 影像学特征

- 一个标志性的诊断特征包括与玻璃膜疣沉积有关的 RPE 变形（图 21-1）。总的来说，玻璃膜疣病灶可能是病情发展的一个风险因素，并且可以在 OCT 上很好地显示出来。

- 玻璃膜疣的上方或早期萎缩的区域可见到外层视网膜结构紊乱和椭圆体带的消失。

- 完全的 GA 可以通过椭圆体带（EZ）的缺损和 RPE 的丢失来识别（图 21-2 和图 21-3）。由于视网膜层和 RPE 的缺失导致衰减减少，下方脉络膜层的反射和"亮度"增加。

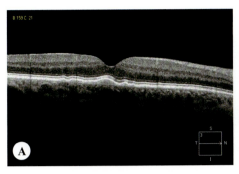 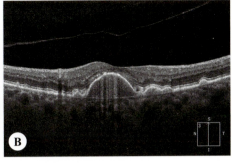

▲ 图 21-1　非渗出性老年性黄斑变性的 OCT 图像

玻璃膜疣导致视网膜色素上皮（RPE）偏移，可能是轻微的（A）或显著的（B），并伴有色素上皮层脱离和上方的椭圆体带（EZ）丢失

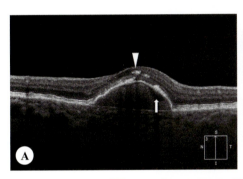 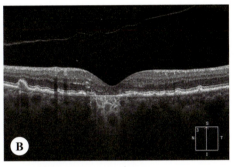

▲ 图 21-2　非渗出性老年性黄斑变性的预测性 OCT 图像

A. OCT 显示了向内迁移的高反射病灶（箭头），色素上皮脱离区域内反射性不同（箭），以及大的玻璃膜疣。在 OCTA 或 FA 中没有发现脉络膜新生血管。B. 这些特征都是进展为萎缩的危险因素。如本例所示，视网膜色素上皮（RPE）脱离复位后，RPE 和椭圆体带（EZ）在中央凹区域都出现了萎缩

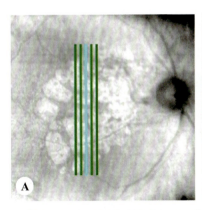 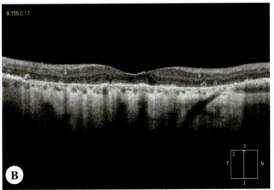

▲ 图 21-3　在近红外成像中（A），晚期老年性黄斑变性可表现为地图样萎缩。在 OCT 上，地图样萎缩包括脉络膜毛细血管层、视网膜色素上皮（RPE）、椭圆体带（EZ）和外核层（ONL）的丢失（B）。Bruch 膜仍然存在。更多的 OCT 信号到达脉络膜使得脉络膜的细节更为清晰（即更明亮的信号），病变弥漫累及整个黄斑区。仅中央凹下似乎还残存着孤岛样的 RPE

- 多种潜在的影像学生物标志物的出现，可能提示疾病进展到晚期的风险增加，包括高反射灶（被认为是代表色素迁移）、在玻璃膜疣内反射性信号的异质性增加，以及更大体积 / 面积的玻璃膜疣（图 21-2）。

- 在 GA 区域，由于上覆 RPE 的丢失，Bruch 膜可能是高反射的。

- OCT 一直是检测视网膜内积液或视网膜下积液的金标准，视网膜内积液或视网膜下积液的出现可能提示是疾病转化为新生血管性 AMD。"双层征"也与潜在的非活动性脉络膜新生血管密切相关（图 21-4 和图 21-7）。

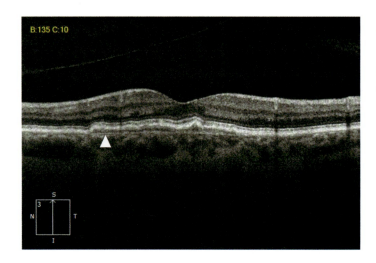

◀ 图 21-4　OCT 显示视网膜色素上皮（RPE）和 Bruch 膜（BM）的"双层征"（箭头）代表非活动性（即新生血管性非渗出性老年性黄斑变性）脉络膜新生血管

三、OCTA 影像学特征

- 脉络膜毛细血管层的流动减少，被称为流空，表现为 en-face 图像上的黑点（图 21-5）[5]。

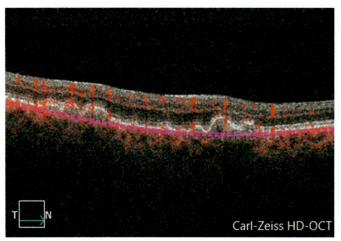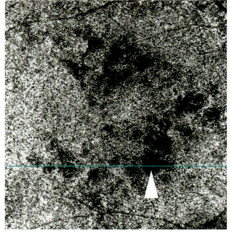

▲ 图 21-5　由玻璃膜疣引起的脉络膜毛细血管层的流空（箭头）

- GA 病例的 en-face 图像可见脉络膜毛细血管层的缺失，并可见到明显的脉络膜大血管，可能被误认为是脉络膜新生血管（图 21-6）[4, 5]。

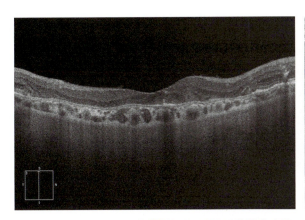
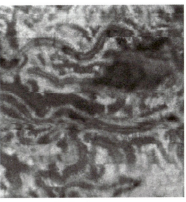

▲ 图 21-6　地图样萎缩患者的 OCT 和 OCTA

OCT 显示弥漫性外层视网膜缺失。OCTA 显示由于信号增加和上方的脉络膜毛细血管层的缺失，脉络膜 en-face 图像的脉络膜大血管显示得很清楚

- OCTA 经常被用来评估可能存在的非活动性脉络膜新生血管，这可能提示新生血管性非渗出性 AMD（图 21-7）。

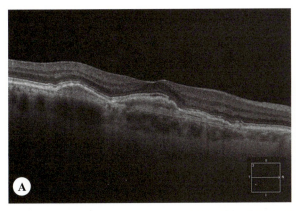
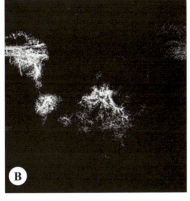

▲ 图 21-7　新生血管性非渗出性老年性黄斑变性患者的 OCT（A）和 OCTA（B），可见无活动性的脉络膜新生血管。OCTA（B）清晰地显示出下方的脉络膜新生血管

参考文献

[1] Christenbury JG, Folgar FA, O'Connell RV, Chiu SJ, Farsiu S, Toth CA. Age-related eye disease study 2 ancillary spectral domain optical coherence tomography study group. Progression of intermediate age-related macular degeneration with proliferation and inner retinal migration of hyperreflective foci. *Ophthalmology*. 2013;120(5):1038–1045.

[2] Veerappan M, El-Hage-Sleiman AK, Tai V, et al. Optical coherence tomography reflective drusen substructures predict

progression to geographic atrophy in age-related macular degeneration. *Ophthalmology*. 2016;123(12):2554–2570.

[3] Sleiman K, Veerappan M, Winter KP, et al. Optical coherence tomography predictors of risk for progression to non-neovascular atrophic age-related macular degeneration. *Ophthalmology*. 2017;124(12):1764–1777.

[4] Sadda SR, Guymer R, Holz FG, et al. Consensus definition for atrophy associated with age-related macular degeneration on OCT: classification of atrophy report 3. *Ophthalmology*. 2018;125(4):537–548.

[5] Arya M, Sabrosa AS, Duker JS, Waheed NK. Choriocapillaris changes in dry age-related macular degeneration and geographic atrophy: a review. *Eye Vis*. 2018;5(1):22.

第 22 章　视网膜下玻璃膜疣样沉积
Subretinal Drusenoid Deposits

一、疾病特征

- 视网膜下玻璃膜疣样沉积（subretinal drusenoid deposit，SDD），也被称为网状假性玻璃膜疣，是存在于 RPE 内的物质的聚集体。这些沉积物可能通过椭圆体带（EZ）向内部渗透。
- SDD 与 3 型新生血管、外层视网膜萎缩和进展为地图样萎缩有关。
- 通常情况下，SDD 的消退可能会导致外层视网膜萎缩的进展。
- 最常发生在高龄群体中。这些 SDD 通常与 AMD 和年龄相关性脉络膜萎缩有关。

二、OCT 影像学特征

- SDD 在 OCT 图像上表现为在 RPE 顶部的小隆起物。这些小隆起物通常与 RPE 反射强度相等，在图像上可能相当不明显。这与玻璃膜疣形成对比，玻璃膜疣位于 RPE 下方但在 Bruch 膜上方（见第 21 章　非渗出性老年性黄斑变性）。
- 在 OCT 图像中，SDD 可能伴随着物质沉积峰周围的 EZ 缺失，也可能与外层视网膜变薄有关。
- 其他同时出现的相关症状包括视盘周边萎缩和脉络膜变薄。
- 脉络膜新生血管和地图样萎缩也可能与 SDD 的存在有关（图 22-1 至图 22-3）。

三、OCTA 影像学特征

- 与传统的玻璃膜疣相比，同样大小的 SDD 显示出毛细血管内的流空 / 无灌注增加，这为有 SDD 的 AMD 患者与无 SDD 的 AMD 患者相比出现更严重的视觉障碍提供了可能的机制解释。
- 在毛细血管密度低的区域，在一部分 SDD 患者中可以观察到影子血管。
- 在 OCTA 的横断面扫描图中，SDD 经常表现出假血流信号，可能是由于上方完整的血管丛反射在玻璃膜疣上的投射伪影或 Z 轴微动造成的投影伪影（图 22-4）。

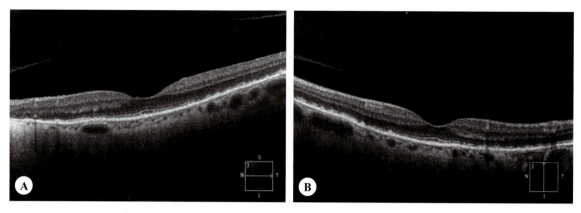

▲ 图 22-1　视网膜下玻璃膜疣样沉积（SDD）患者黄斑区的 OCT 图像

A. 可见间隔出现的隆起，这些隆起表现为从视网膜色素上皮延伸出来的高反射物质；B. 展示了该患者黄斑区的 B 扫描，SDD 发生在颞侧，而且不那么严重

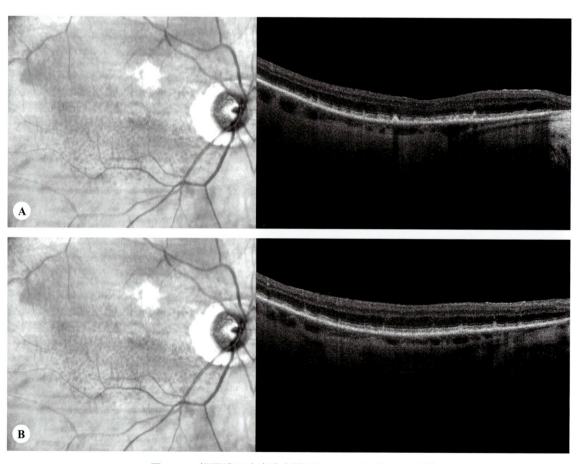

▲ 图 22-2　视网膜下玻璃膜疣样沉积（SDD）的 OCT 图像

A. 注意视网膜色素上皮的物质堆积情况。这些聚集物呈三角状，并穿过椭圆体带（EZ），这种 EZ 穿透也导致外界膜（ELM）轻微升高；B. 同一患者另一个 B 扫描，其中 SDD 周期性地出现并延伸到椭圆体带

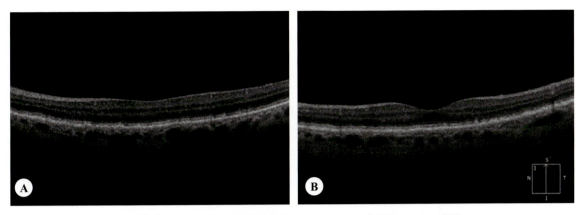

▲ 图 22-3 视网膜下玻璃膜疣样沉积（SDD）患者的 OCT B 扫描

A. 颞侧可见一个明显的 SDD。注意视网膜色素上皮在该隆起下保持相同的轮廓，因为物质沉积似乎位于它的上面，在这种情况下，SDD 穿透了椭圆体带（EZ），外界膜（ELM）不完整；B. SDD 表现为较浅的、不太致密的物质沉积，略微突破 EZ

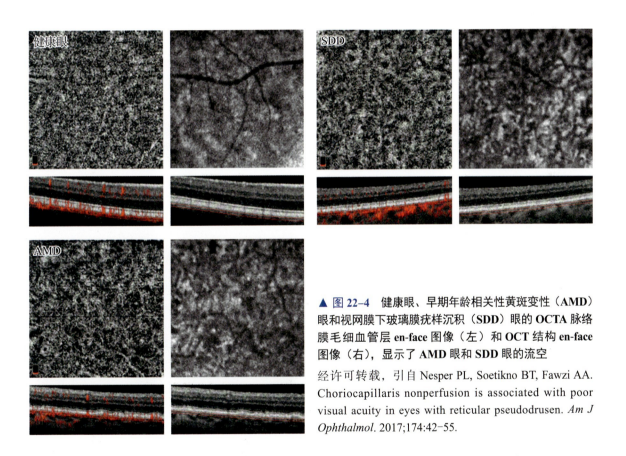

▲ 图 22-4 健康眼、早期年龄相关性黄斑变性（AMD）眼和视网膜下玻璃膜疣样沉积（SDD）眼的 OCTA 脉络膜毛细血管层 en-face 图像（左）和 OCT 结构 en-face 图像（右），显示了 AMD 眼和 SDD 眼的流空

经许可转载，引自 Nesper PL, Soetikno BT, Fawzi AA. Choriocapillaris nonperfusion is associated with poor visual acuity in eyes with reticular pseudodrusen. *Am J Ophthalmol*. 2017;174:42-55.

参考文献

[1] Spaide RF, Ooto S, Curcio CA. "Subretinal drusenoid deposits AKA pseudodrusen." *Surv Ophthalmol.* 2018;63(6):782–815. doi:10.1016/j.survophthal.2018.05.005.

[2] Chatziralli I, Theodossiadis G, Panagiotidis D, Pousoulidi P, Theodossiadis P. Choriocapillaris' alterations in the presence of reticular pseudodrusen compared to drusen: study based on OCTA findings. *Int Ophthalmol.* 2018;38.(5):1887–1893.

[3] Hou KK, Au A, Kashani AH, Freund KB, Sadda SR, Sarraf D. Pseudoflow with OCT angiography in eyes with hard exudates and macular drusen. *Transl Vis Sci Technol.* 2019;8(3):50.

[4] Nesper PL, Soetikno BT, Fawzi AA. Choriocapillaris nonperfusion is associated with poor visual acuity in eyes with reticular pseudodrusen. *Am J Ophthalmol.* 2017;174:42–55.

第 23 章　新生血管性老年性黄斑变性

Neovascular Age-Related Macular Degeneration

一、疾病特征

- 在发达国家，老年性黄斑变性是 55 岁以上患者视力损害的最常见原因[1]。

- 新生血管性 AMD（neovascular AMD，NVAMD）的特点是源于脉络膜或视网膜的异常血管（新生血管）的生长，导致出血、渗出和视网膜下的瘢痕及视力丧失。

- 最初诊断 NVAMD 中 CNV 的金标准是荧光血管造影（FA）。根据造影图像，CNV 可被分为经典型或隐匿型。

  - 经典型 CNV 表现为早期界限分明的强荧光区域，其大小和荧光强度逐渐增加。

  - 隐匿型 CNV 表现为中期或晚期的斑点状强荧光，有或无进行性渗漏。

- 然而，OCT 已成为诊断 NVAMD 和 NVAMD 相关渗出的最常见的检查，OCTA 在识别新生血管方面也越来越受欢迎。

- 一个基于 OCT 的 CNV 分类系统也已产生。

  - 1 型：从视网膜色素上皮（RPE）下生长的新生血管。

  - 2 型：RPE 和视网膜神经上皮层之间的新生血管增生。

  - 3 型：源于视网膜内的新生血管，与循环吻合。脉络膜循环也称为视网膜血管瘤样增生（retinal angiomatous proliferation，RAP）。

二、OCT 影像学特征

- AMD 的特征性表现包括玻璃膜疣，表现为伴有 RPE 下物质的 RPE 隆起。

- 视网膜内积液和（或）视网膜下积液的出现预示着向 NVAMD 的进展，反映病变出现了活动性渗出（图 23-1 至图 23-3）。

- NVAMD OCT 检查结果可能包括 RPE 脱离［色素上皮脱离（pigment epithelial detachment，PED）］、RPE 撕裂、视网膜下积液、视网膜内积液和纤维血管瘢痕（图 23-1 和图 23-2）[2]。

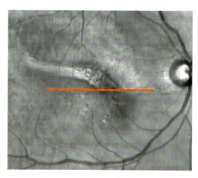
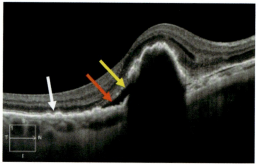

▲ 图 23-1　新生血管性老年性黄斑变性（NVAMD）患者，视网膜色素上皮（RPE）缺损，提示 RPE 撕裂（黄箭）。缺损边缘卷曲。其他特征性发现包括玻璃膜疣（RPE 下物质，白箭）和视网膜下积液（SRF，红箭）

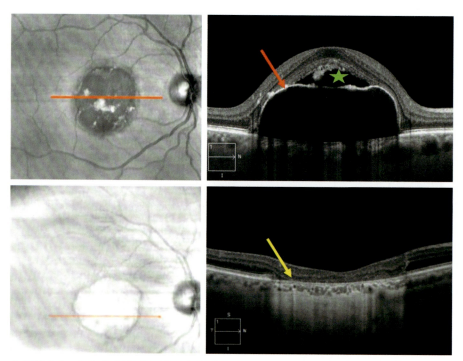

▲ 图 23-2　患者有非常大的色素上皮脱离（PED，红箭）和中央凹下视网膜下积液（SRF，绿色星形）。尽管进行了抗 VEGF 治疗，但在接下来的几年里，该患者的疾病有所进展，导致椭圆体带缺失（黄箭），并在与之前的 PED 相对应的区域出现了视网膜萎缩

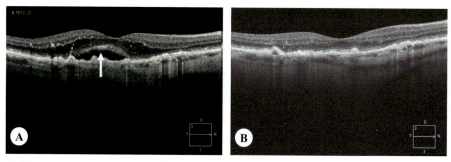

▲ 图 23-3　A. 新生血管性老年性黄斑变性患者的视网膜下积液（SRF，白箭）和视网膜内积液（IRF）；B. 该患者对抗 VEGF 治疗反应明显，液体吸收

- 1 型 CNV（隐性 CNV）可能表现为增厚隆起的 RPE 或带有浆液性或纤维血管性 RPE 下物质的 PED[3]。

- 2 型 CNV（典型 CNV）表现为 RPE 上方的高反射性纤维血管病变，通常有视网膜内囊样空间。病变的边界是不规则的，通常伴有外层视网膜的高反射[4]。

- 3 型 CNV（RAP）通常表现为 RPE 下的 CNV 伴视网膜内的新生血管（即视网膜内的高反射），与视网膜内的囊样改变有关[5]。

- OCT 是评估治疗反应和治疗需要的标准诊断工具。

- 外层视网膜管状结构（outer retinal tubulation，ORT）也可被识别为高反射性囊样改变，不代表活动性渗出（图 23-4）。

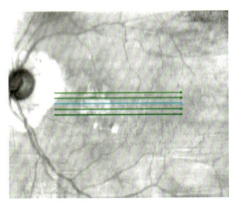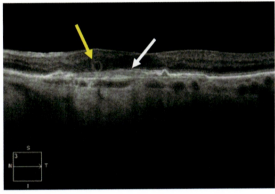

▲ 图 23-4　外层视网膜管状结构（ORT，黄箭），外层视网膜萎缩伴有不规则的高反射性视网膜色素上皮（RPE）下物质，提示脉络膜新生血管（CNV）（白箭）

- OCT 厚度图有利于识别黄斑内的异常改变，基于自动分割的变化分析可提供病情的比较评估（稳定、改善或恶化）（图 23-5）。

- RPE 撕裂可能是疾病或抗 VEGF 治疗的结果。OCT 常显示相关的 PED 和 RPE 的局灶性缺损，在缺损边缘 RPE 卷曲（图 23-1）。邻近的 RPE 可能显示"褶皱"。

- 晚期 NVAMD 将显示出高反射的瘢痕组织，伴有退行性萎缩和椭圆体带消失（图 23-6）。

三、OCTA 影像学特征

- CNV 可能被"黑晕"所包围，这与脉络膜毛细血管层的缺失和深层脉络膜血管的改变有关（图 23-7）。

- 在 OCTA 上，CNV 的外观可能根据 CNV 的基本类型而有所不同。

- 1 型 CNV 可能表现为"水母"样，即较小的血管从主供应血管的四面八方放射出来；或者表现为"海扇"样，即较小的血管从主供应血管的一面放射出来。

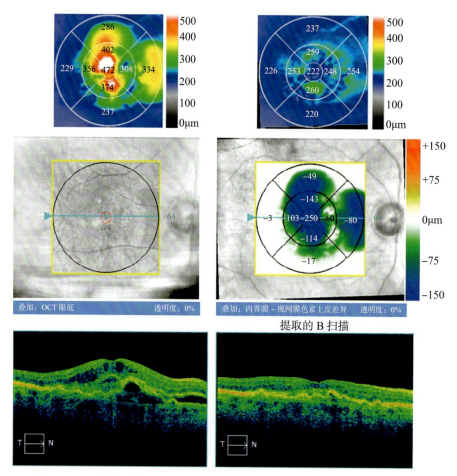

▲ 图 23–5　厚度图的变化分析图和相应的 B 扫描图显示了病灶对玻璃体内抗 VEGF 治疗的良好反应

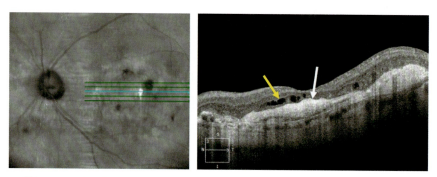

▲ 图 23–6　晚期新生血管性老年性黄斑变性（NVAMD，白箭）患者的中央凹下盘状瘢痕。OCT 也显示了视网膜内积液（IRF，黄箭）和明显的下方萎缩

- 2 型 CNV 也可能表现为"水母"样或"肾小球"样。血管与一个较粗的主支相连，潜入脉络膜层。
- 3 型 CNV 的特点是有一个簇状的血管网络，源自外层视网膜的深层毛细血管丛，并可见邻近的毛细血管扩张。

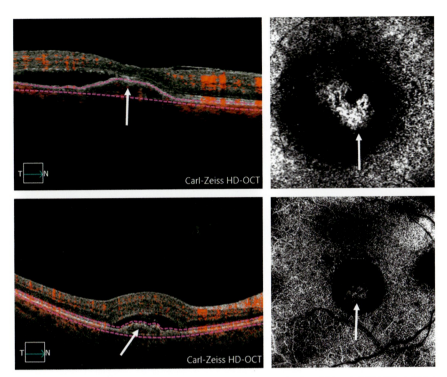

▲ 图 23-7　两只眼的 **OCTA** 灌注图，显示与脉络膜新生血管相对应的新生血管网络（白箭）和与特征性脉络膜改变相对应的周围黑晕

参考文献

[1] Casaroli-Marano R, Gallego-Pinazo R, Fernández-Blanco CT, et al. Age-related macular degeneration: clinical findings following treatment with antiangiogenic drugs. *J Ophthalmol*. 2014;2014:346–360.

[2] Regatieri CV, Branchini L, Duker JS. The role of spectral-domain OCT in the diagnosis and management of neovascular age-related macular degeneration. *Ophthalmic Surg Lasers Imaging*. 2011;42(4):S56–S66.

[3] Kuehlewein L, Bansal M, Lenis TL, et al. Optical coherence tomography angiography of type 1 neovascularization in age-related macular degeneration. *Am J Ophthalmol*. 2015;160:739–748.e2.

[4] El Ameen A, Cohen SY, Semoun O, et al. Type 2 neovascularization secondary to age-related macular degeneration imaged by optical coherence tomography angiography. *Retina*. 2015;35:2212–2218.

[5] Miere A, Querques G, Semoun O, El Ameen A, Capuano V, Souied EH. Optical coherence tomography angiography in early type 3 neovascularization. *Retina*. 2015;35:2236–2241.

第 24 章　息肉状脉络膜血管病变
Polypoidal Choroidal Vasculopathy

一、疾病特征

- 息肉状脉络膜血管病变（polypoidal choroidal vasculopathy，PCV）由 Yannuzzi 于 1982 年描述，临床上表现为脉络膜内血管扩张和分支，最终形成大小不一的橘红色动脉瘤样病变，称为"息肉"[1]。

- 该病在亚洲人等有色人种中更常见，好发于 60—70 岁人群。高血压是一个已知的全身相关性疾病[1]。

- 临床上，它表现为黄斑和视盘周围的视网膜神经上皮和 RPE 之间的浆液性和浆液出血性脱离。根据临床表现，本病在临床上大致可分为出血性和渗出性两种类型。急性渗出的自行吸收会导致视网膜下纤维化和萎缩变性[1]。

- 根据多模态成像所表现出的结构特征，PCV 最近被描述为动脉瘤 1 型的新生血管[2]。

- ICGA 是诊断和描述该病的金标准。
  - ICG 早期出现的分支血管网（BVN）是界限清楚的脉络膜新生血管网状结构（图 24-1A，白圈和图 24-2A，白圈）。
  - 息肉在 ICG 造影 6min 内出现，表现为强荧光病变，带有环状弱荧光（图 24-1B 至图 24-3B，白框）。
  - 在 ICG 中晚期，可见脉络膜的高渗透性（图 24-1B，红箭），息肉的晚期渗漏（图 24-2B，白框），以及存在明确的局部强荧光渗漏（图 24-2B，红箭）[3]。

二、OCT 影像学特征

- 在 OCT 上可见视网膜内积液和视网膜下积液（图 24-1C 和 D，白五星号；图 24-3C 和 D，白五星号），是评估病灶活动性的主要指标。视网膜下出血（图 24-1C 和 D 及图 24-3C 和 D，黑五星号）表现为视网膜下高反射信号。此外，出血性色素上皮脱离（图 24-1D，红五星号）也是提示 PCV 具有活动性的标志[3]。

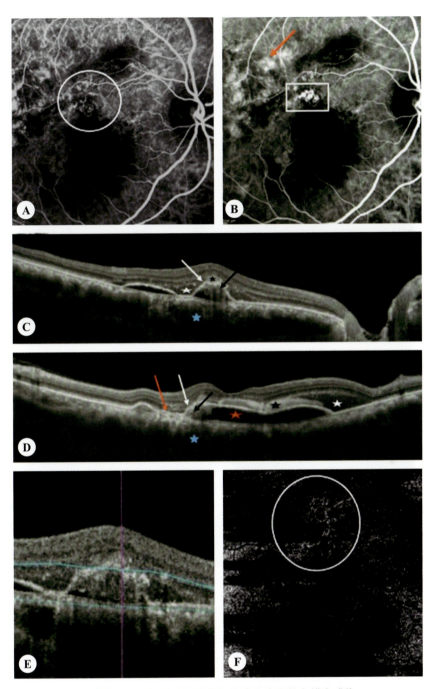

▲ 图 24-1 息肉状脉络膜血管病变患者的多模态成像

吲哚菁绿血管造影显示早期（A）有明确的分支血管网（白圈），而晚期（B）显示一组明确的强荧光息肉（白框），伴有细微的环状弱荧光。请注意暂时出现的弥漫性强荧光（红箭），它表示的是超微血管。扫频光学相干断层扫描（C 和 D）显示了活动性息肉状脉络膜血管病变。水平扫描通过中央凹上方并穿过息肉（C）显示纤维血管性色素上皮脱离（PED，白箭），视网膜色素上皮下有低反射性息肉（黑箭）。垂直扫描（D）显示一个 QRS 波群状的 PED（白箭），内有纤维血管和出血（红五星号）。注意 PED 下的息肉（黑箭），以及相邻的高反射双层征（红箭）。C 和 D 两图都显示了视网膜下积液（白五星号），代表视网膜下出血的高反射信号（黑五星号），以及脉络膜增厚的特征（蓝五星号）。手动分割的（E 图蓝线）OCTA（F）显示了明确的分支血管网的主干模式（白圈）

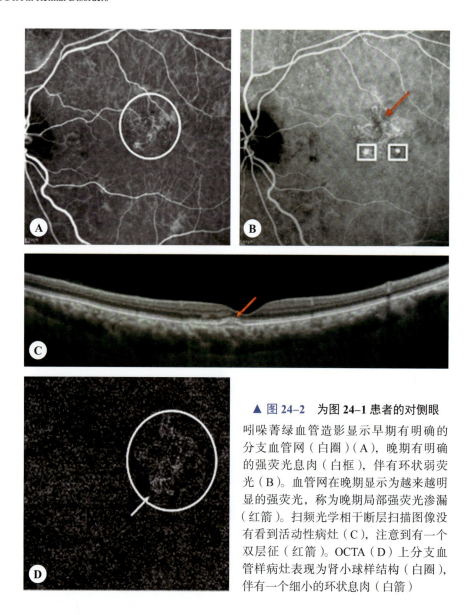

▲ 图 24-2 为图 24-1 患者的对侧眼

吲哚菁绿血管造影显示早期有明确的分支血管网（白圈）（A），晚期有明确的强荧光息肉（白框），伴有环状弱荧光（B）。血管网在晚期显示为越来越明显的强荧光，称为晚期局部强荧光渗漏（红箭）。扫频光学相干断层扫描图像没有看到活动性病灶（C），注意到有一个双层征（红箭）。OCTA（D）上分支血管样病灶表现为肾小球样结构（白圈），伴有一个细小的环状息肉（白箭）

- PCV 的色素上皮脱离（PED）的形态及内容各异。拇指状 PED（图 24-3D，白箭）、尖峰状 PED 和缺口状 PED（图 24-1C，白箭）被认为是 PCV 的病理特征。缺口的位置使 PED 呈现 M 型（图 24-3C，白箭）或 QRS 波群的外观（图 24-1D，白箭）。PCV 的 PED 的性质主要是纤维血管性的，有出血成分，是典型的 RPE 下出血。

- 息肉及其相关的 BVN 在 OCT 上通常位于 RPE 和 Bruch 膜之间。BVN 表现为在 RPE 与 Bruch 膜分界处的高反射信号（被称为"双层征"）（图 24-1 至图 24-3，OCT 图像中的红箭）。息肉表现为位于 PED 外表面界限清楚的圆形或椭圆形指样结构，其内部为中低反射腔，外部为高反射边界（图 24-1C 和 D 和图 24-3C 和 D，黑箭）[4]。

- PCV 是脉络膜谱系疾病之一。脉络膜增厚，脉络膜大血管明显扩张，以及 Sattler 层和脉络膜毛细血管层变薄，是脉络膜病变的典型特征（图 24-1C 和 D 和图 24-3C 和 D，蓝五星号）。使用增强深度成像和扫频 OCT 可以更好地探查和理解此类疾病[5]。

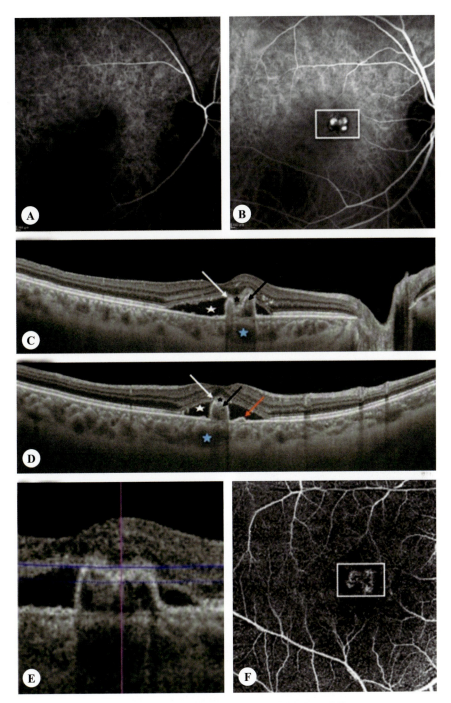

▲ 图 24-3　息肉状脉络膜血管病的多模态成像

吲哚菁绿血管造影明确显示出了轮廓清晰的眼底强荧光息肉，其荧光从早期（A）
到中期（B，白框）逐渐增强，周围有明显的环状弱荧光。扫频光学相干断层扫描
（C 和 D）显示了特征性的纤维血管性色素上皮脱离（PED）与视网膜下积液（白
五星号）。经过中央凹的水平扫描（C）显示 M 形纤维血管性 PED（白箭），而垂
直扫描（D）显示出了拇指形 PED（白箭）。注意拇指形 PED 附近的视网膜色素上
皮与 Bruch 膜的轻微分离（双层征），表示有分支血管网（红箭）。C 和 D 两种扫
描都发现息肉是 PED 下细小的低反射性病变（黑箭）。C 和 D 两种扫描中都可见到
PED 顶端的视网膜下高反射物质（黑五星号）。PED 下的脉络膜与邻近未受影响的区
域相比显示增厚（蓝五星号）。手动分割的（E 图蓝线）OCTA 断层（F）显示息肉是
一个增加的流量信号（白框）。较高的 PED 使得息肉在浅层视网膜层面上被检测到

- 相比之下，在脉络膜较薄的情况下，1 型新生血管膜的出现更倾向于新生血管性老年性黄斑变性的诊断[3]。

三、OCTA 影像学特征

- BVN 和息肉都可以在 OCTA 上看到。

- 由于病变内的血流速度较慢，息肉不常被发现。由于息肉边缘的血流相对较快信号较高，中心血流空虚信号较低，因此病变表现为环形[6]。由于 RPE 隆起，外层视网膜层面比脉络膜层面更适合观察息肉。

- 由于视网膜下和 RPE 下渗出的存在导致视网膜解剖结构的改变，因此，手动分割可能会提高息肉和 BVN 检出率[6]（图 24-1E 和图 24-3E）。

- 在 OCTA 能够描述各种形态的息肉样结构。在 OCTA 外层视网膜上可以看到环状（图 24-2D，白箭）、结节状、点状和簇状息肉（图 24-3F，白框）等多种形态[6]。

- BVN 与 AMD 中的各种新生血管网在 OCTA 上的特征有相似之处。这种相似性支持 PCV 是新生血管性 AMD 的特殊类型[2, 7]。

- "主干"形 BVN（图 24-1F，白圈）指的是较大的单一主干和较细的周围血管网络。与其他 BVN 模式相比，这种 BVN 对抗 VEGF 和光动力疗法联合治疗的反应更好。通常此种类型病变脉络膜较薄，视力预后较差[7]。

- "肾小球"形 BVN（图 24-2D，白圈）指的是一个精细的相互连接的血管网络，没有主干血管结构。这种模式复发率高，代表了血管网更活跃。与主干模式相比，此种类型脉络膜较厚，视力预后也更好[7]。

- "棍"形 BVN 由细小而不明确的新生血管网络组成。这种模式通常 BVN 面积最小和脉络膜厚度最厚。复发很频繁，但视力预后好于"主干"模式[7]。

参考文献

[1] Imamura Y, Engelbert M, Iida T, Freund KB, Yannuzzi LA. Polypoidal choroidal vasculopathy: a review. *Surv Ophthalmol*. 2010;55(6):501–515.

[2] Dansingani KK, Gal-Or O, Sadda SR, Yannuzzi LA, Freund KB. Understanding aneurysmal type 1 neovascularization (polypoidal choroidal vasculopathy): a lesson in the taxonomy of 'expanded spectra' –a review. *Clin Exp Ophthalmol*. 2018;46(2):189–200.

[3] Anantharaman G, Sheth J, Bhende M, et al. Polypoidal choroidal vasculopathy: pearls in diagnosis and management. *Indian J Ophthalmol*. 2018;66(7):896–908.

[4] Alshahrani ST, Al Shamsi HN, Kahtani ES, Ghazi NG. Spectral-domain optical coherence tomography findings in polypoidal choroidal vasculopathy suggest a type 1 neovascular growth pattern. *Clin Ophthalmol*. 2014;8:1689–1695.

[5] Gallego-Pinazo R, Dolz-Marco R, Gomez-Ulla F, Mrejen S, Freund KB. Pachychoroid diseases of the macula. *Med Hypothesis Discov Innov Ophthalmol.* 2014;3(4):111–115.

[6] Wang M, Zhou Y, Gao SS, et al. Evaluating polypoidal choroidal vasculopathy with optical coherence tomography angiography. *Invest Ophthalmol Vis Sci.* 2016;57(9):OCT526–532.

[7] Huang CH, Yeh PT, Hsieh YT, Ho TC, Yang CM, Yang CH. Characterizing branching vascular network morphology in polypoidal choroidal vasculopathy by optical coherence tomography angiography. *Sci Rep.* 2019;9(1):595.

第 25 章　血管样条纹
Angioid Streaks

一、疾病特征

- 血管样条纹（angioid streaks，AS）是 Bruch 膜上的线性断裂，通常从视盘向外辐射，外观呈深红色、棕色或灰色。通常双眼发病（图 25-1 和图 25-2）。

- AS 通常与弹性假黄瘤病（发生率 59%~87%）、Ehlers-Danlos 综合征、Paget 骨病（发生率 8%~15%）、镰状细胞贫血及其他血红蛋白病（发生率 0.9%~6.0%）有关。有一半的血管样条纹患者为特发性病例。

- 无论是否有外伤的因素，Bruch 膜的钙化均可导致弹力层的破裂，并可能引发邻近的 RPE、脉络膜毛细血管层和光感受器的二次损伤（图 25-1 至图 25-4）。

- AS 的晚期通常会引起视力丧失，并发症包括出血、水肿和断裂部位的 CNV（发生率 42%~86%，通常是在中央凹下），以及后期出现的盘状瘢痕（图 25-2、图 25-4 和图 25-5）。

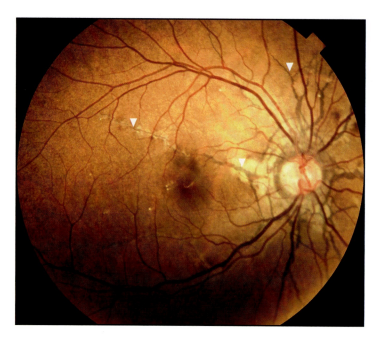

◀ 图 25-1　血管样条纹（AS）患者右眼的彩色眼底照相。大量的棕灰色条纹（白箭头）从视盘延伸出来，深入视网膜血管中。有几处显示出色素沉着的光环，突出了血管样条纹

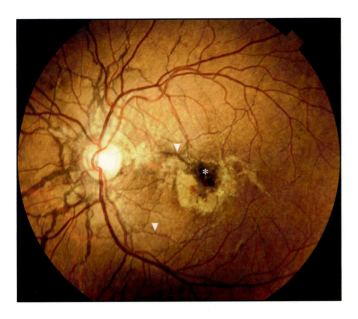

◀ 图 25-2 同一患者左眼的彩色眼底照相，有血管样条纹（AS）。可以看到许多突出的 AS 从视盘延伸出来，其中两个用白箭头表示。此外，在黄斑区的几个 AS 的交汇处，有一个继发于慢性脉络膜新生血管的色素沉着的盘状瘢痕（白星号）

二、OCT 影像学特征

- OCT 可识别出 Bruch 膜断裂，与 AS 的位置相对应（图 25-3 和图 25-4）。

- OCT 也可显示出 Bruch 膜钙化的高反射区。

- 与老年性黄斑变性中类似，视网膜内和脉络膜可见高反射病灶，可能与 CNV 活动性相关。

- CNV 可能表现为视网膜下的高反射性病变。血管样条纹和 CNV 之间的关系通过近红外成像可以很好地反映出来（图 25-4）。

- 通常来说脉络膜厚度是正常的。然而，在患有 CNV 的患者中，脉络膜明显变薄。

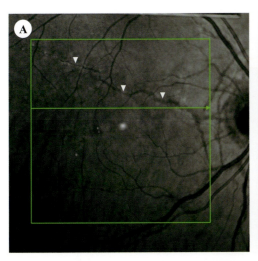
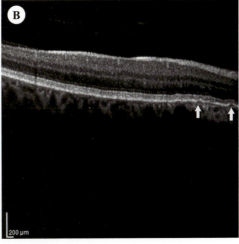

▲ 图 25-3 上图同一患者右眼的谱域 OCT

A. 右眼的近红外成像可识别出从视盘延伸出来的血管样条纹（AS）（白箭头）；B. 对应 AS 位置的 OCT B 扫描显示 Bruch 膜断裂，上方的视网膜色素上皮被破坏（白箭）

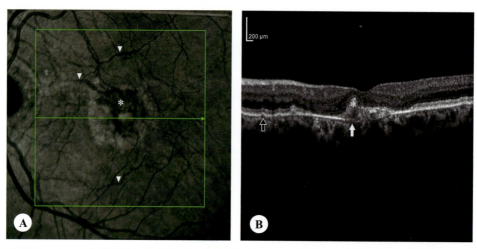

▲ 图 25-4　A. 左眼的近红外成像显示血管样条纹（AS，白箭头）延伸至黄斑中心的盘状纤维血管瘢痕（白星号）。B. OCT B 扫描显示 Bruch 膜 / 视网膜色素上皮复合体（白箭）的破坏，上方有视网膜下高反射物质（白星号），没有视网膜下积液或视网膜内水肿。Bruch 膜的起伏可预测新的 AS 会在哪里出现（黑箭）

- Bruch 膜的起伏（图 25-4）可能来自毛细血管周围的机械力，并预示着 AS 在这些区域的逐渐形成或扩展。

三、OCTA 影像学特征

- 由于 AS 断裂产生的脉络膜毛细血管层强荧光渗漏，用 FA 或 ICGA 检测 CNV 是很困难的，因此 OCTA 对于识别 AS 中的 CNV 很有帮助（图 25-5）。

- 近期研究定义了 AS 中 CNV 的 3 种类型：无渗出的"剪枝"样或"错综"样 CNV，活跃渗出性的"交错"样 CNV 及混合型 CNV（图 25-5）。然而，CNV 的类型仅仅是描述性的，目前不具有任何预后意义。

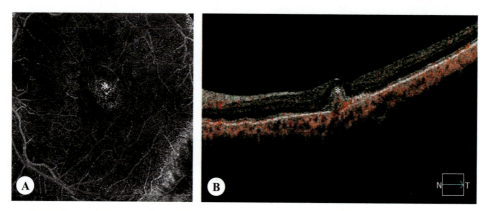

▲ 图 25-5　A. 与图 25-4 同一左眼的 en-face OCT 血管成像，在盘状瘢痕的位置显示出脉络膜新生血管的交错（白星号）；B. 对应结构性 OCT 与血流叠加显示在纤维血管增生区域存在血流信号（白星号），与脉络膜新生血管位置一致

- 在没有 CNV 的情况下，AS 可能表现为脉络膜毛细血管层血管密度降低，提示萎缩的发生；或表现为不规则的血管网，提示纤维血管组织的形成。

参考文献

[1] Ari Yaylali S, Akcakaya AA, Erbil HH, Salar S, Karakurt Y. Optical coherence tomography findings in pseudoxanthoma elasticum. *Eur J Ophthalmol.* 2010;20:397–401.

[2] Chapron T, Mimoun G, Miere A, et al. Optical coherence tomography angiography features of choroidal neovascularization secondary to angioid streaks. *Eye.* 2019;33:385–391.

[3] Chatziralli I, Saitakis G, Dimitriou E, Chatzirallis A, Stoungioti S, Theodossiadis G, Theodossiadis P. Angioid streaks: a comprehensive review from pathophysiology to treatment. *Retina.* 2019;39(1):1–11.

[4] Chiu B, Tsui E, Hussnain SA, Barbazetto IA, Smith T. Multimodal imaging of angioid streaks associated with Turner syndrome. *Retin Cases Brief Rep.* 2018;1–4.

[5] Corbelli E, Carnevali A, Marchese A, et al. Optical coherence tomography angiography features of angioid streaks. *Retina.* 2018;38:2128–2136.

[6] Coscas G, De Benedetto U, Coscas F, et al. Hyperreflective dots: a new spectral-domain optical coherence tomography entity for follow-up and prognosis in exudative age-related macular degeneration. *Ophthalmologica.* 2013;229:32–37.

[7] Ellabban A, Tsujikawa A, Matsumoto A, et al. Macular choroidal thickness and volume in eyes with angioid streaks measured by swept source optical coherence tomography. *Am J Ophthalmol.* 2012;153:1133–1143.

[8] Gliem M, Fimmers R, Müller PL, et al. Choroidal changes associated with Bruch membrane pathology in pseudoxanthoma elasticum. *Am J Ophthalmol.* 2014;158:198–207.

[9] Hanhart J, Greifner H, Rozenman Y. Locating and characterizing angioid streaks with en face optical coherence tomography. *Retina Cases Brief Rep.* 2017;11:203–206.

[10] Marchese A, Parravano M, Rabiolo A, et al. Optical coherence tomography analysis of evolution of Bruch's membrane features in angioid streaks. *Eye.* 2017;31:1600–1605.

[11] Parodi MB, Arrigo A, Romano F, et al. Hyperreflective foci number correlates with choroidal neovascularization activity in angioid streaks. *Invest Ophthalmol Vis Sci.* 2018;59:3314–3319.

[12] Romano F, Mercuri S, Arrigo A, et al. Identification of hyperreflective foci in angioid streaks. *Eye.* 2019;33:1916–1925.

第 26 章　近视退行性变
Myopic Degeneration

一、疾病特征

- 近视退行性变可能通常发生在屈光不正超过 –6.00D 或眼轴长超过为 26.5mm 的眼睛中，同时由于眼轴伸长而出现眼后段病变。
- 近视退行性变中最常见的视网膜病变是后巩膜葡萄肿。
- 后巩膜葡萄肿可以分为两个重要组成部分：牵引性部分和退行性部分。
  - 牵引性部分：隆起的后巩膜葡萄肿可能导致视网膜的不同程度的拉伸。外层视网膜更有弹性，随着后巩膜葡萄肿的扩大而扩大，而内界膜可能变得更加紧绷，导致整个视网膜的拉伸。这可能会导致神经感觉层和外层视网膜的分离（黄斑劈裂）或黄斑裂孔的发生（见第 35 章　近视黄斑劈裂和牵拉性视网膜脱离）。
  - 退行性部分：隆起的后巩膜葡萄肿导致脉络膜变薄和脉络膜新生血管的发生，表现为漆裂纹和 RPE 萎缩。
- 用 OCT 是观察黄斑劈裂的最佳检查方法。
- FA 结合 OCT 是检测近视性病变中脉络膜新生血管的金标准。
- OCTA 可作为 FA 的无创替代方法来观察血管。

二、OCT 影像学特征

- 在 OCT 上可以很好地观察到眼轴变长导致视网膜明显的弯曲（图 26-1）。
- 根据后巩膜葡萄肿的位置和分期，后巩膜葡萄肿通常表现为一个陡峭的曲线，其半径小于眼睛其他部位的半径，也可能会表现为从巩膜外向内凸出。
- 黄斑劈裂在 OCT 上通常表现为外丛状层、内丛状层和（或）神经纤维层的分离（图 26-1）。菲薄的视网膜物质带连接组织。
- 复合型近视性黄斑劈裂的发生，可能会导致视网膜多层分离。
- 在某些情况下黄斑裂孔也可能发展成黄斑区视网膜脱离。

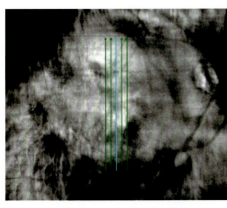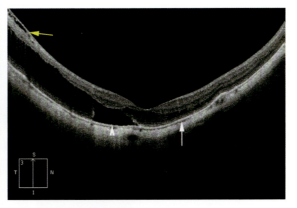

▲ 图 26-1 近视性眼底改变及黄斑劈裂

鼻侧可见分离的内界膜（ILM）和视网膜前膜（ERM）（黄箭），下面可见近视性劈裂。存在视网膜下积液（箭头）、弥漫性椭圆体带萎缩，并伴有下方脉络膜变薄（白箭）。注意到后极部眼球壁有明显的弯曲，与高度近视相一致

- 近视性眼底改变可表现为视网膜变薄，RPE 形态不规则，脉络膜明显变薄，椭圆体带萎缩，外层视网膜萎缩（图 26-1），也可能进展为 RPE 萎缩，以及自发性视网膜下出血。

- 可能出现 CNV（图 26-2 和图 26-3）。通常情况下，与新生血管性 AMD 相比，这些 CNV 的渗出较少。它们通常是局灶性病变，伴有不同程度的外层视网膜反射增强，伴或不伴相关的视网膜下积液或视网膜内积液。

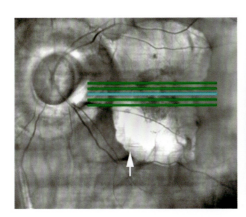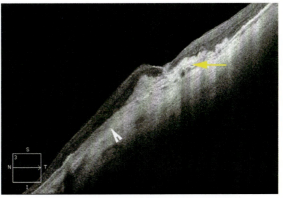

▲ 图 26-2 严重的近视性改变，鼻侧脉络膜几乎完全丧失（箭头）。中央凹下有非活动性的盘状瘢痕（黄箭和白箭）以及上方视网膜萎缩

三、OCTA 影像学特征

- OCTA 成像可用于观察近视性脉络膜新生血管的形成（图 26-4）。
- 1 型近视性 CNV 由于脉络膜内新生血管的形成而呈现出珊瑚状凸起。
  - 这些血管呈现为无数细小血管的广泛吻合网络。

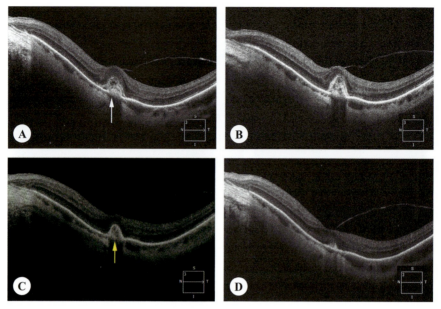

▲ 图 26–3　伴有脉络膜新生血管的近视退行性变

纵向光学相干断层扫描，从发病到抗 VEGF 治疗后。治疗前的 OCT 显示高反射病变与脉络膜新生血管（CNV）一致（白箭）。存在视网膜下积液，并伴有外层视网膜高反射。经过 2 次玻璃体内抗 VEGF 注射后，中央凹下的 CNV 病变更加扁平和均匀，视网膜下积液也有所吸收（黄箭）

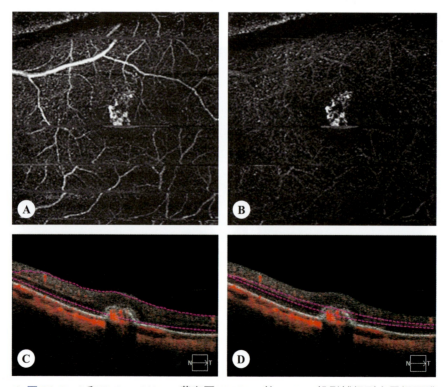

▲ 图 26–4　**A 和 B. 3mm×3mm** 黄斑区 **OCTA**，其 **en-face** 投影捕捉到全层视网膜（**A**）和深层视网膜（**B**），均可分辨出脉络膜新生血管（CNV）。两个层面都显示出中心的新生血管，新生血管周围有特征性的低反射环。**C 和 D.** 以中央凹为中心的 **B** 扫描显示了可变的分割线和去相关叠加，明确了 **CNV** 内的血流信号（红色）

- 新生血管周围可能有一个低反射环，将其与正常脉络膜血管分开。
- 2 型 CNV 是近视退行性变中最常见的表现。
  - 看起来与 1 型 CNV 相似，但已经突破 RPE-Bruch 膜。
  - 近视性 CNV 通常较小（与其他形式的 CNV 相比）。
  - 低反射环围绕着 CNV，将其与正常的视网膜组织分开。
- 虽然 OCTA 可以观察到血管的生长情况，但当血管渗漏或新生血管的血流量低时，则无法检测到血管情况。

参考文献

[1] Chung CY, Wong DSH, Li KKW. Is it necessary to cover the macular hole with the inverted internal limiting membrane flap in macular hole surgery? A case report. *BMC Ophthalmol*. 2015;15(1):115. doi: 10.1186/s12886-015-0104-1.

[2] Dolz-Marco R, Fine HF, Freund KB. How to differentiate myopic choroidal neovascularization, idiopathic multifocal choroiditis, and punctate inner choroidopathy using clinical and multimodal imaging findings. *Ophthalmic Surg Lasers Imaging Retina*. 2017;48(3):196–201. doi: 10.3928/23258160-20170301-01.

[3] Dansingani KK, Naysan J, Freund KB. En face OCT angiography demonstrates flow in early type 3 neovascularization (retinal angiomatous proliferation). *Eye*. 2015;29(5):703–706. doi: 10.1038/eye.2015.27.

[4] Ohno-Matsui K. Patchy atrophy and lacquer cracks predispose to the development of choroidal neovascularisation in pathological myopia. *Br J Ophthalmol*. 2003;87(5):570–573. doi: 10.1136/bjo.87.5.570.

[5] Adatia FA, Luong M, Munro M, Tufail A. The other CNVM: a review of myopic choroidal neovascularization treatment in the age of anti-vascular endothelial growth factor agents. *Surv Ophthalmol*. 2015;60(3):204–215. doi: 10.1016/j.survophthal.2014.10.002.

[6] Wong TY, Ohno-Matsui K, Leveziel N, et al. Myopic choroidal neovascularisation: current concepts and update on clinical management. *Br J Ophthalmol*. 2014;99(3):289–296. doi: 10.1136/bjophthalmol-2014-305131.

[7] Ng DSC, Cheung CYL, Luk FO, et al. Advances of optical coherence tomography in myopia and pathologic myopia. *Eye*. 2016;30(7):901–916. doi: 10.1038/eye.2016.47.

[8] Itakura H, Kishi S, Li D, Nitta K, Akiyama H. Vitreous changes in high myopia observed by swept-source optical coherence tomography. *Invest Opthalmol Vis Sci*. 2014;55(3):1447. doi: 10.1167/iovs.13-13496.

[9] Lim MCC, Hoh ST, Foster PJ, et al. Use of optical coherence tomography to assess variations in macular retinal thickness in myopia. *Invest Ophthalmol Vis Sci*. 2005;46(3):974. doi: 10.1167/iovs.04-0828.

[10] Shimada N, Ohno-Matsui K, Baba T, Futagami S, Tokoro T, Mochizuki M. Natural course of macular retinoschisis in highly myopic eyes without macular hole or retinal detachment. *Am J Ophthalmol*. 2006;142(3):497–500. doi: 10.1016/j.ajo.2006.03.048.

[11] Takano M, Kishi S. Foveal retinoschisis and retinal detachment in severely myopic eyes with posterior staphyloma. *Am J Ophthalmol*. 1999;128(4):472–476. doi: 10.1016/s0002-9394(99)00186-5.

[12] Sakaguchi H, Ikuno Y, Choi JS, Ohji M, Tano T. Multiple components of epiretinal tissues detected by triamcinolone and indocyanine green in macular hole and retinal detachment as a result of high myopia. *Am J Ophthalmol*. 2004;138(6):1079–1081. doi: 10.1016/j.ajo.2004.06.078.

第 27 章　圆顶状黄斑
Dome-Shaped Macula

一、疾病特征

- 圆顶状黄斑（dome-shaped macula，DSM）是一种出现在特定高度近视患者中的黄斑前凸，在日本高度近视眼中的发病率为 20%，在欧洲为 11%[1]。

- 虽然 DSM 的病理生理学机制仍未完全确定，但人们认为中央凹区域的局灶性巩膜增厚是主要因素[1]。

- DSM 可导致视网膜下积液并增加浆液性视网膜脱离的风险，进而使得视力丧失[2]。DSM 引起浆液性视网膜脱离的另一原因是 CNV，通常是脉络膜相关性 CNV（1 型）或典型的近视性 CNV（2 型）[3]。

- 目前，DSM 按形态分类：水平方向椭圆形圆顶、垂直方向椭圆形圆顶和圆形圆顶。

- 在 DSM 患者中，虽然视力和中央凹的厚度可能稳定多年，但圆顶高度和 RPE 萎缩可能增加[5]。

二、OCT 影像学特征

- OCT 是识别和观察 DSM 及其相关病变的金标准。

- 为了描述 DSM 的形态特征，需要同时进行垂直和水平方向的 OCT 扫描。在垂直方向扫描的谱域 OCT 上可以看到水平方向椭圆形圆顶（图 27-1 和图 27-2）[1]。

- DSM 通常定义为，以连接 DSM 外两侧的 RPE 线为基线，高于基线 >50μm 的视网膜色素上皮层隆起（图 27-3 和图 27-4）[4]。

- 圆顶高度 >400μm 与中央凹下浆液性视网膜脱离的产生，以及视力下降有关[6]。

- OCT 可用于识别相关病变，包括视网膜下积液（图 27-5）、黄斑中央凹劈裂、外层视网膜萎缩与椭圆体带缺失，以及脉络膜新生血管。

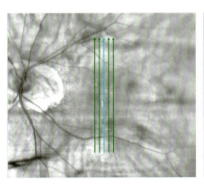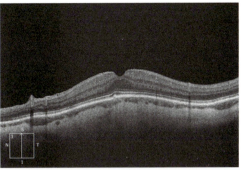

▲ 图 27–1　**SD-OCT** 垂直光栅扫描显示黄斑中度隆起，可见圆顶状黄斑。中央凹下巩膜增厚明显。视网膜色素上皮可见微小中断，整体视网膜各层完整性好

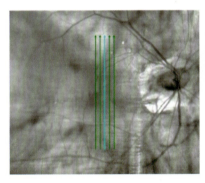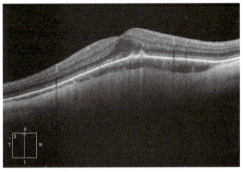

▲ 图 27–2　**SD-OCT** 垂直光栅扫描显示右眼黄斑中度隆起，可见圆顶状黄斑。中央凹下巩膜增厚明显。视网膜色素上皮可见微小中断，整体视网膜各层完整性好

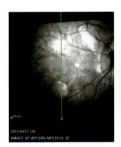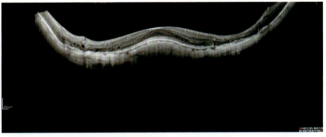

▲ 图 27–3　左眼的扫频源 **OCT** 广角垂直扫描可见圆顶状黄斑，中央凹下巩膜增厚（无视网膜下积液及视网膜完整性丧失）。广角扫描还显示了后巩膜葡萄肿

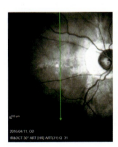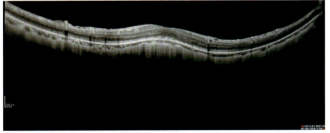

▲ 图 27–4　右眼的扫频源 **OCT** 广角垂直扫描（与图 27–3 为同一患者）可见圆顶状黄斑，中央凹下巩膜增厚（无视网膜下积液及视网膜完整性丧失）。广角扫描也显示出后巩膜葡萄肿，但没有左眼那么显著

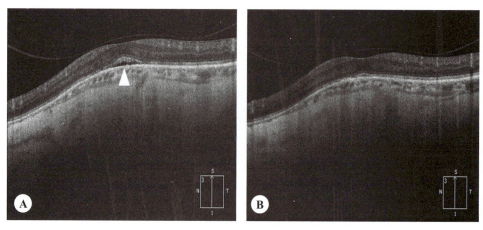

▲ 图 27–5　圆顶状黄斑相关性视网膜下积液

A. 圆顶状黄斑（左）的 OCT 垂直扫描图像，可见视网膜下积液（箭头），未见脉络膜新生血管；B. 可见视网膜下积液自行吸收

三、OCTA 影像学特征

- OCTA，特别是 SS-OCTA 正在成为识别相关病变的重要辅助手段，如 CNV（图 27-6），甚至 DSM 中的亚临床 CNV[3, 7]。

  - 继发于 DSM 的 2 型 CNV 比 1 型 CNV 的情况更常见[8]。

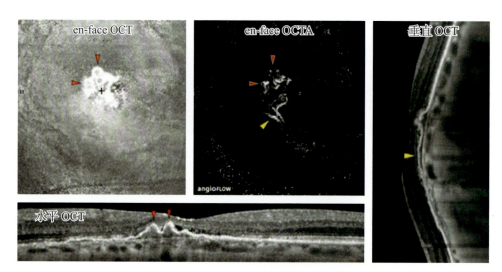

▲ 图 27–6　圆顶状黄斑（DSM）脉络膜新生血管的 OCT 和 OCTA

脉络膜新生血管病变（OCT 上看到的色素上皮脱离）由红箭头显示，其各自的滋养血管由黄箭头显示（经许可转载，引自 Naysan J, Dansingani KK, Balaratnasingam C, Freund KB. Type 1 neovascularization with polypoidal lesions complicating dome shaped macula. *Int J Retina Vitreous*. 2015;1:8. Available at https://doi.org/10.1186/s40942-015-0008-5.）

参考文献

[1] Lorenzo D, Arias L, Choudhry N, et al. Dome-shaped macula in myopic eyes: twelve-month follow-up. *Retina*. 2017;37(4):680–686. doi:10.1097/IAE.0000000000001222.

[2] Ohno-Matsui K. Pathologic myopia. *Asia Pac J Ophthalmol (Phila)*. 2016;5(6):415–423. doi:10.1097/APO. 0000000000000230.

[3] Marchese A, Arrigo A, Sacconi R, et al. Spectrum of choroidal neovascularisation associated with dome-shaped macula. *Br J Ophthalmol*. 2019;103(8):1146–1151. doi:10.1136/bjophthalmol-2018–312780.

[4] Ellabban AA, Tsujikawa A, Matsumoto A, et al. Three-dimensional tomographic features of dome-shaped macula by swept-source optical coherence tomography. *Am J Ophthalmol*. 2013;155(2):320–328.e2. doi:10.1016/j.ajo.2012.08.007.

[5] Soudier G, Gaudric A, Gualino V, et al. Long-term evolution of dome-shaped macula. *Retina*. 2016;36(5):944–952. doi:10.1097/IAE.0000000000000806.

[6] Fajardo Sánchez J, Chau Ramos CE, Roca Fernández JA, Urcelay Segura JL. Clinical, fundoscopic, tomographic and angiographic characteristics of dome shaped macula classified by bulge height [in English, Spanish]. *Arch Soc Esp Oftalmol*. 2017;92(10):458–463. doi:10.1016/j.oftale.2017.07.001.

[7] Agarwal A, Aggarwal K, Gupta V. Swept-source optical coherence tomography angiography of choroidal neovascularization in vertically oriented oval dome-shaped maculopathy. *Indian J Ophthalmol*. 2019;67(8):1368–1371. doi:10.4103/ijo. IJO_2077_18.

[8] Naysan J, Dansingani KK, Balaratnasingam C, Freund KB. Type 1 neovascularization with polypoidal lesions complicating dome shaped macula. *Int J Retina Vitreous*. 2015;1:8. Available at https://doi.org/10.1186/s40942–015–0008–5.

第 28 章　中心性浆液性脉络膜视网膜病变
Central Serous Chorioretinopathy

一、疾病特征

- 中心性浆液性脉络膜视网膜病变（central serous chorioretinopathy，CSCR 或 CSR）与使用皮质类固醇、内源性类固醇水平升高、压力，以及"A 型"人格有关。
- 急性病例一般是自限性的，液体自发吸收（图 28-1）。
- 慢性 CSCR 伴有周期性复发的视网膜下积液，最终可能导致视网膜和 RPE 萎缩、CNV 等并发症（图 28-2 和图 28-3）。
- 疾病的主要机制包括脉络膜血管扩张和高通透性，这些机制在 ICGA 中已经得到证实 [1, 2]。
- 荧光血管造影可显示 3 种渗漏模式："点状扩张型""烟囱型"和有多个渗漏点的"弥漫型"。
- 在急性 CSCR 中，眼底自发荧光可显示出与 SRF 区域相对应的自发荧光的增强。在慢性 CSCR 中，由于 RPE 萎缩，自发荧光可能减弱。

二、OCT 影像学特征

- OCT 特征表现为色素上皮脱离（PED）、浆液性神经视网膜脱离、脉络膜增厚和脉络膜深部血管（"pachy 血管"）扩张（图 28-1 和图 28-4）。
- 上述脉络膜异常也可以在未发病的对侧眼看到。
- 脉络膜异常最好用光学相干断层扫描增强深度扫描（EDI-OCT）来检测。
- OCT 有助于追踪 SRF 随时间变化的吸收情况。
- 识别增厚的脉络膜有助于诊断，特别是在老年个体中，可与新生血管性 AMD 相鉴别。

三、OCTA 影像学特征

- OCTA 可以显示出脉络膜毛细血管层中央高灌注区域周围包绕着低灌注（缺血）区域，这一结构将增加脉络膜静水压，破坏血 – 视网膜外屏障，导致视网膜下积液的产生（图 28-5）[3]。

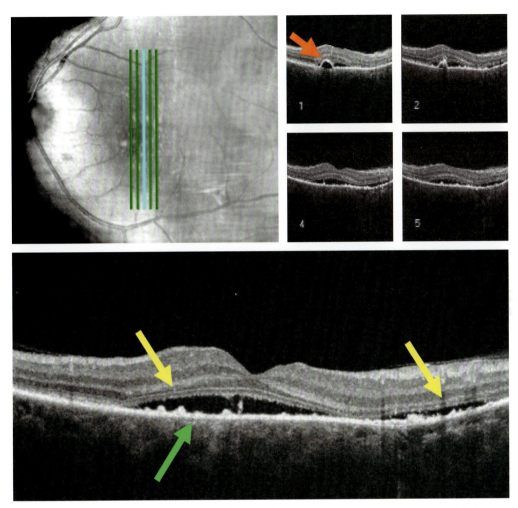

▲ 图 28-1　慢性复发性中心性浆液性脉络膜视网膜病变患者的中央凹 OCT，可见多处视网膜下积液（黄箭）。此外，一个特征性表现是存在一个小的色素上皮脱离（红箭）。外层视网膜的变化（绿箭）与慢性病程相一致

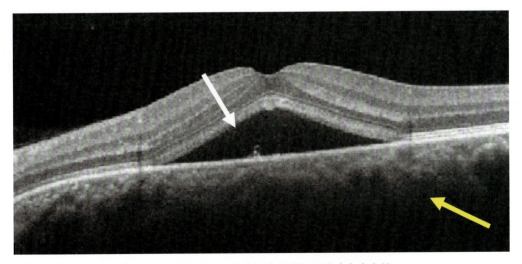

▲ 图 28-2　急性中心性浆液性脉络膜视网膜病变患者的 OCT
图中可见明显的视网膜下积液（白箭），以及增厚的脉络膜（黄箭）

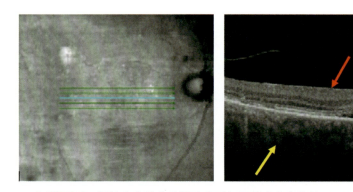

▲ 图 28-3　慢性中心性浆液性脉络膜视网膜病变患者的 **OCT** 显示了多种特征性表现，包括视网膜下积液（白箭）、脉络膜增厚（黄箭）及视网膜变薄（红箭）

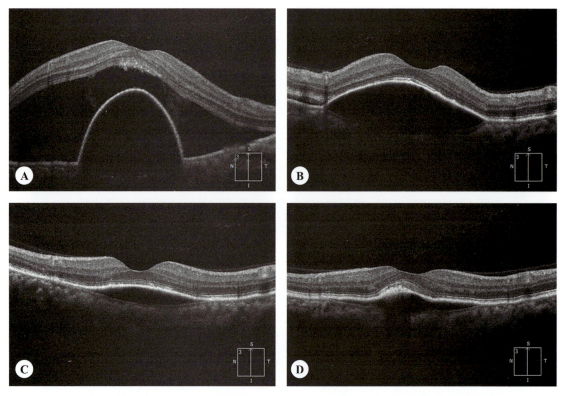

▲ 图 28-4　**A.** 急性中心性浆液性脉络膜视网膜病变的 OCT 图像，可见广泛的视网膜下积液和大的色素上皮脱离（**PED**）。**B** 至 **D. OCT** 图像显示，随着时间的推移，视网膜下积液自发吸收及 **PED** 缩小

- 脉络膜毛细血管层流空似乎与脉络膜毛细血管层变薄的区域相关。已发现高龄、确诊后更长的病程、疾病的严重程度与流空总面积的增加有关[4]。

- OCTA 可以帮助检测 CNV，尤其是在某些 CNV 诊断不明确的病例中。存在浅的不规则的 PED、视网膜内积液、视网膜下 RPE 物质可能与 CNV 的发生有关（图 28-6）[5]。

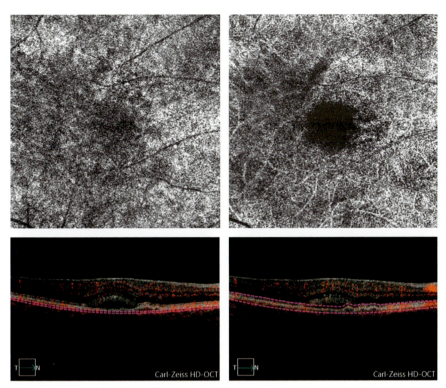

▲ 图 28-5　中心性浆液性脉络膜视网膜病变的 OCTA 和相应的灌注图，显示脉络膜的灌注减少

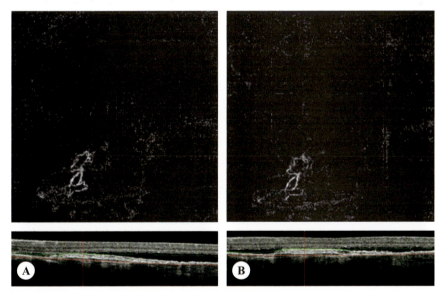

▲ 图 28-6　A. 中心性浆液性脉络膜视网膜病变继发脉络膜新生血管（CNV）的纵向 OCTA 图像和相关 OCT；B. 同一患者在玻璃体腔内注射抗血管内皮生长因子 5 周后，CNV 及视网膜下积液无明显变化

改编自 de Carlo TE, Bonini Filho MA, Chin AT, et al. Spectral-domain optical coherence tomography angiography of choroidal neovascularization. *Ophthalmology*. 2015;122(6):1228-1238.

参考文献

[1] Spaide RF, Hall L, Haas A, et al. Indocyanine green videoangiography of older patients with central serous chorioretinopathy. *Retina*. 2016;16:203–213.

[2] Guyer DR, Yannuzzi LA, Slakter JS, Sorenson JA, Ho A, Orlock D. Digital indocyanine green videoangiography of central serous chorioretinopathy. *Arch Ophthalmol*. 1994;112:1057–1062.

[3] Teussink MM, Breukink MB, van Grinsven MJJP, et al. Oct angiography compared to fluorescein and indocyanine green angiography in chronic central serous chorioretinopathy. *Invest Ophthalmol Vis Sci*. 2015;56:5229–5237.

[4] Matet A, Daruich A, Hardy S, Behar-Cohen F. Patterns of choriocapillaris flow signal voids in central serous chorioretinopathy: an optical coherence tomography angiography study. *Retina*. 2019;39(11):2178–2188. doi: 10.1097/IAE.0000000000002271.

[5] Uchida A, Manjunath D, Singh RP, et al. Optical coherence tomography angiography in eyes with indeterminate choroidal neovascularization: results from the AVATAR study. *Ophthalmol Retina*. 2018;2(11):1107–1117.

第 29 章　葡萄膜渗漏综合征
Uveal Effusion Syndrome

一、疾病特征

- 葡萄膜渗漏综合征（uveal effusion syndrome）的定义是特发性的睫状体脉络膜渗出，可能伴有浆液性视网膜脱离（图 29-1）[1]。

- 通常多发生在全身其他系统健康的中年男性[1]。

- 病理生理学认为，由于巩膜通透性降低和硬化，眼后段引流受到影响。有研究表明，葡萄膜渗漏综合征患者伴有黏多糖样物质聚集及巩膜增厚[2, 3]。

- 葡萄膜渗漏综合征被分为 3 种类型[3]。

  - 1 型：小眼球型，眼轴小，但巩膜正常。
  - 2 型：非小眼球型（眼轴长正常），临床上巩膜异常。
  - 3 型：非小眼球型（眼轴长正常），临床上巩膜正常。

- 排除继发性浆液性脉络膜脱离的原因很重要，包括葡萄膜炎、低眼压、高血压、葡萄膜静脉压升高（如 Sturge-Weber、动静脉瘘）和肿瘤等。

- 治疗包括巩膜薄变手术，如象限性板层巩膜切除术、巩膜切除及脉络膜上腔液体引流术，可以同时治疗潜在的巩膜病变（图 29-2）[4]。一些外科医生还将玻璃体切割术与外部引流术结合起来，用于治疗伴有孔源性视网膜脱离的病例。全身使用类固醇是有争议的。最近一项 3 型葡萄膜渗漏综合征病例系列研究表明，与观察组相比，使用皮质类固醇治疗的患者组视力有所提高[1, 5]。然而，支持常规使用皮质类固醇来治疗葡萄膜渗漏综合征的证据仍然很薄弱。

二、OCT 影像学特征

- 增强深度成像（EDI）OCT 可以提高脉络膜的可视化程度。在葡萄膜渗漏综合征中，EDI-OCT 显示脉络膜厚度增加。然而，脉络膜厚度增加是一个非特异性的特征，虽然有帮助，但不具有诊断性（图 29-3）。

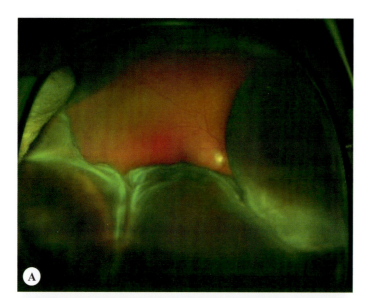

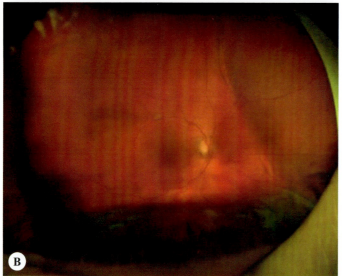

◀ 图 29-1　A. 58 岁白人男性的超广角眼底照相，无其他病史，未见葡萄膜炎，眼轴长度正常（22.8mm），出现特发性脉络膜渗漏和渗出性视网膜脱离，使用泼尼松 60mg/d 治疗后没有改善；B. 同一患者的超广角眼底照相，显示在鼻上和颞上方的板层巩膜切除术后 2 周，脉络膜下积液有所吸收

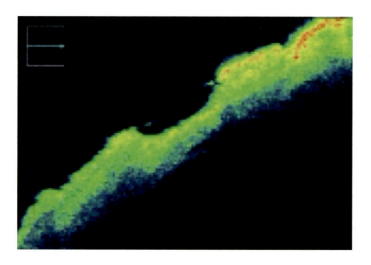

◀ 图 29-2　巩膜的术中 OCT 显示了颞上象限的板层巩膜切开的深度

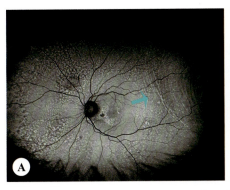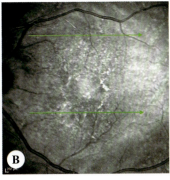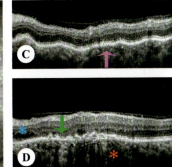

▲ 图 29-3 有长期继发于葡萄膜渗漏综合征的复发性脉络膜积液病史患者的多模态成像

A. 眼底自发荧光（AF）显示弥漫斑驳的强和弱 AF 改变（"豹斑"），提示慢性视网膜色素上皮损伤。曲线状的自体荧光变化条纹与葡萄膜渗漏的前边界相对应（蓝箭）。B. 近红外成像标志着 C（上侧绿线）和 D（下侧绿线）的 SD-OCT 的位置。C. 通过黄斑上方的 SD-OCT 扫描显示脉络膜褶皱（紫箭）。D. 通过黄斑下方的 SD-OCT 扫描显示脉络膜厚度增加，有大的低反射空腔（红星号）、视网膜色素上皮的局灶性肥大、萎缩和小脱离（绿箭）及轻度视网膜内积液（蓝星号）

- 脉络膜外侧低反射区的存在可能是由于血管外蛋白、脉络膜上层空间的液体或脉络膜静脉扩张造成的[6]。

- OCT 所显示出的"豹斑"病变可能是由于视网膜色素上皮的局灶性增厚 / 肥大（图 29-3）[7]。

三、OCTA 影像学特征

- 目前，OCTA 在葡萄膜渗漏综合征的诊断中没有帮助。

参考文献

[1] Besirli CG, Johnson MW. Uveal effusion syndrome and hypotony maculopathy. In: Schachat A, ed. *Ryan's Retina*. Amsterdam; Elsevier; 2017:1484–1490.

[2] Kawamura M, Tajima S, Azuma N, Katsura H, Akiyama K. Immunohistochemical studies of glycosaminoglycans in nanophthalmic sclera. *Graefes Arch Clin Exp Ophthalmol*. 1996; 234(1):19–24.

[3] Uyama M, Takahashi K, Kozaki J, et al. Uveal effusion syndrome: clinical features, surgical treatment, histologic examination of the sclera, and pathophysiology. *Ophthalmology*. 2000;107:441–449.

[4] Khatri A, Singh S, Joshi , Kharel M. Quadrantic vortex vein decompression with subretinal fluid drainage for management of nanophthalmic choroidal effusions-a review of literature and case series. *BMC Ophthalmol*. 2019;19(1):210.

[5] Shields CL, Roelofs K, Di Nicola M, Sioufi K, Mashayekhi A, Shields JA. Uveal effusion syndomre in 104 eyes: response to corticosteroids – the 2017 Axel C. Hansen lecture. *Indian J Ophthalmol*. 2017;65(11):1093–1104.

[6] Harada T, Machida S, Fujiwara T, Nishida Y, Kurosaka D. Choroidal findings in idiopathic uveal effusion syndrome. *Clin Ophthalmol.* 2011;5:1599–1601.

[7] Okuda T, Higashide T, Wakabayashi Y, Nishimura A, Sugiyama K. Fundus autofluorescence and spectral-domain optical coherence tomography findings of leopard spots in nanophthalmic uveal effusion syndrome. *Graefes Arch Clin Exp Ophthalmol.* 2010;248:1199–1202.

第四篇 玻璃体视网膜交界面及周边视网膜病变

The Vitreoretinal Interface and Peripheral Retinal Pathology

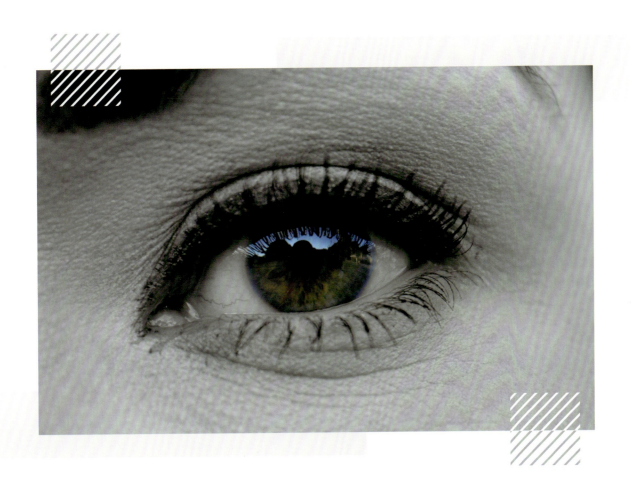

第 30 章　玻璃体－黄斑粘连和正常玻璃体视网膜界面

Vitreomacular Adhesion and the Normal Vitreoretinal Interface

一、疾病特征

- 玻璃体主要由 2 型胶原蛋白的外皮层（即后皮质）组成，将后部玻璃体与内界膜（internal limiting membrane，ILM）连接起来[1]。

- 在这个界面上附着的大分子复合物，由纤维蛋白、层粘连蛋白和其他成分组成，形成胶状基质，在玻璃体视网膜黏附中起作用[2]。

- 这种连接从出生到年轻时一直存在，构成了正常的玻璃体视网膜界面。随着年龄的增长，玻璃体液化，收缩，后皮质与内界膜分离，这个过程被称为玻璃体后脱离（posterior vitreous detachment，PVD）。

- 中央凹周边发生的 PVD，在其形态维持正常的情况下，中央凹处附着持续存在，称为玻璃体－黄斑粘连（vitreomacular adhesion，VMA）。

- VMA 是非病理性的，无症状的，但持续的粘连可能会导致继发性牵引性疾病，如玻璃体黄斑牵引（vitreomacular traction，VMT）或黄斑裂孔。

- 发生 VMT 会增加潜在的视网膜疾病发生风险，如糖尿病性黄斑水肿或老年性黄斑变性[3]。

二、OCT 影像学特征

- OCT 能够更好地了解玻璃体视网膜界面，对于评估潜在的异常情况至关重要[4]。

- 扫频源 OCT 系统和新的软件模块（如玻璃体成像增强）提供了更多的玻璃体解剖的可视化细节（图 30-1）。

- 国际玻璃体黄斑牵引研究分类系统根据 OCT 结果对玻璃体黄斑牵引疾病谱的不同程度进行了分类，玻璃体黄斑界面疾病主要有玻璃体－黄斑粘连（VMA）、玻璃体黄斑牵引（VMT）及黄斑裂孔（Macular hole，MH）[2]。

- VMA 可按 OCT 上观察到的解剖学特征进行亚分类。

- 局部 VMA 的粘连范围≤1500μm，而粘连范围＞1500μm 称为广泛 VMA（图 30–2）[2]。

- 黄斑前粘连的释放表示在 PVD 过程中玻璃体后皮质与黄斑表面分离。如果在 OCT 内仍能看到玻璃体后皮质，它通常仍附着在后极部的眼球结构上，比如视神经，而完全 PVD 往往看不到玻璃体后皮质。

- 通常情况下，当 PVD 发生时，在 OCT 的 B 扫描中看不到玻璃体结构。

- ILM 和无细胞玻璃体的平行纤维方向的反射率不同，可以在 OCT 上对这个界面进行明显的区分（图 30–2）[4]。

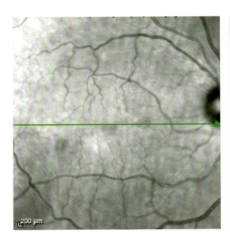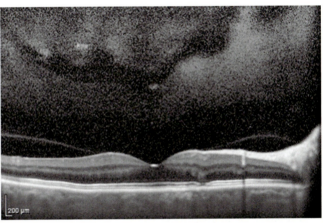

▲ 图 30–1　玻璃体成像增强的 SD-OCT，可以清晰地看到玻璃体 – 黄斑粘连（VMA）患者的玻璃体界面解剖结构

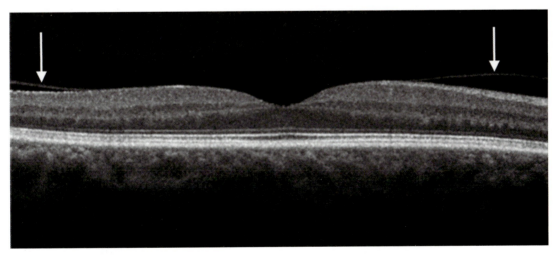

▲ 图 30–2　广泛玻璃体 – 黄斑粘连（VMA）患者的 OCT 图像
在不完全玻璃体后脱离中，带状的高反射物质呈圆锥形，相当于玻璃体后皮质与内界膜的连接（白箭）。注意中央凹存在正常解剖学外观

参考文献

[1] Stalmans P1, Duker JS, Kaiser PK, et al. Oct-based interpretation of the vitreomacular interface and indications for pharmacologic vitreolysis. *Retina*. 2013;33(10):2003–2011.

[2] Duker JS, Kaiser PK, Binder S, et al. The International vitreomacular traction Study group classification of vitreomacular adhesion, traction, and macular hole. *Ophthalmology*. 2013;120(12):2611–2619.

[3] John VJ, Flynn HW, Smiddy WE, et al. Clinical course of vitreomacular adhesion managed by initial observation. *Retina*. 2014;34(3):442–446.

[4] Mirza RG, Johnson MW, Jampol LM. Optical coherence tomography use in evaluation of the vitreoretinal interface: a review. *Surv Ophthalmol*. 2007;52(4):397–421.

第31章 全层黄斑裂孔
Full-Thickness Macular Hole

一、疾病特征

- 全层黄斑裂孔（full-thickness macular hole，FTMH）是黄斑中央凹处全层的缺损，导致从内界膜到视网膜色素上皮层的所有视网膜层缺损（图 31-1）。

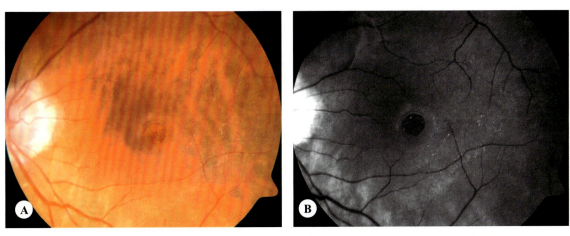

▲ 图 31-1 全层黄斑裂孔的彩色（A）和无赤光（B）眼底照相。黄斑暗点周围清晰明确的界限表明全层黄斑裂孔的边界。周围视网膜组织增厚

- FTMH 的患病率为 0.02%～0.33%，非同时性双侧受累率为 5%～20%[1]。
- 全层黄斑裂孔患者的症状包括视物变形、不同程度的视力丧失和中央暗点。
- FTMH 分为原发性和继发性。
- 大多数 FTMH 是原发性的，由玻璃体黄斑牵引（vitreomacular traction，VMT）引起。与原发性全层黄斑裂孔相关的风险因素为女性和高龄（图 31-2）。
- 继发性 FTMH 的原因包括创伤、眼部炎症和高度近视（图 31-3）。
- FTMH 基于 OCT 图像中孔径大小进行分类：小（黄斑裂孔孔径≤250mm）、中等（250mm<黄斑裂孔孔径≤ 400mm）、大（黄斑裂孔孔径＞400mm）[2]。

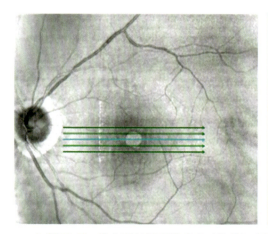
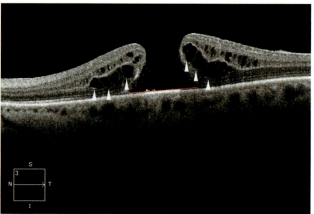

▲ 图 31-2 带有囊性视网膜改变（箭头）和圆形视网膜边缘的大沙漏状全层黄斑裂孔（FTMH）。显示从内界膜（ILM）到视网膜色素上皮层的完全缺损。绿线代表全层黄斑裂孔的孔径大小。红线代表基底直径

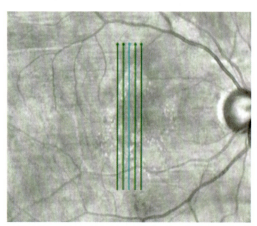
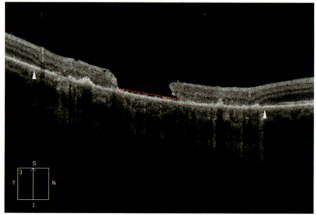

▲ 图 31-3 巨大外伤性全层黄斑裂孔（FTMH）伴椭圆体带（EZ）萎缩。绿线表示全层黄斑裂孔的孔径大小。红线代表基底直径。在两个箭头之间的区域可以看到椭圆体带缺损

二、OCT 影像学特征

- OCT 是目前 FTMH 诊断、分期和监测的金标准。

- FTMH 的基本形态特征包括黄斑中所有视网膜层的沙漏状缺失（图 31-2 和图 31-4）。

- 通常情况下，视网膜边缘是圆形的，并可能由于囊性视网膜改变而增厚，在 OCT 上表现为视网膜组织内的局灶性低反射圆形结构。裂孔边缘常存在少量视网膜下积液，表现为视网膜和视网膜色素上皮之间的低反射空间（图 31-2）。

- 裂孔的孔径大小被定义为由 OCT 测量的视网膜边缘两个最近部分之间的距离。它可用于对 FTMH 分期和手术后对解剖复位情况进行预测（图 31-2 和图 31-3）[2]。

- 另一个预测 FTMH 预后的特征是基底直径，其定义为在 RPE 层两处视网膜边缘之间的距

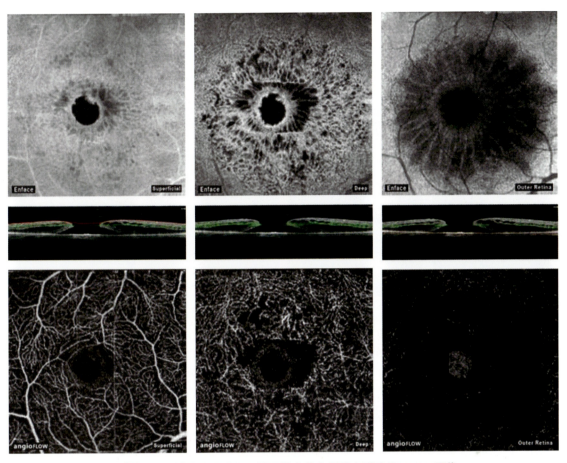

▲ 图 31-4　黄斑中央凹无血管区扩大的全层黄斑裂孔的 OCTA 图像

深层视网膜裂孔周围的囊性改变在 en-face OCT 图像上能被更好地显示出来（经许可转载，引自 Shahlaee A, Rahimy E, Hsu J, Gupta OP, Ho AC. Preoperative and postoperative features of macular holes on en face imaging and optical coherence tomography angiography. *Am J Ophthalmol Case Rep.* 2017;5: 20-25.）

离[2]（图 31-2 和图 31-3）。

- 基底直径和孔径大小与术后视力预后呈负相关[3]。

三、OCTA 影像学特征

- OCTA 图像显示 FTMH 中央凹无血管区扩大，部分原因是视网膜组织的完全缺损（图 31-4）[4]。

- FTMH 周围的囊性视网膜改变表现为外丛状层呈放射状拉长的低反射囊腔，内核层呈小的圆形囊腔。囊腔周围可见血流信号[5]。

- OCTA 可能有助于观察 FTMH 手术治疗后视网膜囊性改变的消退和黄斑中央凹无血管区的减少（图 31-5）[4]。

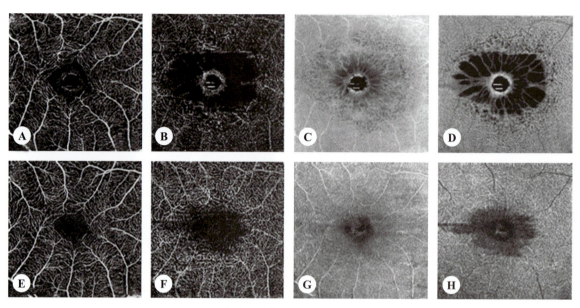

▲ 图 31-5　手术治疗全层黄斑裂孔（FTMH）的 OCTA 图像

A 至 D. 术前 en-face 所示深层视网膜和深层脉络膜毛细血管层图像的低反射腔隙图像代表黄斑裂孔（箭头）和囊性改变；E 至 H. 术后囊性改变和中央凹无血管区减少（经许可转载，引自 Shahlaee A, Rahimy E, Hsu J, Gupta OP, Ho AC. Preoperative and postoperative features of macular holes on en face imaging and optical coherence tomography angiography. *Am J Ophthalmol Case Rep*. 2017;5: 20-25.）

参考文献

[1] Forsaa VA, Lindtjorn B, Kvaloy JT, Froystein T, Krohn J. Epidemiology and morphology of full-thickness macular holes. *Acta Ophthalmol*. 2018;96(4):397–404.

[2] Duker JS, Kaiser PK, Binder S, et al. The International Vitreomacular Traction Study Group classification of vitreomacular adhesion, traction, and macular hole. *Ophthalmology*. 2013;120(12):2611–2619.

[3] Goldberg RA, Waheed NK, Duker JS. Optical coherence tomography in the preoperative and postoperative management of macular hole and epiretinal membrane. *Br J Ophthalmol*. 2014;98(suppl 2):ii20–ii23.

[4] Shahlaee A, Rahimy E, Hsu J, Gupta OP, Ho AC. Preoperative and postoperative features of macular holes on en face imaging and optical coherence tomography angiography. *Am J Ophthalmol Case Rep*. 2017;5:20–25.

[5] Rizzo S, Savastano A, Bacherini D, Savastano MC. Vascular features of full-thickness macular hole by OCT angiography. *Ophthalmic Surg Lasers Imaging Retina*. 2017;48(1):62–68.

第 32 章　视网膜前膜

Epiretinal Membrane

一、疾病特征

- 视网膜前膜（ERM），也称为"黄斑前膜"，是玻璃体视网膜界面纤维细胞增殖引起的常见疾病[1]。

- ERM 通常是特发性的，并与衰老有关。继发性原因包括视网膜血管疾病、葡萄膜炎、视网膜脱离，或医源性的，例如激光和手术[2]。

- 临床表现可以无症状，也可以表现为视觉扭曲、视物变形和中心视野丧失。

- 查体可见早期 ERM 表现为玻璃纸样反光合并黄斑中央凹反光减弱。在进展期，ERM 表现为视网膜前纤维化，并导致视网膜扭曲和牵引性皱襞的发生[1]。

- 大多数 ERM 是非进展性和无症状的，因此可以经常观察到。

- 对具有视力下降的视网膜前膜的治疗方法是手术治疗，包括玻璃体平坦部切除和 ERM 剥离术。同时进行内界膜剥离通常是为了降低 ERM 复发的风险[3]。

二、OCT 影像学特征

- OCT 是评估视网膜前膜的首选诊断成像测试，其在视网膜表面上显示为高反射带（图 32-1）[4]。

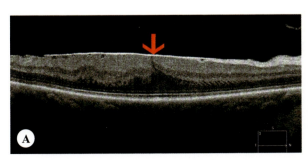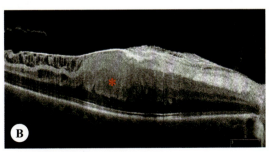

▲ 图 32-1　A. OCT 显示视网膜前膜（红箭），导致视网膜牵引，黄斑中央凹轮廓消失。B. 1 年后患者的 OCT 显示视网膜前膜进展。内层视网膜断裂并出现中央凹内层异常（红星号）

- 目前有几种基于 OCT 的 ERM 分类，并考虑了因膜挛缩引起的黄斑区解剖变化。以下是目前临床常用的一个分类，共分为 4 个阶段。
  - 第 1 阶段：视网膜层清晰，中央凹存在。
  - 第 2 阶段：视网膜层清晰，缺乏中央凹。
  - 第 3 阶段：视网膜层清晰，缺乏中央凹，并出现中央凹内层异常。
  - 第 4 阶段：视网膜层中断，缺乏中央凹，并出现中央凹内层异常（图 32-1）。
- 其他与 ERM 相关的 OCT 发现包括中央凹厚度增加、视网膜内积液、视网膜折叠、椭圆体带（EZ）变薄、中央凹下物质沉积、板层黄斑裂孔[4, 5]。
- 手术剥离 ERM 可以松解牵引并改善中央凹轮廓（图 32-2）。但最常见的情况是，即使在手术剥离后，一些结构的改变仍然存在。

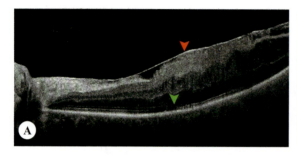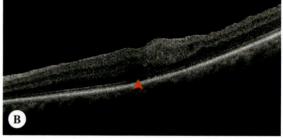

▲ 图 32-2　**A. OCT** 显示视网膜前膜（红箭头），伴有黄斑囊样水肿和中央凹轮廓丧失。此外，牵引力也会导致外界膜（**ELM**）和椭圆体带（**EZ**）的继发性变薄（绿箭头）。**B.** 玻璃体切除合并视网膜前膜剥离术后的 **OCT**。视网膜轮廓得到改善，并进行了椭圆体带重建（红箭头）

三、OCTA 影像学特征

- OCTA 在评估视网膜前膜方面可能发挥新作用[6-9]。
- ERM 挛缩产生的切向力导致 OCTA 上可见视网膜血管移位。
- OCTA 可用于显示 ERM 视网膜血管移位的程度，还显示了中央凹无血管区的减少（图 32-3）[7, 9]。
- ERM 中微血管改变对视力预后意义仍在研究中。

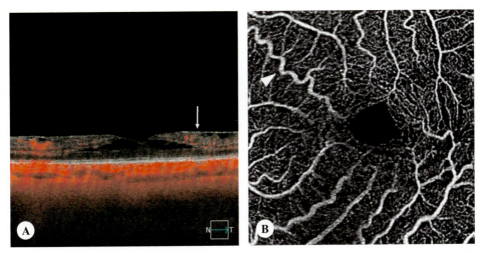

▲ 图 32–3　**A. OCT 显示视网膜前膜（箭）和视网膜下积液；B. OCTA 视网膜微血管的 3mm×3mm 区域，血管移位导致血管弯曲度增加（箭头）**

参考文献

[1] Fraser-Bell S, Guzowski M, Rochtchina E, Wang JJ, Mitchell P. Five-year cumulative incidence and progression of epiretinal membranes: the Blue Mountains Eye Study. *Ophthalmology*. 2003;110:34–40.

[2] Yazici AT, Alagoz N, Celik HU, et al. Idiopathic and secondary epiretinal membranes: do they differ in terms of morphology? An optical coherence tomography-based study. *Retina*. 2011;31:779–784.

[3] Sandali O, El Sanharawi M, Basli E, et al. Epiretinal membrane recurrence: incidence, characteristics, evolution, and preventive and risk factors. *Retina*. 2013;33:2032–2038.

[4] Stevenson W, Prospero Ponce CM, Agarwal DR, Gelman R, Christoforidis JB. Epiretinal membrane: optical coherence tomography-based diagnosis and classification. *Clin Ophthalmol*. 2016;10:527–534.

[5] Govetto A, Lalane RA III, Sarraf D, Figueroa MS, Hubschman JP. Insights into epiretinal membranes: presence of ectopic inner foveal layers and a new optical coherence tomography staging scheme. *Am J Ophthalmol*. 2017;175:99–113.

[6] Muftuoglu IK, Amador M, Meshi A, Nudleman E, Lin T, Freeman WR. Foveal avascular zone distortion in epiretinal membrane by optical coherence tomography angiography. *Ophthalmic Surg Lasers Imaging Retina*. 2019;50:295–301.

[7] Yoon YS, Woo JM, Woo JE, Min JK. Superficial foveal avascular zone area changes before and after idiopathic epiretinal membrane surgery. *Int J Ophthalmol*. 2018;11:1711–1715.

[8] Nelis P, Alten F, Clemens CR, Heiduschka P, Eter N. Quantification of changes in foveal capillary architecture caused by idiopathic epiretinal membrane using OCT angiography. *Graefes Arch Clin Exp Ophthalmol*. 2017;255:1319–1324.

[9] Kim YJ, Kim S, Lee JY, Kim JG, Yoon YH. Macular capillary plexuses after epiretinal membrane surgery: an optical coherence tomography angiography study. *Br J Ophthalmol*. 2018;102:1086–1091.

第 33 章　板层黄斑裂孔及相关视网膜前增生膜
Lamellar Macular Hole and Epiretinal Proliferation

一、疾病特征

- 板层黄斑裂孔是黄斑部的部分厚度缺损，视网膜层之间存在视网膜内分离，导致视网膜中央凹内层缺失。

- 板层孔的类型可以分为牵拉性视网膜前膜相关型、与板层黄斑裂孔相关视网膜前增生膜（lamellar hole–associated epiretinal proliferation，LHEP），以及预后较差的退行性改变。

- 其临床表现与全层黄斑裂孔相似，包括视物模糊和扭曲，但程度较轻。

- 目前对于手术治疗是有争议的。对于有症状的与视网膜前膜相关牵引的病例，手术干预可能会成功地提高视力。在那些组织明显缺失、LHEP 和中央凹萎缩并伴有椭圆体带缺失的病例，很少使用手术治疗。由于术后可能出现全层黄斑裂孔的风险，在手术干预中应考虑采取内界膜（ILM）剥除。

- 与假性黄斑裂孔不同，板层裂孔有视网膜组织的缺失。

二、OCT 影像学特征

- OCT 的主要影像学特征表现为中央凹轮廓不规则、视网膜组织缺失、视网膜内外层分离，以及完整的中央凹光感受器细胞层。

- 继发于视网膜前膜的板层裂孔通常中央凹边缘隆起，大部分分离发生在外核层和外丛状层之间，可见低反射腔隙之间的垂直高反射信号。通常这类的网膜组织缺失最小（图 33-1）。

- 伴有 LHEP 的退行性板层黄斑裂孔（图 33-2）通常表现为宽的圆边视网膜内空洞，缺乏垂直高反射桥，并缺乏清晰的牵引改变。

- 视网膜内病变可影响所有层面，包括萎缩和变薄的椭圆体带。与牵引孔相比，中央凹边缘通常不会升高。

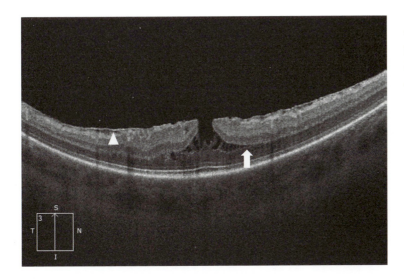

◀ 图 33-1　伴随视网膜前膜牵引的板层裂孔（箭头），以及外核层（ONL）和外丛状层（OPL）之间有明显的层间分离（箭）

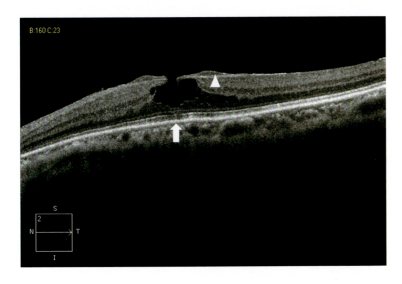

◀ 图 33-2　退行性板层黄斑裂孔伴视网膜前增生（箭头）。视网膜内组织缺失导致外层视网膜改变，包括椭圆体带变薄和缺损（箭）

- LHEP 与视网膜前膜的区别在于其相对较低的反射率、有限的牵引力，以及内部视网膜和增殖组织之间的连续性。

三、OCTA 影像学特征

- OCTA 检查显示，与健康对照组相比，退行性板层黄斑裂孔眼和对侧眼中央凹周围无血管区的上方毛细血管丛的血管密度增加（图 33-3）。

- 与健康对照组相比，板层黄斑裂孔深层毛细血管丛，以及脉络膜毛细血管没有明显变化（图 33-4）。

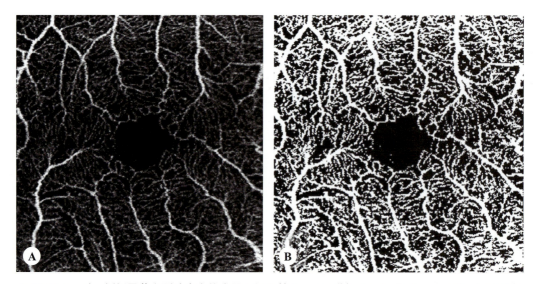

▲ 图 33–3　对一例板层黄斑裂孔患者的浅层毛细血管丛（**A**）进行 **OCTA** 检查，并对同一图像进行多模态成像（**B**）

经许可转载，引自 Pierro L, Iuliano L, Gagliardi M, Arrigo A, Bandello F. Higher vascular density of the superficial retinal capillary plexus in degenerative lamellar macular holes. *Ophthalmic Surg Lasers Imaging Retina*. 2019;50(4):e112-e117.

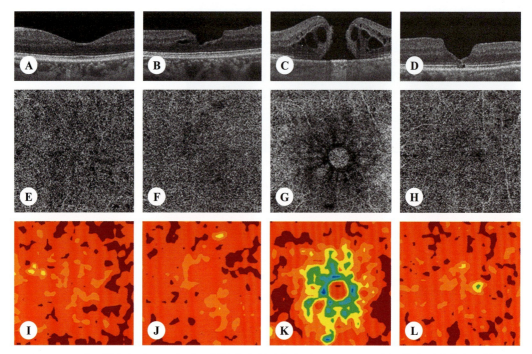

▲ 图 33–4　对正常患者（**A、E 和 I**）、板层黄斑裂孔患者（**B、F 和 J**）、全层黄斑裂孔患者术前（**C、G 和 K**）和术后（**D、H 和 L**）进行黄斑中央凹的 OCT B 扫描（**A 至 D**）、脉络膜 OCTA（**E 至 H**）及相应的脉络膜毛细血管灌注密度图（**I 至 L**）。板层黄斑裂孔的脉络膜毛细血管与正常患者无差异，而全层黄斑裂孔术前的灌注明显减少

经许可转载，引自 Ahn J, Yoo G, Kim JT, Kim SW, Oh J. Choriocapillaris layer imaging with swept-source optical coherence tomography angiography in lamellar and full-thickness macular hole. *Graefes Arch Clin Exp Ophthalmol*. 2018;256(1):11-21.

参 考 文 献

[1] Haritoglou C, Tadayoni R, Hubschman JP. Lamellar macular hole surgery–current concepts, future prospects. *Clin Ophthalmol.* 2019;13:143–146.

[2] Reibaldi M, Parravano M, Varano M, et al. Foveal microstructure and functional parameters in lamellar macular hole. *Am J Opthalmol.* 2012;154(6):974–980.

[3] Ahn J, Yoo G, Kim JT, Kim SW, Oh J. Choriocapillaris layer imaging with swept-source optical coherence tomography angiography in lamellar and full-thickness macular hole. *Graefes Arch Clin Exp Ophthalmol.* 2018;256(1):11–21.

[4] Pierro L, Iuliano L, Gagliardi M, Arrigo A, Bandello F. Higher vascular density of the superficial retinal capillary plexus in degenerative lamellar macular holes. *Ophthalmic Surg Lasers Imaging Retina.* 2019;50(4):e112–e117.

参考文献

第 34 章　玻璃体黄斑牵引综合征
Vitreomacular Traction Syndrome

一、疾病特征

- 玻璃体后脱离过程中，后极部玻璃体与黄斑分离不完全，并产生牵引，这被定义为玻璃体黄斑牵引（vitreomacular traction，VMT）。

- VMT 综合征是指伴有视网膜前膜的 VMT。

- VMT 发生频率随年龄增长而增加，预测在人群中的患病率为 1.6%。23% 的渗出性（湿性）老年性黄斑变性（AMD）眼和 29% 的糖尿病性黄斑水肿（DME）眼患有这种疾病[1]。

- VMT 可能出现视物变形、闪光感、视物模糊和视力下降等症状，影响患者生活质量[2]。

- VMT 与一系列影响视力的黄斑疾病有关，如视网膜前膜（ERM）、黄斑裂孔（MH）、AMD、糖尿病性视网膜病变和 DME。

- 视力预后，尤其是治疗后的预后，取决于多种因素，包括基线视力、年龄、ERM 的发生、并发黄斑疾病和玻璃体 – 黄斑粘连（VMA）的直径[3]。

二、OCT 影像学特征

- OCT 是 VMT 诊断、监测和治疗后随访的金标准。

- 后极部玻璃体和黄斑中央凹之间的牵引导致了与 VMT 相关的 OCT 特征表现（图 34-1 至图 34-3）。
  - 中央凹轮廓改变，内层视网膜表面出现向前牵引。
  - 视网膜内积液。
  - 视网膜下积液。
  - 外层视网膜缺损。

- 继发于 VMT 的视网膜囊肿和 MH 也可通过 OCT 确诊。

- 与预后相关的潜在的视网膜形态学特征包括椭圆体带（EZ）的完整性、中央凹厚度和黄斑中心区厚度。

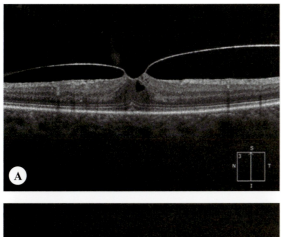
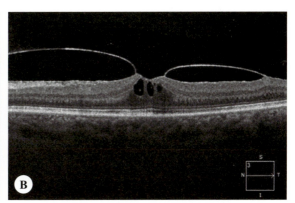
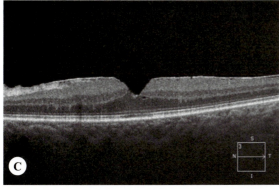

▲ 图 34-1　**A. OCT** 图像显示玻璃体黄斑牵引（**VMT**）伴有轻度视网膜前膜（**ERM**），以及中央凹轮廓消失和少量的视网膜内积液；**B.** 伴有视网膜内积液的进展期 **VMT**；**C.** 术后 **OCT** 扫描显示 **VMT** 消退，但 **ERM** 持续存在

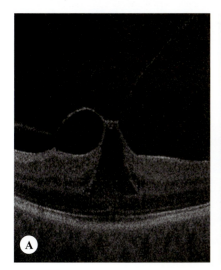
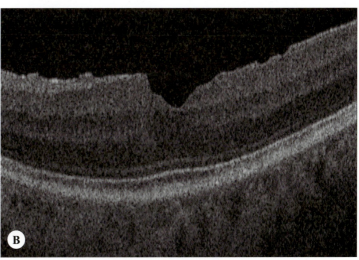

▲ 图 34-2　**A.** 手术前玻璃体黄斑牵引（**VMT**）导致视网膜囊肿形成和局灶性椭圆体带（**EZ**）缺损的患者的 **OCT** 图像；**B.** 术后 1 年，**OCT** 显示 **VMT** 已消退和 **EZ** 修复，并伴有轻度视网膜前膜形成

- 无 ERM、EZ 完整性增强和 VMA 的直径减小预后较好的特征性改变。

三、OCTA 影像学特征

- OCTA 是评估 VMT 对视网膜血管影响的一种方式，具有评估预后价值（图 34-4）[4]。

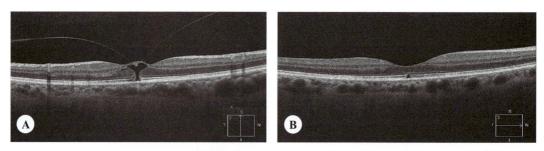

▲ 图 34-3　玻璃体黄斑牵引（VMT）病例的 OCT 图像

A. OCT 图像显示外层视网膜缺损伴近全层黄斑裂孔；B. 在自发性 VMT 松解后，中央凹轮廓恢复，伴有轻度椭圆体带缺损和少量残留的视网膜下积液

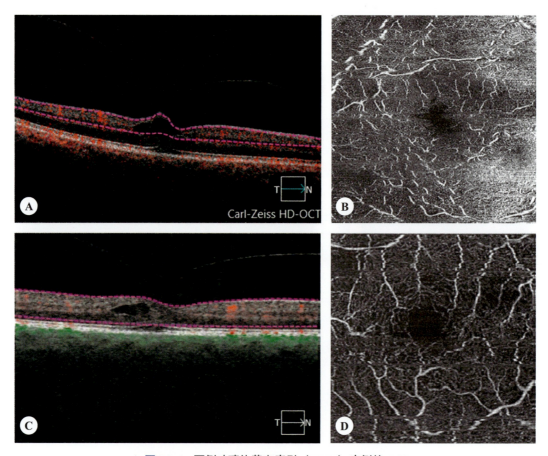

▲ 图 34-4　两例玻璃体黄斑牵引（VMT）病例的 OCTA

A 和 B. 第 1 个病例 OCTA 出现运动伪影，扫描质量有限；C 和 D. 第 2 个病例显示了更高质量的 OCTA 图像，可见对应于囊性改变区域的流空

- 在目前有限的文献中，关于 OCTA 在 VMT 中有多种发现。报告的调查结果包括以下内容。
  - VMT 区域和周围视网膜的血管灌注减少，在玻璃体切割术后可以逆转[5]。
  - 与健康眼相比，3 个血管丛内的灌注密度均无变化，但浅层毛细血管丛（SCP）的中央凹无血管区减少[4]。
- 黄斑牵引和解剖结构扭曲可能会影响 OCTA 质量，增加伪影的可能性[6]。

参考文献

[1]　Meuer SM, Myers CE, Klein BEK, et al. The epidemiology of vitreoretinal interface abnormalities as detected by spectral-domain optical coherence tomography: the Beaver Dam Eye study. *Ophthalmology*. 2015;122(4):787–795. doi:10.1016/j.ophtha.2014.10.014.

[2]　Steel DHW, Lotery AJ. Idiopathic vitreomacular traction and macular hole: a comprehensive review of pathophysiology, diagnosis, and treatment. *Eye*. 2013;27(suppl 1):S1–S21. doi:10.1038/eye.2013.212.

[3]　Singh RP, Li A, Bedi R, et al. Anatomical and visual outcomes following ocriplasmin treatment for symptomatic vitreomacular traction syndrome. *Br J Ophthalmol*. 2014;98(3):356–360. doi:10.1136/bjophthalmol-2013-304219.

[4]　Iuliano L, Fogliato G, Colombo R, et al. Reduced perfusion density of superficial retinal capillary plexus after intravitreal ocriplasmin injection for idiopathic vitreomacular traction. *BMC Ophthalmol*. 2019;19(1):1–11. doi:10.1186/s12886-019-1119-9.

[5]　Kashani AH, Zhang Y, Capone A, et al. Impaired retinal perfusion resulting from vitreoretinal traction: a mechanism of retinal vascular insufficiency. *Ophthalmic Surg Lasers Imaging Retina*. 2016;47(3):1–11. doi:10.3928/23258160-20160229-03.

[6]　Duker JS, Kaiser PK, Binder S, et al. The international vitreomacular traction study group classification of vitreomacular adhesion, traction, and macular hole. *Ophthalmology*. 2013;120(12):2611–2619.

第 35 章　近视性黄斑劈裂和牵拉性视网膜脱离
Myopic Macular Schisis and Tractional Retinal Detachment

一、疾病特征

- 近视是导致视网膜脱离、黄斑裂孔、脉络膜新生血管和视网膜劈裂的危险因素。

- 在近视眼中，后极部玻璃体对视网膜的牵引可导致内层视网膜劈裂，称为黄斑劈裂或近视性黄斑劈裂。

- 近视性黄斑劈裂和黄斑裂孔可进展为视网膜脱离，通常这种并发症相对罕见，最常见于伴有后巩膜葡萄肿的患眼[1]。

二、OCT 影像学特征

- OCT 的常见特征表现包括黄斑劈裂、玻璃体视网膜界面异常和后巩膜葡萄肿（图 35-1）。

- 黄斑劈裂是高度近视眼最常见的 OCT 表现[2]。

- OCT 上与黄斑劈裂相关的其他解剖特征包括以下内容（图 35-2 至图 35-4）。

  - 圆顶状黄斑。

  - 光感受器脱离。

  - 中央凹椭圆体带（ellipsoid zone，EZ）缺失。

  - 内界膜（internal limiting membrane，ILM）破坏。

  - 板层裂孔（lamellar hole，LH）或全层黄斑裂孔。

  - 视网膜脱离伴 FTMH。

- 虽然每个阶段的发病率和进展率尚未确定（图 35-2 和图 35-3），但病变很可能会从视网膜劈裂进展到 FTMH，少部分会发展到黄斑孔性视网膜脱离。

- 视网膜前膜（epiretinal membrane，ERM）和玻璃体黄斑牵引（vitreomacular traction，VMT）是近视性黄斑劈裂和牵引性视网膜脱离的前期表现。在高度近视眼中，有不到 50% 眼发生这种征象（图 35-2）[3]。

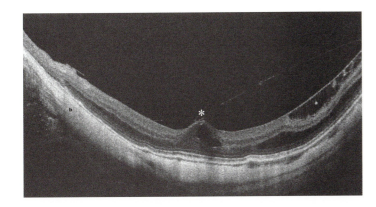

◀ 图 35-1　高度近视患者的 OCT 图像显示玻璃体黄斑牵引（白星号）、视网膜劈裂（a）和后巩膜葡萄肿（b）。脉络膜非常薄，后部巩膜可见

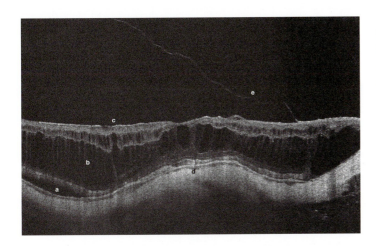

◀ 图 35-2　高度近视患者的 OCT 图像显示神经上皮脱离（a）、视网膜劈裂（b）、少量视网膜前膜（c）、圆顶状黄斑（d）和不完全玻璃体后脱离（PVD）（e）

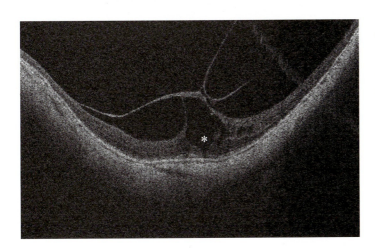

◀ 图 35-3　高度近视患者的 OCT 图像突出显示了与玻璃体黄斑牵引相关的全层黄斑裂孔。可见后巩膜葡萄肿，葡萄肿区域脉络膜血管严重变薄

- 与后玻璃体劈裂相比，合并玻璃体后脱离（posterior vitreous detachmen，PVD）的高度近视眼发生并发症和视力丧失的可能性显著降低[4]。因为在神经上皮上有广泛的玻璃体浓缩，其形态类似 Weiss 环，所以在通常情况下，很难分辨 PVD 与玻璃体劈裂（图 35-2）。

- 后巩膜葡萄肿是眼球后壁曲率增加所致的弧度，在眼底检查和 OCT 上很容易被观察到。

- 脉络膜厚度可以在 OCT 上测量，并且与年龄和近视性屈光不正程度成反比[5]。
- 许多高度近视的眼睛在 OCT 上显示血管旁异常（paravascular abnormalities，PVA），包括血管旁微皱襞、血管旁囊泡、血管旁板层孔。病变在颞下和颞上血管弓较鼻侧血管弓常见（图 35-4）[6]。

三、OCTA 影像学特征

- 近视会增加包括黄斑出血和脉络膜新生血管在内的眼底血管病变的风险[7]。
- 通过 OCTA 可以观察到包括视网膜血管密度降低在内的高度近视眼的视网膜血管改变（图 35-5）[8]。

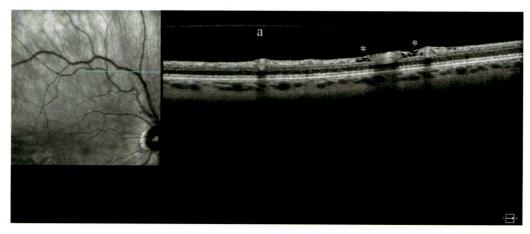

▲ 图 35-4　高度近视患者的 OCT 图像，突出显示血管周围囊样空腔和板层孔。玻璃体后极部（a）位于视网膜表面正上方，表明玻璃体后脱离（PVD）不完全

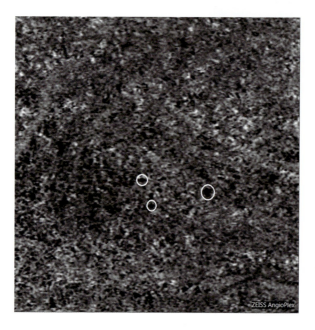

◀ 图 35-5　OCTA 图像，脉络膜毛细血管层显示局灶性血流不足（圆圈）。仔细分层评估对于区分伪影和真实血液流动至关重要

- 在 OCTA 上，脉络膜功能障碍可被识别为脉络膜毛细血管的血流缺失[9]。
- 由于图像分割技术的局限性，患有后巩膜葡萄肿的近视眼很难进行分层，从而降低了 OCT 和 OCTA 成像的准确性（图 35-2 至图 35-5）[10]。

参考文献

[1] Mura M, Iannetta D, Buschini E, de Smet MD. T-shaped macular buckling combined with 25G pars plana vitrectomy for macular hole, macular schisis, and macular detachment in highly myopic eyes. *Br J Ophthalmol*. 2017;101(3):383–388. doi:10.1136/bjophthalmol-2015–308124.

[2] You QS, Peng XY, Xu L, Chen CX, Wang YX, Jonas JB. Myopic maculopathy imaged by optical coherence tomography: the Beijing Eye Study. *Ophthalmology*. 2014;121(1):220–224.

[3] Ripandelli G, Coppe AM, Parisi V, Stirpe M. Fellow eye findings of highly myopic subjects operated for retinal detachment associated with a macular hole. *Ophthalmology*. 2008;115:1489–1493.

[4] Panozzo G, Mercanti A. Optical coherence tomography findings in myopic traction maculopathy. *Arch Ophthalmol*. 2004;122:1455–1460.

[5] Alkabes M, Pichi F, Nucci P, et al. Anatomical and visual outcomes in high myopic macular hole (HM-MH) without retinal detachment: a review. *Graefe's Arch Clin Exp Ophthalmol*. 2014;252(2):191–199. doi:10.1007/s00417–013–2555–5.

[6] Nishida Y, Fujiwara T, Imamura Y, et al. Choroidal thickness and visual acuity in highly myopic eyes. *Retina*. 2012;32:1229–1236.

[7] Li T, Wang X, Zhou Y, et al. Paravascular abnormalities observed by spectral domain optical coherence tomography are risk factors for retinoschisis in eyes with high myopia. *Acta Ophthalmol*. 2018;96(4):e515–e523. doi:10.1111/aos.13628.

[8] Yang Y, Wang J, Jiang H, et al. Retinal microvasculature alteration in high myopia. *Invest Ophthalmol Vis Sci*. 2016;57(14):6020–6030. doi:10.1167/iovs.16–19542.

[9] Venkatesh R, Sinha S, Gangadharaiah D, et al. Retinal structural-vascular-functional relationship using optical coherence tomography and optical coherence tomography-angiography in myopia. *Eye Vis (Lond)*. 2019;6(1):8. doi:10.1186/s40662–019–0133–67.

[10] Al-Sheikh M, Phasukkijwatana N, Dolz-Marco R, et al. Quantitative OCT angiography of the retinal microvasculature and the choriocapillaris in myopic eyes. *Invest Ophthalmol Vis Sci*. 2017;58(4):2063–2069.

第 36 章　孔源性视网膜脱离

Rhegmatogenous Retinal Detachment

一、疾病特征

- 孔源性视网膜脱离（rhegmatogenous retinal detachment，RRD）是最常见的视网膜脱离类型。RRD 是由于视网膜破裂（如视网膜裂孔、视网膜撕裂）导致液体进入视网膜下间隙所致。

- RRD 定义为视网膜裂孔形成后，液体从玻璃体腔流入视网膜下间隙所导致视网膜神经上皮与视网膜色素上皮（retinal pigment epithelium，RPE）分离。

- 视网膜裂孔的常见原因和危险因素包括玻璃体后脱离、格子样变性和外伤。

- 黄斑区是否受累决定了是否需要进行紧急手术。此外，黄斑区的状态在视力预后中起着重要作用。

二、OCT 影像学特征

- 通过 OCT 可以清楚地看到视网膜从 RPE 层分离，视网膜脱离可累及或不累及黄斑区，视网膜下积液（subretinal fluid，SRF）呈低反射信号（图 36-1 至图 36-3）。

- 在手术治疗前，OCT 可能会发现包括外层视网膜皱褶、视网膜内积液和视网膜折叠等特征性改变（图 36-1 和图 36-3）。

- 如果伴有增生性玻璃体视网膜病变（proliferative vitreoretinopathy，PVR），OCT 可能会观察到视网膜前膜或视网膜下增生膜。

- 术后通过 OCT 可以确认视网膜完全复位和视网膜下积液消退。

- 此外，OCT 可用于评估与 RRD 相关的远期后遗症，包括黄斑囊样水肿（cystoid macular edema，CME）和视网膜前膜（epiretinal membrane，ERM）（图 36-2）。

- 通过 OCT 也可观察到 RRD 的一些术后特征，如椭圆体带完整性和外层视网膜萎缩，提供了与视力预后相关的信息（图 36-1 和图 36-2）。

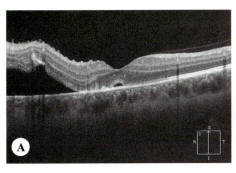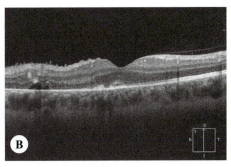

▲ 图 36-1　主要累及黄斑（保留黄斑中央凹）的孔源性视网膜脱离（**RRD**），伴有少量的中央凹下积液

A. 视网膜下增殖膜表现为脱离区的高反射性病变；B. 手术修复后，视网膜下增殖膜区域仍保留一小部分视网膜下积液。存在持续的椭圆体带减少 / 缺失

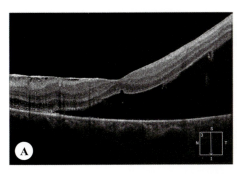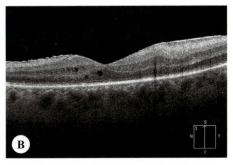

▲ 图 36-2　**A.** 累及黄斑的孔源性视网膜脱离（**RRD**）合并视网膜前膜；**B.** 手术修复后，视网膜内积液出现，并有明显的椭圆体带减少。视网膜下积液已经完全吸收。视网膜前膜持续存在

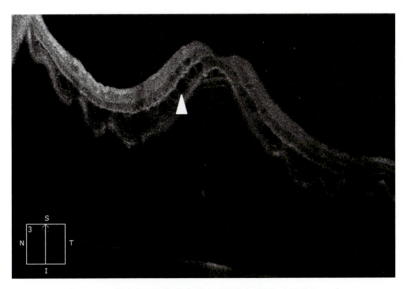

▲ 图 36-3　完全视网膜脱离伴视网膜内囊肿（箭头）

三、OCTA 影像学特征

- 对侧健康眼相比较，累及黄斑区的 RRD，中央凹微血管没有明显变化。

- 与不累及黄斑区的 RRD 相比，累及黄斑区的 RRD 在手术后黄斑中央凹浅层和深层无血管区（foveal avascular zone，FAZ）面积增加。不累及黄斑区的 RRD 无血管区的范围与术后视力预后相关。

- 与健康对侧眼相比，硅油填充的 RRD 眼，术后深层 FAZ 面积增大，血流密度变低（图 36-4）。

- 硅油填充持续时间与 FAZ 增大和血流密度减低相关。

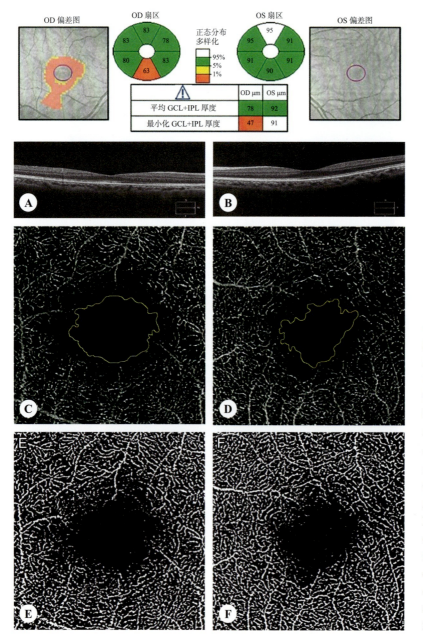

◀ 图 36-4　右眼孔源性视网膜脱离（RRD）硅油填充术后的 OCT（A 和 B）、OCTA（C 和 D），以及转换后的图像（E 和 F）。与正常对侧眼相比，RRD 眼黄斑中央凹无血管区扩大，血流密度降低

OD. 右眼；OS. 左眼；GCL. 神经节细胞层；IPL. 内核层［经许可转载，引自 Lee JY, Kim JY, Lee SY, Jeong JH, Lee EK. Foveal microvascular structures in eyes with silicone oil tamponade for rhegmatogenous retinal detachment: a swept-source optical coherence tomography angiography study. *Sci Rep*. 2020;10(1):1-9.］

参考文献

[1] Auger G, Winder S. Spectral domain OCT: an aid to diagnosis and surgical planning of retinal detachments. *J Ophthalmol*. 2011;2011:725362.

[2] Hagimura N, Suto K, Iida T, Kishi S. Optical coherence tomography of the neurosensory retina in rhegmatogenous retinal detachment. *Am J Ophthalmol*. 2000;129(2):186–190.

[3] Hajari JN, Kyhnel A, Bech-Azeddine J, la Cour M, Kiilgaard JF. Progression of foveola-on rhegmatogenous retinal detachment. *Br J Ophthalmol*. 2014;98(11):1534–1538.

[4] Nakanishi H, Hangai M, Unoki N, et al. Spectral-domain optical coherence tomography imaging of the detached macula in rhegmatogenous retinal detachment. *Retina*. 2009;29(2):232–242.

[5] Woo JM, Yoon YS, Woo JE, Min JK. Foveal avascular zone area changes analyzed using OCT angiography after successful rhegmatogenous retinal detachment repair. *Curr Eye Res*. 2018;43(5):674–678.

[6] Yoshikawa Y, Shoji T, Kanno J, et al. Evaluation of microvascular changes in the macular area of eyes with rhegmatogenous retinal detachment without macular involvement using swept-source optical coherence tomography angiography. *Clin Ophthalmol*. 2018;12:2059.

[7] Lee JY, Kim JY, Lee SY, Jeong JH, Lee EK. Foveal microvascular structures in eyes with silicone oil tamponade for rhegmatogenous retinal detachment: a swept-source optical coherence tomography angiography study. *Sci Rep*. 2020;10(1):1–9.

第 37 章　退行性视网膜劈裂
Degenerative Retinoschisis

一、疾病特征

- 通常表现为圆顶状视网膜隆起，表面光滑，通常位于颞侧，双眼发病。
- 40 岁以上人群的患病率为 7%。
- 最常见的特征是视网膜神经感觉层与外丛状层劈裂，偶尔会出现内丛状层劈裂。
- 无视网膜裂孔、玻璃体色素细胞或孔源性视网膜脱离的分界线。
- 在相对应的外层视网膜及附近正常视网膜色素上皮（retinal pigment epithelium，RPE）能产生激光反应。
- 由于光感受器和神经节细胞之间的神经通路被不可逆地切断，视野检查可以观察到绝对暗点。
- 患者通常无症状。
- 可见外层视网膜孔。
- 在内层和外层视网膜劈裂同时存在的情况下可能会出现视网膜劈裂相关的孔源性视网膜脱离。

二、OCT 影像学特征

- OCT 有助于鉴别视网膜劈裂和孔源性视网膜脱离。
- OCT 显示周边的视网膜劈裂为神经感觉层劈裂：外层视网膜是一个独立于其他各层，与 RPE 的高反射光带间存在桥状连接（图 37-1）。
- 另外，视网膜脱离也被视为视网膜神经感觉层与 RPE 表面的完全脱离（图 37-2）。
- OCT 可以观察到外层视网膜裂孔。
- 外层视网膜裂孔在孔缘和 RPE 之间可以 360° 平坦地排列（图 37-3A）。
- 外层视网膜裂孔的边缘可部分抬高或 360° 全周抬高（图 37-3B）。

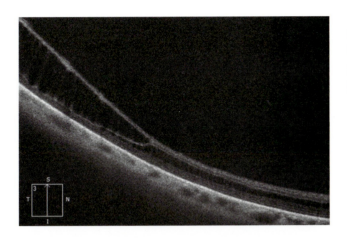

◀ 图 37-1 视网膜劈裂边缘的周边 OCT 图像显示神经感觉层视网膜劈裂：外层视网膜独立，与视网膜色素上皮（RPE）的高反射光带间存在桥状连接

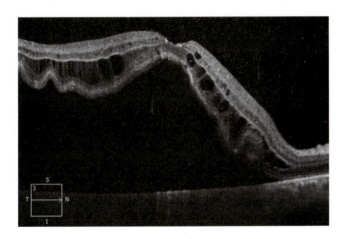

◀ 图 37-2 孔源性视网膜脱离边缘的 OCT 图像，视网膜神经感觉层从视网膜色素上皮（RPE）表面完全脱离

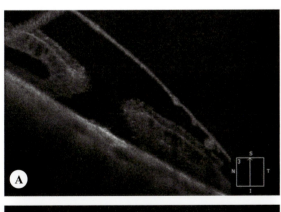

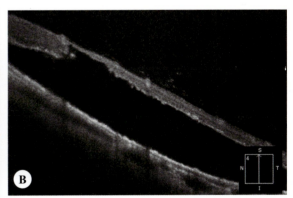

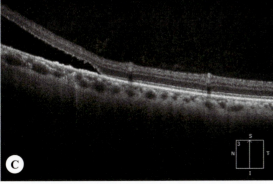

◀ 图 37-3 视网膜劈裂患者外层视网膜孔的周边 OCT 图像，可以观察到各种形态

A. 外层视网膜孔的边缘向内卷曲附着在视网膜色素上皮（RPE）上；B. 外层视网膜孔的边缘太高与 RPE 分离；C. 视网膜劈裂的边缘与孔源性视网膜脱离的边缘相似

- 随着外层视网膜裂孔边缘的抬高，裂孔边缘的 OCT 图像可能与孔源性视网膜脱离的 OCT 图像相似（图 37-3C）。

三、OCTA 影像学特征

- 目前尚无关于退行性视网膜劈裂的 OCTA 结果的报道。
- 视网膜劈裂通常处于视网膜周边位置，这使得 OCTA 成像较为困难。可使用广角 OCTA 成像来进行观察。

参 考 文 献

[1] Byer NE. Perspectives on the management of the complications of senile retinoschisis. *Eye (Lond)*. 2002;16(4):359–364.

[2] Byer NE. Long-term natural history study of senile retinoschisis with implications for management. *Ophthalmology*. 1986;93(9):1127–1137.

[3] Byer NE. Clinical study of senile retinoschisis. *Arch Ophthalmol*. 1968;79(1):36–44.

[4] Shea M, Schepens CL, Von Pirquet SR. Retionoschisis. I. senile type: a clinical report of one hundred seven cases. *Arch Ophthalmol*. 1960;63:1–9.

[5] Rachitskaya AV, Yuan A, Singh RP, Sears JE, Schachat AP. Optical coherence tomography of outer retinal holes in senile retinoschisis and schisis-detachment. *Br J Ophthalmol*. 2017;101(4):445–448.

第 38 章　格子样变性
Lattice Degeneration

一、疾病特征

- 格子样变性（lattice degeneration，LD）的特征是无症状的周边眼底局部性病灶，与视网膜裂孔、视网膜牵拉和视网膜脱离的发生相关。

- 格子样变性通常是位于视网膜周边、朝向圆周方向、界限清晰的圆形或卵圆形萎缩性视网膜病变，在眼底镜检查中可发现相关的色素沉着（图 38-1A、图 38-2A 和 B 及图 38-3A，蓝绿箭）。

- 在 LD 边缘可发生玻璃体液化和玻璃体视网膜粘连。

- LD 在普通人群的发病率为 6%～8%，在有晶状体的视网膜脱离患者中发病率达 30%。据估测，视网膜脱离患者对侧眼中 LD 的患病率达 35%。

- 这类病变的病理生理学改变是多因素的，包括遗传和环境因素。研究表明，内界膜发育异常、玻璃体视网膜牵引和脉络膜异常可能与 LD 的发生有关。

- 研究表明，LD 的 FA 影像可见周边非灌注区内存在格子样变性。格子样变性内或变性区周边通常可以看到萎缩或硬化的血管。

- 因此一些学者认为，原发性缺血损伤和随后的修复性胶质增生可能是格子样变性的病因。

- 对病变周围进行激光光凝可以预防视网膜撕裂。然而文献表明，目前这种激光光凝的预防性作用仅在有前盖牵引的视网膜撕裂中有显著效果。

二、OCT 影像学特征

- OCT 上可以观察到明显的局灶性视网膜薄变，并且可以在整个格子样变性区内观察到这种情况，图像上较难区分视网膜内外层、光感受器丢失，以及视网膜色素上皮（RPE）破坏（图 38-2C 蓝星号和图 38-3B 紫箭）。内层视网膜受到的影响更为显著。变薄的神经视网膜可能表现为 OCT 图像上的高反射信号。

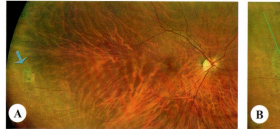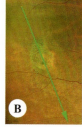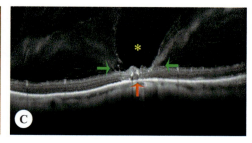

▲ 图 38-1　**A.** 彩色眼底照相观察到的格子样变性（蓝绿箭）；**B.** 把格子样变性区高清图像放大，绿箭表示 **SD-OCT** 扫描的方向及位置；**C.** 格子样变性的 **SD-OCT** 图像显示了一个局部结构紊乱、萎缩的视网膜（红箭），覆盖在病变区上的液化玻璃体低反射病灶（黄星号），以及附着在病变边缘的浓缩高反射玻璃体（绿箭）

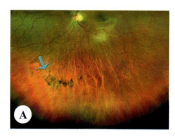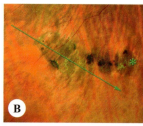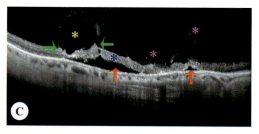

▲ 图 38-2　**A.** 彩色眼底照相中蓝绿箭显示了格子样变性的线状色素斑。**B.** 高倍图像中绿箭表示 SD-OCT 扫描的位置。在格子样变性的颞侧缘见一小视网膜裂孔（绿星号）；**C.** 格子样变性的 **SD-OCT** 图像显示条带状萎缩视网膜（蓝星号），低反射的液化玻璃体覆盖于病变上（黄星号），病变边缘附着的致密玻璃体呈高反射（绿箭）。可见两处视网膜神经感觉层脱离（红箭）和玻璃体内细小高反射点（粉星号）

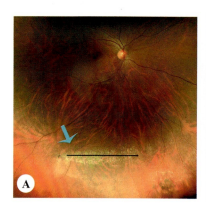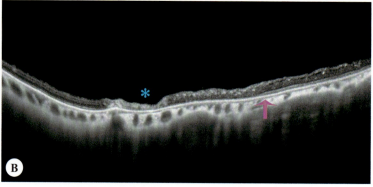

▲ 图 38-3　**A.** 彩色眼底照相的蓝箭显示格子样变性区。黑线表示 **SD-OCT** 扫描的位置。**B. SD-OCT** 显示格子样变性处视网膜变薄萎缩（蓝星号）。椭圆体带在病变的颞侧缘重构（紫箭）

- 可见 U 形玻璃体牵引缺损。与病变边缘的高反射信号、牢固黏附的玻璃体（图 38-1 和图 38-2C 绿箭）相比，液化的玻璃体表现为位于格子样变性中心部位的低反射区域（图 38-1 和 38-2C 黄星号）。这些粘连可能与潜在的视网膜脱离有关（图 38-2C 红箭）。

- 视网膜破裂包括萎缩性裂孔和亚临床型视网膜脱离，可发生在没有玻璃体牵引、周围血管疾病（peripheral vascular disease，PVD）或前盖的情况下。可见视网膜劈裂。

- OCT 可显示玻璃体后界膜形成，视网膜呈高反射带。已发生后脱离的玻璃体内高反射沉积物可能代表继发于胞外细胞产物分解和纤维化的胶质细胞积聚（图 38-2C，粉星号）。
- 在格子样变性区域周围预先行局部扇形激光光凝可出现局部 RPE 增厚，以及上方的视网膜萎缩。

三、OCTA 影像学特征

- 目前没有关于 OCTA 在格子样变性这类疾病中的研究和报道。

参 考 文 献

[1] Wilkinson CP. Interventions for asymptomatic retinal breaks and lattice degeneration for preventing retinal detachment. *Cochrane Database Syst Rev.* 2014;2014(9):CD003170. doi: 10.1002/14651858.CD003170.pub4.

[2] Byer NE. Rethinking prophylactic therapy of retinal detachment. In: Stirpe M, eds. *Advances in Vitreoretinal Surgery*. New York, NY: Ophthalmic Communications Society; 1992:399-411.

[3] Madjarov B, Hilton GF, Brinton DA, Lee SS. A new classification of the retinoschises. *Retina*. 1995;15:282–285.

[4] Meguro A, Ideta H, Ota M, et al. Common variants in the COL4A4 gene confer susceptibility to lattice degeneration of the retina. *PLoS One*. 2012;7(6):e39300. doi:10.1371/journal.pone.0039300.

[5] Manjunath V, Taha M, Fujimoto JG, Duker JS. Posterior lattice degeneration characterized by spectral domain optical coherence tomography. *Retina*. 2011;31(3):492–496.

[6] Choudhry N, Golding J, Manry MW, Rao RC. Ultra-widefield steering-based spectral-domain optical coherence tomography imaging of the retinal periphery. *Ophthalmology*. 2016;123(6):1368–1374. doi:10.1016/j.ophtha.2016.01.045.

[7] Tsai CY, Hung KC, Wang SW, Chen MS, Ho TC. Spectral-domain optical coherence tomography of peripheral lattice degeneration of myopic eyes before and after laser photocoagulation. *J Formos Med Assoc*. 2019;118(3):679–685.

[8] Chen SN, Hwang JF, Wu WC. Peripheral retinal vascular patterns in patients with rhegmatogenous retinal detachment in taiwan. *PLoS One*. 2016;11(2):e0149176. Available at https://doi.org/10.1371/journal.pone.0149176.

第五篇　炎症与感染
Inflammation and Infection

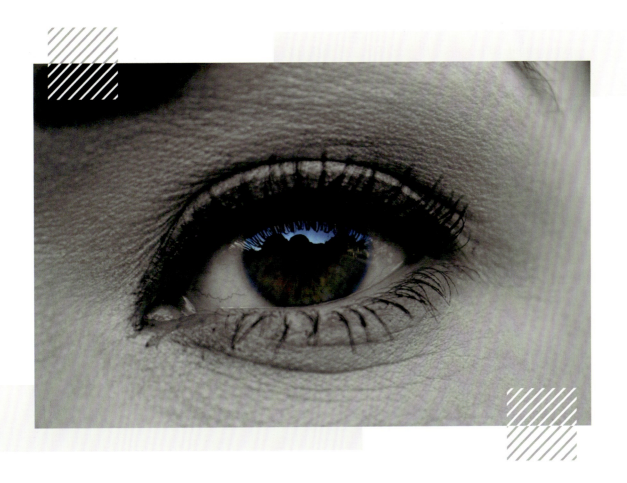

第 39 章　黄斑囊样水肿
Cystoid Macular Edema

一、疾病特征

- 黄斑囊样水肿（cystoid macular edema，CME）是眼内感染、玻璃体黄斑牵拉、视网膜血管疾病、内眼术后相关炎症、脉络膜新生血管和视网膜退行性疾病等各种病理改变的常见并发症。

- CME 表现为黄斑区多个液性囊样区域，导致黄斑区视网膜水肿。

- 黄斑水肿的病理生理学尚不完全清楚，可能由于包括视网膜色素上皮（retinal pigment epithelium，RPE）、脉络膜及视网膜血管系统在内的血 – 视网膜屏障之间的内环境平衡失调，从而导致液体积聚在视网膜细胞外间隙所引起。在葡萄膜炎的患者中，CME 是由于炎症介质的失调所导致。

- 黄斑水肿及其并发症是葡萄膜炎患者视力下降的常见原因。

- 黄斑水肿患者，尤其是 CME 患者，主诉常为视力下降、视物变形、视力减退和中心暗点。

- 常规检查可发现视网膜增厚和黄斑囊样间隙，使用绿色滤镜可以更好地进行观察。

- 荧光素血管造影显示中央凹周围毛细血管渗漏，形成非典型花瓣样结构。

- 虽然临床表现一直是诊断 CME 的黄金标准，但 OCT，尤其是光谱域（spectral domain，SD）OCT 的出现，可对 CME 进行更敏感、更详细的识别。

- 通常 CME 主要是针对病因进行治疗，包括以下治疗方法。
  - 给予局部、眼周或玻璃体腔类固醇药物来治疗炎症相关 CME。
  - 玻璃体内抗血管内皮生长因子（anti-vascular endothelial growth factor，VEGF）治疗视网膜血管疾病相关 CME。
  - 局部使用非甾体抗炎药（nonsteroidal anti-inflammatory drugs，NSAID）也可用于炎症相关 CME，通常与类固醇药物联合使用。

二、OCT 影像学特征

- CME 的 OCT 成像显示低反射视网膜内囊腔，伴少量视网膜下积液。
- 黄斑区囊腔通常表现为边界清晰的低反射囊样腔隙，由薄的高反射视网膜组织分隔开（图 39-1 和图 39-2 ）。

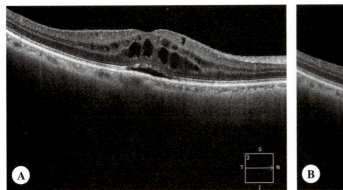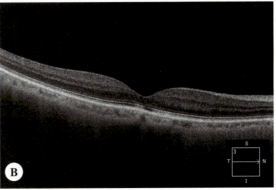

▲ 图 39-1　白内障术后患者 OCT B 扫描的治疗前（A）及治疗后（B）同一只眼

A. 黄斑囊样水肿和视网膜下积液腔；B. 局部抗炎治疗后视网膜内积液及视网膜下积液完全消失

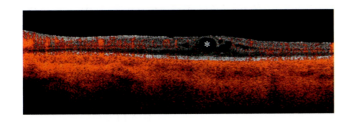

◀ 图 39-2　OCT B 扫描叠加 OCTA 对血流信号的扫描。OCT 显示大的低反射囊腔，在叠加的 OCTA（白星号）上缺乏血流信号

- 慢性 CME 可导致视网膜萎缩和光感受器退化，从而引起不可逆的视力丧失。
- 应仔细观察是否出现并发疾病，包括 CNV 等在内的 RPE 下病灶。若发现 CNV，可能需要改变治疗方案。

三、OCTA 影像学特征

- CME 的 OCTA 图像表现为缺乏血流信号的囊腔（图 39-2 ）。
- 这些缺乏血流的囊腔通常与中央凹无血管区（foveal avascular zone，FAZ）的增大有关（图 39-3 ）[3]。
  - FAZ 的增大可能缘于大的囊腔或囊腔优先在非灌注区形成，导致视网膜毛细血管向周边移位[3]。

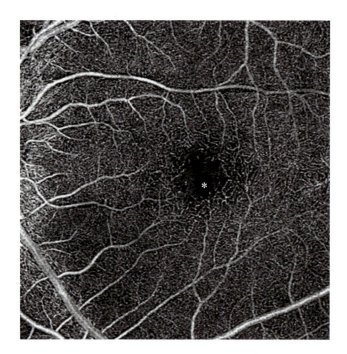

◀ 图 39-3　en-face OCTA 图像显示大囊腔中无血流信号，中央凹无血管区（FAZ）增大（白星号）

参考文献

[1] Grajewski RS, Boelke AC, Adler W, et al. Spectral-domain optical coherence tomography findings of the macula in 500 consecutive patients with uveitis. *Eye (Lond)*. 2016;30(11):1415–1423.

[2] Gupta S, Shah DN, Joshi SN, Aryal M, Puri LR. Patterns of macular edema in uveitis as diagnosed by optical coherence tomography in tertiary eye center. *Nepal J Ophthalmol*. 2018;10(19):39–46.

[3] Waizel M, Todorova MG, Terrada C, LeHoang P, Massamba N, Bodaghi B. Superficial and deep retinal foveal avascular zone OCTA findings of non-infectious anterior and posterior uveitis. *Graefes Arch Clin Exp Ophthalmol*. 2018;256(10):1977–1984.

第 40 章　梅毒性脉络膜视网膜炎

Syphilitic Chorioretinitis

一、疾病特征

- 眼部梅毒是一类临床表现多样的眼部综合征。

- 后节受累的典型表现是急性梅毒性后极部鳞样脉络膜视网膜炎（acute syphilitic posterior placoid chorioretinitis，ASPPC），主要表现为后极部孤立或多发的典型黄色鳞样病灶。

- 原发感染部位为脉络膜血管，随后炎症扩散到视网膜色素上皮细胞（retinal pigment epithelium，RPE）及感光细胞。

- 眼部梅毒可发生于免疫功能正常或免疫功能缺陷患者。检查项目应包括人类免疫缺陷病毒（human immunodeficiency virus，HIV）检测。

- 任何形式的眼部梅毒的均可采用静脉注射青霉素 G 治疗 2 周。

二、OCT 影像学特征

- 急性期以局灶性泡状视网膜下积液形成为特征（图 40-1A），可在症状发生后尚未使用抗生素前的 1 周内自行吸收（图 40-1B）[1-3]。

- 脉络膜可出现点状高反射灶，其可反映脉络膜炎症的严重程度（图 40-2A）[2, 4]。

- OCT 影像常表现为脉络膜血管分支减少，椭圆体带（EZ）节段性丢失及外界膜（ELM）破坏（图 40-2A）[2]。

- 治疗后，大部分患者椭圆体带可完全修复（图 40-2B）[1, 2]。

- OCT 显示的 RPE 局灶性结节样增厚（图 40-1A）及椭圆体带颗粒样高反射（图 40-2A）眼底检查可见到黄白色点状病灶。

三、OCTA 影像学特征

- 在点状病变区脉络膜毛细血管血流减少，治疗后改善（图 40-3）[1]。

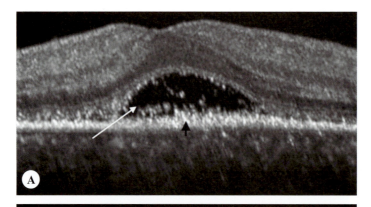

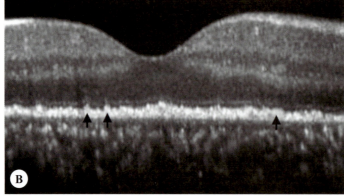

◀ 图 40-1　A. 急性梅毒性后极部鳞样脉络膜视网膜炎患者的 OCT，显示脉络膜视网膜炎的视网膜中央凹下积液（白箭）、视网膜色素上皮（RPE）层弥漫的颗粒样高反射（黑箭）。这张照片拍摄于症状出现后第 5 天。B. 同一眼 2 天后的谱域 OCT 显示视网膜下积液自发消退，此时尚未使用抗生素。RPE 的颗粒样不规则增厚仍然存在（黑箭）。椭圆体带（EZ）显著缺失而外界膜（ELM）保持完整

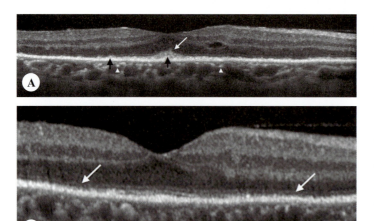

◀ 图 40-2　A. 梅毒性脉络膜视网膜炎患者症状出现 1 周后的 OCT 表现。可见视网膜色素上皮（RPE）层多个点样增厚病灶（黑箭）。中央凹外界膜（ELM）缺失（白箭）。在脉络膜中可以看到高反射点（白箭头）。该患者同时患有增殖性糖尿病性视网膜病变性黄斑水肿。B. 同一患者静脉注射青霉素 G 治疗 1 个月后的 OCT 表现。RPE 改变和中央凹下外界膜（ELM）/椭圆体带（EZ）中断有所改善。而 EZ 在中央凹外区域仍然缺失（白箭）。脉络膜中的高反射点已消退

- 急性后部多灶性鳞状色素上皮病变等情况下，ASPPC 中脉络膜毛细血管非灌注区域较其他眼底鳞状病变更大[1]。

- 在极少数情况下，脉络膜新生血管可能会使梅毒性脉络膜视网膜炎复杂化，在 OCTA 中出现视网膜下或 RPE 与 Bruch 膜间的血管网[5]。

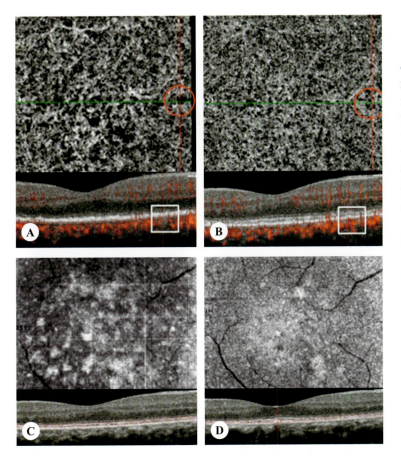

◀ 图 40-3　图 40-1 患者就诊后 2 天（A 和 C）和治疗后 2 个月（B 和 D）en-face OCTA（A 和 B）和 en-face 结构 OCT（C 和 D）。在脉络膜毛细血管水平图像显示脉络膜毛细血管层减少的区域（A，白框，红圈）。治疗后，脉络膜流空消失（B，白框，红圈）。椭圆体带水平的 en-face 结构 OCT 显示高反射团块（C）。治疗后，en-face OCT 显示这些高反射区域显著改善（D）

经许可转载，引自 Tsui E, Gal-Or O, Ghadiali Q, Freund KB. Multimodal imaging adds new insights into acute syphilitic posterior placoid chorioretinitis. *Retin Cases Brief Rep.* 2018;12(suppl 1):S3-S8.

参考文献

[1] Tsui E, Gal-Or O, Ghadiali Q, Freund KB. Multimodal imaging adds new insights into acute syphilitic posterior placoid chorioretinitis. *Retin Cases Brief Rep*. 2018;12:S3–S8.

[2] Burkholder BM, Leung TG, Ostheimer TA, Butler NJ, Thorne JE, Dunn JP. Spectral domain optical coherence tomography findings in acute syphilitic posterior placoid chorioretinitis. *J Ophthalmic Inflamm Infect*. 2014;4(1):2.

[3] Pichi F, Ciardella AP, Cunningham ET, et al. Spectral domain optical coherence tomography findings in patients with acute syphilitic posterior placoid chorioretinopathy. *Retina*. 2014;34(2):373–384.

[4] Zett C, Lima LH, Vianello S, et al. En-face optical coherence tomography of acute syphilitic posterior placoid chorioretinopathy. *Ocul Immunol Inflamm*. 2018;26(8):1264–1270.

[5] Giuffrè C, Marchese A, Cicinelli MV, et al. Multimodal imaging and treatment of syphilitic choroidal neovascularization. *Retin Cases Brief Rep*.2019:1.

第41章 小柳原田病
Vogt-Koyanagi-Harada Disease

一、疾病特征

- 小柳原田病（Vogt-Koyanagi-Harada，VKH）是一类系统性疾病，其特征性眼部表现为双侧非坏死性肉芽肿性全葡萄膜炎伴渗出性视网膜脱离。

- VKH 很多伴有全身表现，包括脑脊液细胞增多症伴假性脑膜炎、听力障碍、耳鸣、感音神经性听力损失、脱发、白癜风和脊髓灰质炎 [1]。

- VKH 急性期典型眼部表现为双侧全葡萄膜炎和渗出性视网膜脱离，晚期或恢复期由于 RPE 弥漫性脱色素而表现为 "晚霞样眼底改变" [1, 2]。

- VKH 的眼部表现与交感性眼炎（sympathetic ophthalmia，SO）几乎相同，这两个疾病被认为是 "姐妹花"。因此，曾有过穿透性眼外伤或手术病史的患者被诊断为 SO。

- 虽然确切的发病机制仍然未知，但有研究表明该疾病是由靶向葡萄膜的 T 淋巴细胞介导的系统性自身免疫反应驱动所导致。

- 主要治疗方法包括全身使用皮质类固醇类激素。一些患者需要加用环孢素等免疫调节药。全身和视力预后取决于早期诊断并开始系统性治疗，应在该病的急性期及时开始治疗。

- 眼局部使用皮质类固醇治疗也可有效抑制炎症。

- 多模态成像通常对于 VKH 诊断至关重要。荧光素血管造影（fluorescein angiography，FA）、吲哚菁绿血管造影（indocyanine green angiography，ICGA）、B 超及 OCT 可用于证实临床诊断和监测治疗的效果（图 41-1 至图 41-5）[3-5]。

二、OCT 影像学特征

（一）急性葡萄膜炎期特征

- 常见单一或多灶性浆液性视网膜神经上皮层脱离（图 41-4）[3, 4]。

- 视网膜下腔的纤维蛋白膜通常与和 RPE 相连的 EZ 形成隔膜将视网膜下腔分成几部分

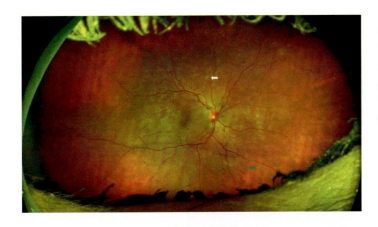

◀ 图 41-1　小柳原田病急性葡萄膜炎期患者的广角眼底图像，可见特征性视盘充血水肿，视网膜色素上皮水平多处小点状局灶性黄色沉积物［被称为 Dalen-Fuchs 结节（白箭）］和局灶性渗出性视网膜脱离（绿箭）

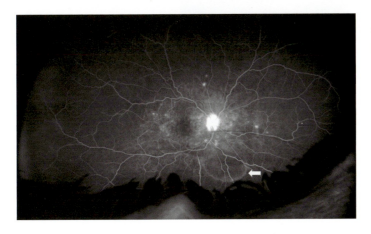

◀ 图 41-2　对应于图 41-1 小柳原田病急性葡萄膜炎期患者的广角荧光素血管造影图像，整个后极部可见散在的多灶性针尖样渗漏，视盘下方可见局灶性渗出性视网膜脱离（白箭）

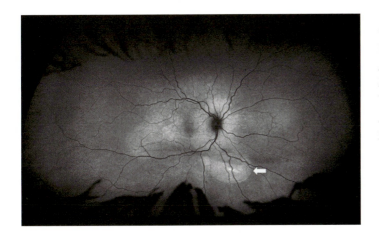

◀ 图 41-3　对应于图 41-1 小柳原田病急性葡萄膜炎期患者的广角眼底自发荧光图像，可见多个分散和聚集的强自发荧光区及一个视盘下界限清楚的强自发荧光区，与局灶性视网膜脱离区域（白箭）相对应

（图 41-4）[3, 4]。常见由于神经上皮脱离和感光细胞层劈裂而引起中央凹（锥）杆细胞层脱离，隔膜可能存在于低反射区，EZ 似乎仍与 RPE 相连（图 41-4）。

- 其他特征包括视网膜内囊样间隙、局灶性视网膜劈裂、RPE 和脉络膜波纹，褶皱和向内隆起（图 41-4）[4]。

- 增强深度成像（enhanced depth imaging，EDI）能更好地观察增厚的脉络膜[5]。

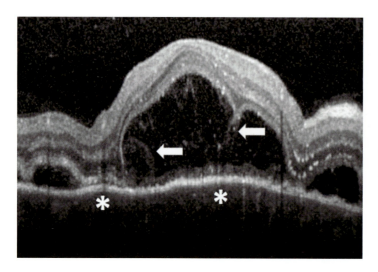

◀ 图 41-4　小柳原田病急性葡萄膜炎期的 OCT 图像，可见特征性多灶性视网膜神经上皮脱离及视网膜下纤维蛋白膜（白箭），形成视网膜下间隙的分隔，这可能与锥杆细胞层分离一致。需要注意下层脉络膜的起伏外观和视网膜色素上皮（白星号），以及视网膜色素上皮和椭圆体带的不规则中断

（二）慢性 / 恢复期

- 浆液性视网膜脱离消退（图 41-5）[4]。

- EZ 和内界膜（internal limiting membrane，ILM）可能在治疗后数月内仍不平整，治疗数月后可以重构[4]。

- 中央凹 RPE 变薄 / 不规则区域可以被不规则脉络膜基底膜（Bruch membrane，BM）永久性覆盖[6]。

- 在某些情况下，未重构的视网膜层可能会出现 EZ 退行性变和外层视网膜萎缩。

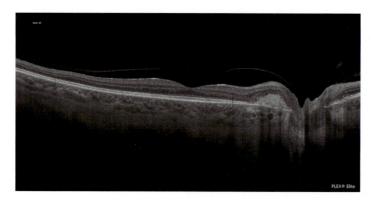

◀ 图 41-5　同一只眼小柳原田病治愈后的 OCT 图像，可见视网膜神经上皮脱离完全复位，恢复正常中央凹结构，脉络膜和视网膜色素上皮皱褶已修复，椭圆体带已重构

三、OCTA 影像学特征

急性葡萄膜炎期特征

- 可见对应于 ICGA 的多焦点脉络膜毛细血管流空随着治疗进行，其数量和面积逐渐减少[7]。

- 与 ICGA 对应，Sattler 层低灌注（图 41-6），治疗后可有所缓解[8]。

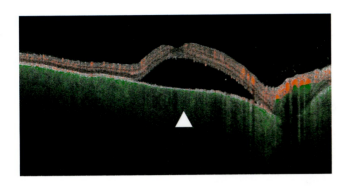

◀ 图 41-6　小柳原田病患者 OCTA
去相关叠加显示浆液性视网膜脱离
和 Sattler 层低灌注（箭头）

参考文献

[1] Moorthy RS, Inomata H, Rao NA. Vogt-Koyanagi-Harada syndrome. *Surv Ophthalmol.* 1995;39(4):265–292. doi:10.1016/S0039–6257(05)80105–5.

[2] Read RW, Holland GN, Rao NA, et al. Revised diagnostic criteria for Vogt-Koyanagi-Harada disease: report of an international committee on nomenclature. *Am J Ophthalmol.* 2001;131(5):647–652. doi:10.1016/S0002–9394(01)00925–4.

[3] Yamaguchi Y, Otani T, Kishi S. Tomographic features of serous retinal detachment with multilobular dye pooling in acute vogt-koyanagi-harada disease. *Am J Ophthalmol.* 2007;144(2):260–265. doi:10.1016/j.ajo.2007.04.007.

[4] Ishihara K, Hangai M, Kita M, Yoshimura N. Acute vogt-koyanagi-harada disease in enhanced spectral-domain optical coherence tomography. *Ophthalmology.* 2009;116(9):1799–1807. doi:10.1016/j.ophtha.2009.04.002.

[5] Fong AHC, Li KKW, Wong D. Choroidal evaluation using enhanced depth imaging spectral-domain optical coherence tomography in Vogt-Koyanagi-Harada disease. *Retina.* 2011;31(3):502–509. doi:10.1097/IAE.0b013e3182083beb.

[6] Vasconcelos-Santos DV, Sohn EH, Sadda S, Rao NA. Retinal pigment epithelial changes in chronic vogt-koyanagi-harada disease: fundus autofluorescence and spectral domain-optical coherence tomography findings. *Retina.* 2010;30(1):33–41. doi:10.1097/IAE.0b013e3181c5970d.

[7] Aggarwal K, Agarwal A, Mahajan S, et al. The role of optical coherence tomography angiography in the diagnosis and management of acute vogt–koyanagi–harada disease. *Ocul Immunol Inflamm.* 2018;26(1):142–153. doi:10.1080/09273948.2016.1195001.

[8] Wintergerst MWM, Herrmann P, Finger RP. Optical coherence tomography angiography for evaluation of Sattler's layer in Vogt-Koyanagi-Harada disease. *Ophthalmic Surg Lasers Imaging Retina.* 2018;49(8):639–642. doi:10.3928/23258160–20180803–14.

第 42 章　眼部结核
Ocular Tuberculosis

一、疾病特征

- 结核病（tuberculosis，TB）是一种由结核分枝杆菌血行播散引起的全身性肺外结核病。可伴有或不伴临床上明显的肺部受累。

- 眼部结核具有多样性表现，包括肉芽肿性和非肉芽肿性前葡萄膜炎，广泛的虹膜后粘连、虹膜肉芽肿、中间葡萄膜炎（intermediate uveitis，IU）、脉络膜结节形式的后葡萄膜炎、脉络膜结核结节、视网膜下脓肿、匐行性脉络膜炎〔多灶性脉络膜炎（multifocal serpiginoid choroiditis，MSC）〕、视网膜血管炎、神经视网膜炎和视神经病变。还会引起眼内炎和全眼球炎。

- 在中间葡萄膜炎病灶血管下方出现脉络膜视网膜瘢痕提示结核性葡萄膜炎（图 42-1）。

- 在荧光素血管造影术（fluorescein angiography，FA）中，脉络膜结节表现为早期弱荧光、晚期强荧光（图 42-2）。脉络膜肉芽肿（结核瘤）显示早期强荧光，随时间延长荧光继续增强直至晚期，在渗出性视网膜脱离周围可见湖样荧光积存。

- MSC 的 FA 显示活动性病灶，早期弱荧光晚期强荧光（图 42-3），而 ICGA 的早期和晚期弱荧光，表明其病变在脉络膜层。

- 眼底自发荧光（fundus autofluorescence，FAF）可以监测 MSC 患者对治疗的反应。根据 FAF 可将 MSC 的病程分为以下阶段（图 42-4）。

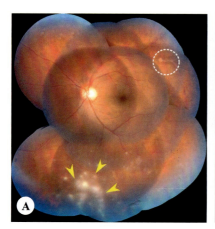
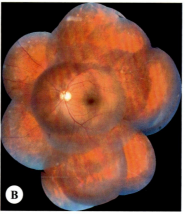

◀ 图 42-1　**A.** 结核病相关中间葡萄膜炎患者的眼底照相，下方可见雪球样病灶（黄箭头）。颞上方可见一条硬化的血管与其下脉络膜视网膜瘢痕（虚线白色圆圈）。这是该患者感染结核病的重要体征。**B.** 同一患者的眼底照相，显示经过治疗后，病变好转

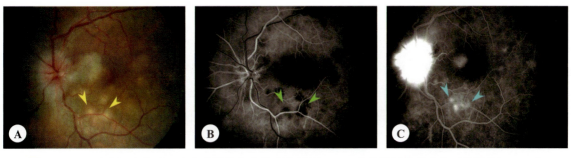

▲ 图 42-2　**A.** 眼底视盘水肿和脉络膜结节患者的眼底照相，可见多灶性深黄色病变（黄箭头）；**B.** 脉络膜结节在荧光素血管造影（FA）早期表现为弱荧光（绿箭头）；**C.** 晚期病变区呈强荧光（蓝箭头）

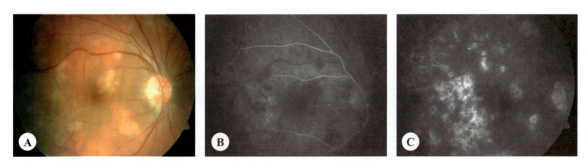

▲ 图 42-3　**A.** 多灶性脉络膜炎患者的眼底照相；**B.** 荧光素血管造影（FA）早期，活动性病灶区呈弱荧光；**C.** 活动性病变 FA 晚期呈强荧光

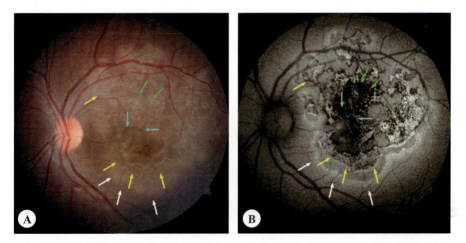

▲ 图 42-4　**A.** 多灶性脉络膜炎患者的眼底照相显示了病变愈合的不同阶段。**B.** 急性期或活动期，临床上表现为奶油样病灶，眼底自发荧光（FAF）病灶区表现为边界模糊、弥漫性强自发荧光光晕（Ⅰ期）（白箭）。黄箭标记了Ⅱ期的区域，该区域在点状强自发荧光区周围可见清晰的弱自发荧光边缘。Ⅲ期病灶临床表现为灰白色、界限清楚的病灶，在 FAF 上显示点状弱自发荧光（绿箭）。完全治愈的病变可见瘢痕和色素沉着，表现为均匀的弱自发荧光区域（Ⅳ期）（蓝箭）

- Ⅰ期（急性期）：病灶周围有不明确的强自发荧光光晕。

- Ⅱ期（活动期）：病灶点状强自发荧光，伴随边界处界限清晰的弱自发荧光。

- Ⅲ期（愈合期）：在整个病变区可见点状弱自发荧光。

- Ⅳ期（完全治愈期）：均匀的弱自发荧光。

二、OCT 影像学特征

- OCT 常用于识别和监测表现为黄斑囊样水肿的葡萄膜炎性黄斑水肿（cystoid macular edema，CME），伴或不伴有感觉神经层脱离（图 42-5）。

- 尽管 CME 是中间葡萄膜炎的共同特征，但在结核病相关中间葡萄膜炎中，雪球样病变更常见。

- 在急性和活动性 MSC（FAF 的 I 期和 II 期）中，OCT 显示脉络膜增厚且在 RPE 层、犬牙交错区（interdigitation zone，IZ）、EZ、外界膜（external limiting membrane，ELM）存在不规则的高反射，结构破坏伴内层视网膜轻度扭曲（图 42-6A）。RPE 和外层视网膜的高反射导致潜在的遮蔽效应。

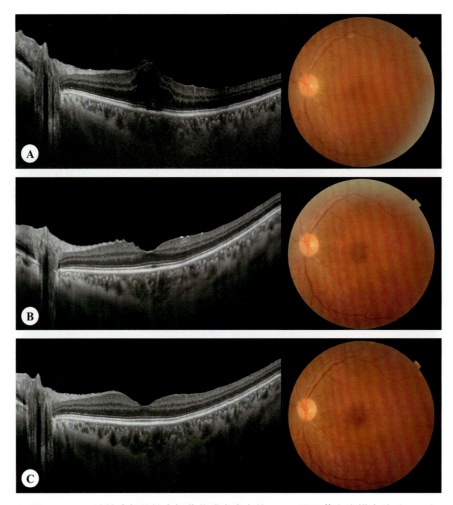

▲ 图 42-5　A. 结核病相关性中间葡萄膜炎患者的 OCT 显示黄斑囊样水肿（CME）；B. 3 个月随访的 OCT 显示 CME 好转；C. 1 年随访的 OCT 显示相关的弥漫性脉络膜增厚逐渐消退

- 在愈合阶段（FAF 的Ⅲ期和Ⅳ期），OCT 表现为 RPE 呈丘样升高，IZ、EZ 和外界膜（ELM）萎缩且伴有穿透性增加的信号衰减（图 42-6B）。

- 结核脉络膜肉芽肿（结核瘤）表现为脉络膜内孤立圆形低反射区域，上覆 RPE 呈圆顶状抬高，伴或不伴周围渗出性视网膜脱离。术语"接触征"用于描述 RPE 脉络膜毛细血管层和视网膜神经上皮层之间的局部粘连（图 42-7）。

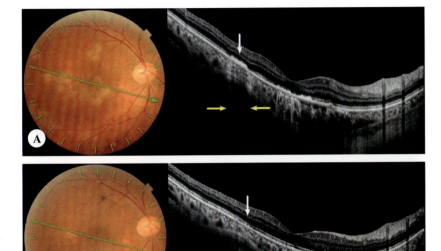

◀ 图 42-6　A. 多灶性脉络膜炎患者的 OCT 显示犬牙交错区、椭圆体带和外界膜（ELM）破坏，视网膜色素上皮（RPE）（白箭）高反射带不规则增高及其下方阴影（黄箭）；B. 同一患者在病灶消退后的 OCT 图像显示外层视网膜薄变及 RPE 信号穿透增强

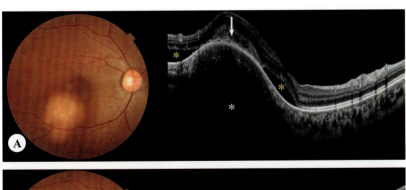

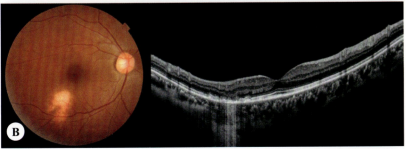

◀ 图 42-7　A. 脉络膜肉芽肿的 OCT 图像显示病变为脉络膜内界限清晰的低反射圆形区域（白星号），视网膜色素上皮（RPE）呈圆顶状升高，RPE 脉络膜毛细血管层和视网膜神经感觉层局部粘连（接触征）（白箭），周围可见视网膜下积液（黄星号）；B. 同一病灶在治疗后的 OCT 图像，可见外层视网膜萎缩、信号衰减，脉络膜厚度减薄伴随信号穿透增强

- 结核瘤可能类似大脉络膜血管。然而肉芽肿低反射区域下的信号穿透性增强有助于将其与大的脉络膜血管区分开来（图 42-7A，白星号）。这一重要功能有助于检测很小的脉络膜肉芽肿。

- 结核瘤与急性 VKH 病的区别在于后者表现为大范围弥漫性脉络膜增厚（图 42-8A），弓形虫引起的视网膜脉络膜炎表现为脉络膜的局灶性增厚及所有视网膜层呈高反射信号（图 42-8B）。

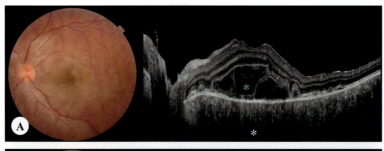
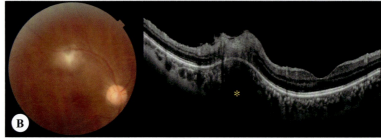

◀ 图 42-8 **A.** 小柳原田病患者的 **OCT** 显示脉络膜（白星号）大面积弥漫性增厚和外层视网膜大疱（锥杆层脱离）。渗出液体为典型高反射区（蓝星号）。**B.** 弓形虫视网膜脉络膜炎患者的 **OCT** 显示脉络膜局灶性增厚（黄星号）及高反射信号。视网膜层破坏区信号穿透性降低

三、OCTA 影像学特征

- 在急性和活动性 MSC（FAF 的 Ⅰ 期和 Ⅱ 期）中，OCTA 可显示流空区周围脉络膜毛细血管层弥漫性高反射信号。

- 活动性 MSC 的脉络膜毛细血管层流空区可见与 B 扫描图像（图 42-9A）相对应 RPE 及外层视网膜不规则高反射信号。这些高反射区域会导致其下方穿透信号减低。在活动 / 急性期，很难确定这些流空区域是否代表无灌注或信号穿透减低。

- 流空区域周围增加的信号与活动性病变的 FAF 强自发荧光区对应。这可能由于 RPE 代谢活动增加而导致血流增加，而非覆盖 EZ 的衰减效应。

- 在愈合阶段（FAF 的 Ⅲ 期和 Ⅳ 期），流量信号增加边界消失。可以看到完整的脉络膜毛细血管层，以及下方可见的脉络膜大中血管。在这个阶段，变薄的外层视网膜不会阻碍信号穿透，流空区代表视网膜缺失（图 42-9B 和图 42-10）。

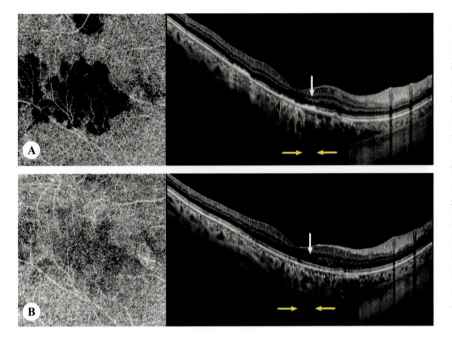

◀ 图 42–9　**A.** 图 42–6 所示多灶性脉络膜炎患者的 **SS-OCTA**，可见脉络膜毛细血管层流空。相应的 **B** 扫描显示犬牙交错区、椭圆体带、外界膜（**ELM**）破坏及视网膜色素上皮（**RPE**）高反射增强（白箭），下方信号穿透性减少（黄箭）。**B.** 同一患者病变消退后的 **SS-OCTA**，显示脉络膜毛细血管层（真实非灌注区）的血流密度降低。相应的 **B** 扫描显示感光层和 RPE 的部分解剖结构恢复（白箭），信号穿透增加（黄箭）

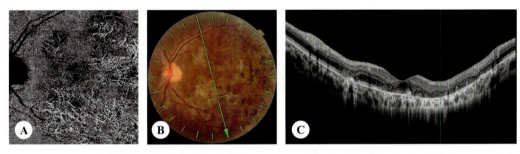

▲ 图 42–10　**A.** 治愈的多灶性脉络膜炎患者的 **SS-OCTA** 显示完整的脉络膜毛细血管岛，可见大中型脉络膜血管；**B** 和 **C.** 相应的眼底照相和 **B** 扫描显示外层视网膜结构损失严重，信号穿透增加

- 如果存在与结核病相关的闭塞性血管炎，OCTA 可以检测到非灌注区和新生血管区（图 42–11）。
- OCTA 脉络膜毛细血管层在炎性血管周围可见弥漫性低流量信号，这是由于视网膜水肿引起的信号穿透减弱。在检测非灌注区域是要注意这一点（图 42–11）。

致　谢

Abhilasha Baharani 感谢 Beeram Madhusudhan Reddy 先生提供图像。

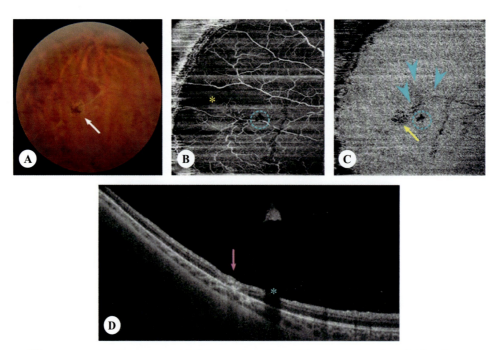

▲ 图 42-11　**A.** 与结核病相关的视网膜血管炎患者右眼颞上周边的彩色眼底照相，显示血管周围渗出、视网膜出血和炎性血管下方的脉络膜视网膜瘢痕（白箭）。**B.** 浅层毛细血管丛的 **SS-OCTA** 显示非灌注区（黄星号）。**C.** 脉络膜毛细血管层可见与脉络膜视网膜瘢痕相对应的明确的流空区（黄箭）。玻璃体混浊在 **OCTA** 中表现为阴影（蓝虚线圈）。这个阴影在浅层亦可见。这是由于投影伪射使炎性血管表现为低信号的线性区（蓝箭头）。**D. B** 扫描显示对应于脉络膜视网膜瘢痕的视网膜色素上皮脉络膜毛细血管层和外层视网膜高反射信号，伴阴影效应（粉箭）。玻璃体混浊的位置（蓝星号）也可以看到相邻的阴影

参考文献

[1] Gupta A, Bansal R, Gupta V, Sharma A. Fundus autofluorescence in serpiginous like choroiditis. *Retina*. 2012;32(4): 814–825.

[2] Bansal R, Basu S, Gupta A, Rao N, Invernizzi A, Kramer M. Imaging in tuberculosis-associated uveitis. *Indian J Ophthalmol*. 2017;65(4):264–270.

[3] Gupta V, Gupta A, Rao NA. Intraocular tuberculosis – an update. *Surv Ophthalmol*. 2007;52(6):561–587.

[4] Agarwal A, Mahajan S, Khairallah M, Mahendradas P, Gupta A, Gupta V. Multimodal imaging in ocular tuberculosis. *Ocul Immunol Inflamm*. 2017;25(1):134–145.

[5] Mandadi SKR, Agarwal A, Aggarwal K, et al. Novel findings on optical coherence tomography angiography in patients with tubercular serpiginous-like choroiditis. *Retina*. 2017;37(9):1647–1659.

[6] Gupta A, Bansal R, Gupta V, Sharma A, Bambery P. Ocular signs predictive of tubercular uveitis. *Am J Ophthalmol*. 2010;149(4):562–570.

[7] Invernizzi A, Cozzi M, Staurenghi G. Optical coherence tomography and optical coherence tomography angiography in uveitis: a review. *Clin Exp Ophthalmol* 2019;47(3):357–371.

第 43 章 交感性眼炎
Sympathetic Ophthalmia

一、疾病特征

- 交感性眼炎（sympathetic ophthalmia，SO）是一种罕见的双侧非坏死性肉芽肿性全葡萄膜炎，发生在穿透性眼外伤或内眼手术后，也可发生于外伤或手术后数天至数十年。

- 大多数病例出现在眼外伤后的前 3 个月内，表现为受伤眼（激发眼）和对侧眼（交感眼）的进展性全葡萄膜炎[1, 2]。

- SO 的眼科表现多种多样，包括许多由进展性肉芽肿性全葡萄膜炎引起的并发症，最终发展为双侧渗出性视网膜脱离、脉络膜肉芽肿和 Dalen-Fuchs 结节[1-4]。

- 眼部特征在临床上可能与 VKH 难以区分。事实上，大多数专家认为 SO 和 VKH 是"姐妹病"。而根据之前的眼内手术或外伤病史可将两者加以区分[2]。

- SO 的确切发病机制尚不清楚，但最近的研究表明其与 VKH 的免疫学基础相似，是基于 T 细胞介导的针对葡萄膜抗原蛋白，特别是酪氨酸酶肽的自身免疫反应[5-8]。

- 治疗方法包括大剂量全身使用皮质类固醇，部分患者需要联合使用免疫调节药以实现可持续的长期免疫抑制。

- 局部抗炎治疗的同时与全身治疗相配合以控制疾病的活动性。

- SO 的诊断主要基于病史和眼部检查。

- 运用多模态成像，包括 FA、ICGA、B 超、OCT 和 OCTA 协助疾病的诊断及随访治疗效果。

二、OCT 影像学特征

- OCT 可以显示单一或多灶性浆液性视网膜感觉神经层脱离（图 43-1）[10, 11]。

- 视网膜下纤维蛋白膜通常与 EZ、视网膜色素上皮（retina pigment epithelium，RPE）及周围附着物形成隔膜将视网膜下空间分为多个部分（图 43-1）[11]。

- 常见外界膜（external limiting membrane，ELM）、EZ 及 RPE 层被破坏（图 43-1 和图 43-2）[9-12]。

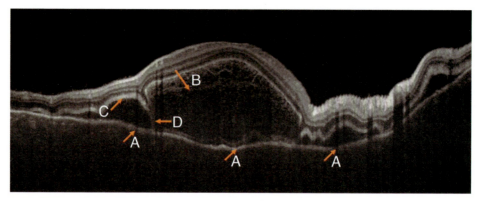

▲ 图 43-1　急性交感性眼炎的 **OCT** 图像，可见脉络膜增厚与皱襞 / 波浪（**A**）。多发性浆液性视网膜脱离和可能出现的中央凹光感受器层脱离（**B**），光感受器的延伸（**C**）和高反射隔膜（**D**）将视网膜下空间分成多个充满液体的部分

经许可转载，引自 Agrawal R, Jain M, Khan R, et al. Choroidal structural changes in sympathetic ophthalmia on swept-source optical coherence tomography. *Ocul Immunol Inflamm.* 2019:1-6. doi:10.1080/09273948.2019.1685110 with features marked with additional arrows.

- 增强深度扫描模式（enhanced depth imaging，EDI）或扫频（SS）模式观察更为清晰，在 OCT 上可见脉络膜起伏和褶皱，急性期经治疗后以上表现可以消退（图 43-1 和图 43-2）[9, 12, 13]。

- 通过治疗，Dalen-Fuchs 结节在 RPE 水平表现出的高反射病灶及 EZ 的重叠中断可以改善，亦可持续存在（图 43-3）[11]。

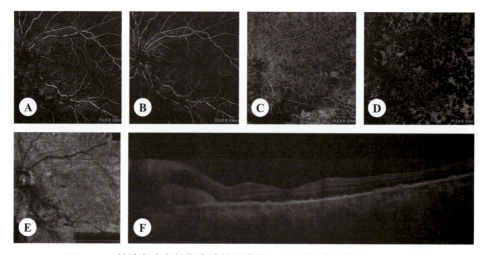

▲ 图 43-2　被诊断为急性期交感性眼炎的 36 岁男性患者的 **SS-OCTA** 图像

展示了浅层（A）及深层（B）毛细血管丛，外层视网膜（C）和脉络膜毛细血管层（D）水平 12mm×12mm 的扫描图像。在浅层（A）和深层（B）毛细血管丛水平没有明显的血管结构变化。在外层视网膜（C）和脉络膜毛细血管（D）水平可见后极处散布多个黑点。与 A 至 D 所示图像相同，en-face 成像（E）显示除玻璃体炎导致的阴影伪影外没有其他异常。EDI-OCT（F）显示视盘周围视网膜下高反射物质和脉络膜增厚，其上方视网膜色素上皮层可见不规则类玻璃疣样病变 [经许可转载，引自 Brar M, Sharma M, Grewal SPS, Grewal DS. Treatment response in sympathetic ophthalmia as assessed by widefield OCT angiography. *Ophthalmic Surg Lasers Imaging Retina.* 2018;49(9):726-730. doi:10.3928/23258160-20180831-13.]

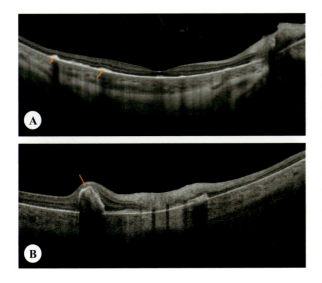

◀ 图 43-3　急性交感性眼炎的 OCT 图像，显示 Dalen-Fuchs 结节的两种表现（橙箭）

A. 显示视网膜色素上皮水平圆形不规则高反射区域，其上方伴有视网膜色素上皮中断（橙箭）。B. 展示了另一种表现，可见病灶下方中等强度反射阴影，其上的 Bruch 膜和视网膜色素上皮层破坏（橙箭）（经许可转载，引自 Agrawal et al. Agrawal R, Jain M, Khan R, et al. Choroidal structural changes in sympathetic ophthalmia on swept-source optical coherence tomography. *Ocul Immunol Inflamm*. 2019:1-6. doi:10.1080/09273948.2019.1685110.）

三、OCTA 影像学特征

- 在急性期可能会发现多个小区域的脉络膜毛细血管流空，经治疗后减少甚至在数月后消失（图 43-2 和图 43-4）[12]。

- OCTA 还可发现脉络膜血管指数（choroidal vascular index，CVI）的增加[11]。

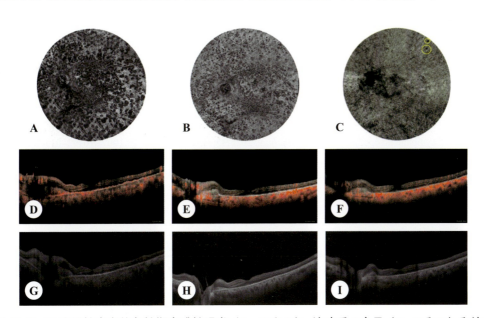

▲ 图 43-4　36 岁男性患者的急性期交感性眼炎（A、D 和 G）、治疗后 3 个月（B、E 和 H）和治疗后 6 个月（C、F 和 I）的 OCT 图像

A 至 C. 脉络膜毛细血管层 SS-OCTA 图像；D 至 F. 与血流重合的 OCT 图像；G 至 I. DCT B 扫描图像。图中可见多个弥漫分布流空暗点（A、D 和 G），可代表脉络膜毛细血管层低灌注区域。全身免疫抑制药治疗后 3 个月，暗点病灶的大小和数量显著减少（B），叠加 OCT 中可见脉络膜毛细血管层血流增加（E）。治疗 6 个月时，这些暗点（C）几乎完全消失且 OCT 血流恢复（F）[经许可转载，引自 Brar M, Sharma M, Grewal SPS, Grewal DS. Treatment response in sympathetic ophthalmia as assessed by widefield OCT angiography. *Ophthalmic Surg Lasers Imaging Retina*. 2018;49(9):726-730. doi:10.3928/23258160-20180831-13.]

参考文献

[1] Duke-Elder S. Sympathetic ophthalmitis. In: Duke-Elder S, ed. *System of Ophthalmology*. Vol 9. St. Louis: Mosby; 1966:558–593.

[2] Goto H, Rao NA. Sympathetic ophthalmia and Vogt-Koyanagi-Harada syndrome. *Int Ophthalmol Clin*. 1990;30(4):279–285. doi:10.1097/00004397-199030040-00014.

[3] Castiblanco CP, Adelman RA. Sympathetic ophthalmia. *Graefe's Arch Clin Exp Ophthalmol*. 2009;247(3):289–302. doi:10.1007/s00417-008-0939-8.

[4] Lubin JR, Albert DM, Weinstein M. Sixty-five years of sympathetic ophthalmia: a clinicopathologic review of 105, cases (1913–1978). *Ophthalmology*. 1980;87(2):109–121. doi:10.1016/S0161-6420(80)35270-6.

[5] Rao NA, Robin J, Marak GE, Hartmann D, Sweeney JA. The role of the penetrating wound in the development of sympathetic ophthalmia: experimental observations. *Arch Ophthalmol*. 1983;101(1):102–104. doi:10.1001/archopht.1983.01040010104019.

[6] Sugita S, Sagawa K, Mochizuki M, Shichijo S, Itoh K. Melanocyte lysis by cytotoxic T lymphocytes recognizing the MART-1 melanoma antigen in HLA-A2 patients with Vogt-Koyanagi-Harada disease. *Int Immunol*. 1996;8(5):799–803. doi:10.1093/intimm/8.5.799.

[7] Hammer H. Cellular hypersensitivity to uveal pigment confirmed by leucocyte migration tests in sympathetic ophthalmitis and the Vogt-Koyanagi-Harada syndrome. *Br J Ophthalmol*. 1974;59(9):773–776. doi:10.1136/bjo.58.9.773.

[8] Rao NA, Wong VG. Aetiology of sympathetic ophthalmitis. *Trans Ophthalmol Soc UK*. 1981;101(pt 3):357–360.

[9] Agrawal R, Jain M, Khan R, et al. Choroidal structural changes in sympathetic ophthalmia on swept-source optical coherence tomography. *Ocul Immunol Inflamm*. 2019:1–6. doi:10.1080/09273948.2019.1685110.

[10] Gupta V, Gupta A, Dogra MR, Singh I. Reversible retinal changes in the acute stage of sympathetic ophthalmia seen on spectral domain optical coherence tomography. *Int Ophthalmol*. 2011;31(2):105–110. doi:10.1007/s10792-011-9432-1.

[11] Muakkassa NW, Witkin AJ. Spectral-domain optical coherence tomography of sympathetic ophthalmia with dalen-fuchs nodules. *Ophthalmic Surg Lasers Imaging Retina*. 2014;45(6):610–612. doi:10.3928/23258160-20141008-01.

[12] Brar M, Sharma M, Grewal SPS, Grewal DS. Treatment response in sympathetic ophthalmia as assessed by widefield OCT angiography. *Ophthalmic Surg Lasers Imaging Retina*. 2018;49(9):726–730. doi:10.3928/23258160-20180831-13.

[13] Behdad B, Rahmani S, Montahaei T, Soheilian R, Soheilian M. Enhanced depth imaging OCT (EDI-OCT) findings in acute phase of sympathetic ophthalmia. *Int Ophthalmol*. 2015;35(3):433–439. doi:10.1007/s10792-015-0058-6.

第 44 章　弓形虫脉络膜视网膜炎
Toxoplasmosis Chorioretinitis

一、疾病特征

- 弓形虫病脉络膜视网膜炎是后部葡萄膜炎最常见的致病原因[1]。

- 患者通常年轻且免疫功能正常。感染后可以无症状，或者出现畏光、飞蚊症和视力下降等表现。视力下降程度因感染部位和眼内炎症严重程度而有显著差异（图 44-1）。

- 危险因素包括男性、摄入生的或未煮熟的肉、与猫科动物同住等[1]。

- 眼弓形虫病最常见的表现为复发性或先天性感染的脉络膜视网膜炎，玻璃体炎症主要集中脉络膜视网膜瘢痕周边（图 44-2A）。可发生邻近或远处节段性视网膜动脉周围炎（图 44-2E，蓝箭）[2]。通常根据临床表现来进行诊断。可能出现的体征包括眼前节炎症和高眼压症。

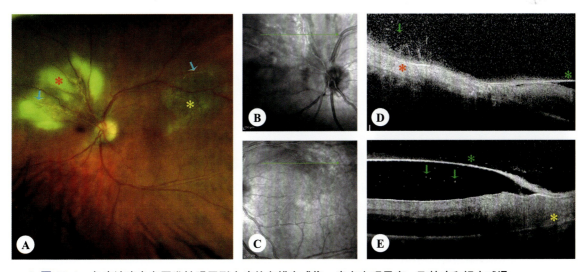

▲ 图 44-1　免疫缺陷患者原发性眼弓形虫病的多模态成像，患者出现畏光、飞蚊症和视力减退

A. 眼底照相显示多灶性视网膜炎表现为在鼻侧明亮的区域（红星号）和沿颞上穹隆延伸到黄斑的较暗的区域（黄星号）。B 和 C. 近红外成像显示 SD-OCT 图像（D 和 E）鼻侧和颞侧区域扫描的视网膜炎。D 和 E.SD-OCT 显示全层视网膜高反射信号，鼻侧病变（红星号）比颞侧病变（黄星号）更亮，为视网膜严重变薄和全层破坏（鼻部相对于颞叶病变更明显）的位置。两幅图像中都有点状玻璃体高反射信号（绿箭）和密集的后玻璃体高反射信号（绿星号）。房水 PCR 显示弓形虫核苷酸阳性、病毒核苷酸阴性。血清学检测抗弓形虫 IgM 和 IgG 呈阳性。口服甲氧苄啶、磺胺甲噁唑和泼尼松治疗对患者有效。中枢神经系统成像正常

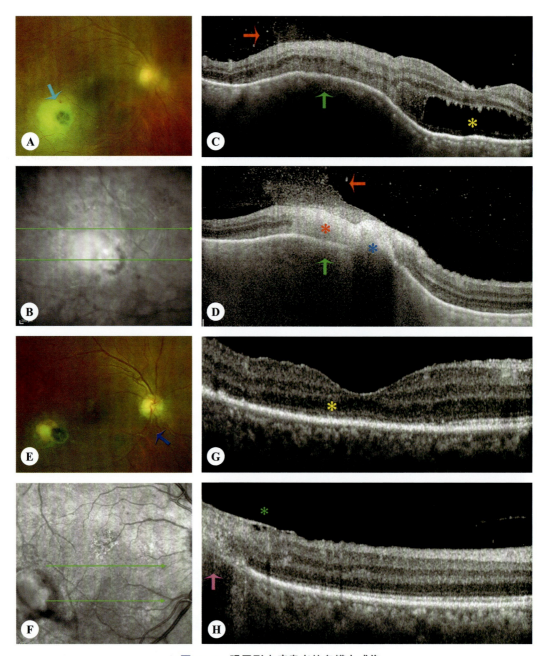

▲ 图 44-2　眼弓形虫病患者的多模态成像

A. 45 岁女性患者的眼底照相，临床表现为视力下降和飞蚊症，眼底可见局部视网膜增白区域及毗邻的色素沉着的脉络膜视网膜瘢痕（蓝箭）。轻度玻璃体炎导致介质不透明。B. 活动病灶的近红外 SD-OCT 图像，显示 C（上绿箭）和 D（下绿箭）扫描的位置。C 和 D. 在面积最大的视网膜受累区域（绿箭）下可见脉络膜的局部扩张。可见全层视网膜呈高反射信号（红星号）。黄斑区可见外层视网膜囊样水肿，伴视网膜色素上皮内一条高反射线，为锥杆细胞层分离（黄星号）。脉络膜视网膜瘢痕是 SD-OCT 上的高反射（蓝星号）结节。受影响的视网膜有浓缩的高反射玻璃体粘连，其上可见与临床上玻璃体炎相对应的弥漫性高反射病灶（红箭）。E. 口服甲氧苄啶、磺胺甲噁唑、泼尼松联合单次玻璃体内注射克林霉素治疗后 2 个月的眼底照相。可见介质更透明，视网膜病灶面积缩小。蓝箭为一处持续性节段性视网膜动脉炎的小动脉。F. 活动病灶的 SD-OCT 近红外成像，显示 G（上绿箭）和 H（下绿箭）扫描的位置。G 和 H. 锥杆细胞层脱离已修复，但椭圆体带（EZ）仍有部分丢失及外界膜（ELM）的萎缩（黄星号）。可见一个小视网膜前膜（绿星号）及 EZ、ELM 和 RPE（紫箭）全层破坏。同时可见脉络膜扩张减少

- 原发性感染通常为局部没有瘢痕的视网膜炎或脉络膜视网膜炎。

- 对于诊断非典型感染或多重机会性感染可借助聚合酶链式反应（polymerase chain reaction，PCR）来对房水进行检测，检测到阳性可协助诊断。血清学阴性有助于排除该病。

- 对免疫功能不全，尤其是患有获得性免疫缺陷综合征的患者的诊治需谨慎，因为可能会同时出现颅内受累。

- 弓形虫病脉络膜视网膜炎病程常具有自限性。然而，视神经或黄斑受累或严重眼部炎症可能继发视力丧失。

- 可采用抗菌治疗和类固醇类药物治疗来限制破坏性病程，这在免疫缺陷患者的治疗中尤为重要。

- 经典疗法包括乙胺嘧啶、磺胺嘧啶和亚叶酸，在 24～48h 后加用口服泼尼松。可供选择的替代药物包括甲氧苄啶和磺胺甲噁唑、阿奇霉素、克林霉素和阿托伐醌。在可能影响黄斑或视神经的病例中可以使用玻璃体内注射克林霉素联合和（或）不联合玻璃体内注射地塞米松[3]。

- 阿奇霉素、阿托伐醌和克林霉素，以及玻璃体腔注射克林霉素均可在孕期使用。

- 视力预后取决于疾病的原发部位和眼内炎症引起的并发症。该病可能复发。

二、OCT 影像学特征

- 眼弓形虫病的特征性 OCT 表现包括局灶性脉络膜扩张及全层视网膜增厚，其上放玻璃体高反射并与脉络膜视网膜周围瘢痕相粘连（图 44-2B 至 D）[4, 5]。

- 视网膜内积液、视网膜下积液和局灶性外层视网膜囊样水肿，可以看见锥杆细胞层脱离（图 44-2C）[6, 7]。

- 视网膜前玻璃体呈高反射物聚集，可能是炎性组织碎片，这种情况在眼弓形虫病中较病毒性视网膜炎更为常见。可以根据脉络膜增厚受累明显区分眼弓形虫病和病毒视网膜炎[8]。

- 然而，原发性眼弓形虫病不是由脉络膜视网膜炎的瘢痕引起，最初可能局限于视网膜，且与病毒性视网膜炎表现相似。

- 在感染的后期缓慢消退阶段，OCT 可见视网膜板层破坏及先前发生脉络膜视网膜炎的部位全层薄变，玻璃体高反射灶的清除，RPE 和脉络膜萎缩，以及视网膜前膜形成（图 44-2F 至 H）。

三、OCTA 影像学特征

- 目前 OCTA 在眼弓形虫病的诊断中无特殊表现。

参考文献

[1] Kijlstra A, Petersen E. Epidemiology, pathophysiology, and the future of ocular toxoplasmosis. *Ocul Immunol Inflamm*. 2014;22(2):138–147. doi:10.3109/09273948.2013.823214.

[2] Tsui E, Leong BCS, Mehta N, et al. Evaluation of segmental retinal arteritis with optical coherence tomography angiography. *Retina Cases Brief Rep*. 2019. doi:10.1097/ICB.0000000000000900.

[3] Ozgonul C, Besirli CG. Recent developments in the diagnosis and treatment of ocular toxoplasmosis. *Ophthalmic Res*. 2017;57(1):1–12. doi:10.1159/000449169.

[4] Ouyang Y, Li F, Shao Q, et al. Subretinal fluid in eyes with active ocular toxoplasmosis observed using spectral domain optical coherence tomography. *PLoS One*. 2015;10(5):e0127683. doi:10.1371/journal.pone.0127683.

[5] Ouyang Y, Pleyer U, Shao Q, et al. Evaluation of cystoid change phenotypes in ocular toxoplasmosis using optical coherence tomography. *PLoS One*. 2014;9(2):e86626. doi:10.1371/journal.pone.0086626.

[6] Mehta N, Chong J, Tsui E, et al. Presumed foveal bacillary layer detachment IN a patient with toxoplasmosis chorioretinitis and pachychoroid disease. *Retina Cases Brief Rep*. 2018. doi:10.1097/ICB.0000000000000817.

[7] Lujan BJ. Spectral domain optical coherence tomography imaging of punctate outer retinal toxoplasmosis. *Saudi J Ophthalmol*. 2014;28(2):152–156. doi:10.1016/j.sjopt.2014.03.010.

[8] Invernizzi A, Agarwal AK, Ravera V, et al. Comparing optical coherence tomography findings in different aetiologies of infectious necrotising retinitis. *Br J Ophthalmol*. 2018;102(4):433–437. doi:10.1136/bjophthalmol-2017–310210.

第 45 章　结节病
Sarcoidosis

一、疾病特征

- 结节病是一类全身性非干酪性肉芽肿性炎症性疾病，几乎可以累及任何器官系统。
- 体征。
  - 眼内结节病可表现为多种不同的体征。眼科检查包括肉芽肿性前葡萄膜炎，虹膜或小梁网肉芽肿、玻璃体炎、多灶性脉络膜视网膜病变、黄斑水肿伴葡萄膜炎、静脉周围炎（伴有或不伴有经典描述的"烛蜡滴样"改变）、脉络膜肉芽肿和视盘浸润。
- 症状。
  - 表现多样，包括无症状、视物模糊、畏光、飞蚊症、眼红和疼痛等。
  - 当怀疑有结节病时，应筛查患者的全身表现，包括呼吸短促、呼吸困难、咳嗽、关节炎、肌痛和皮疹（典型的结节性红斑）等。
- 吲哚菁绿（indocyanine green，ICG）是监测结节性肉芽肿病中的脉络膜病变的金标准，典型的表现为多灶性弱荧光病变（图 45-1）。
- OCT 和 OCTA 技术的发展有助于诊断及监测结节病的病情变化。

二、OCT 影像学特征

- 脉络膜表现。
  - 小的脉络膜肉芽结节常始于内层脉络膜基质，很难在 OCT 上发现（图 45-2）[1]。
  - 随肉芽肿增大显示更明显，通常在全层脉络膜可见低反射性病变（图 45-3）[1-4]。
  - 肉芽肿与信号穿透强度增加和阴影效应相关[3, 4]。
  - 与表现相似的结核病脉络膜肉芽肿相比，Sattler 中血管层较 Haller 大血管层不成比例的扩大可诊断为结节病[2]。
  - 与静止期疾病相比，肉芽肿性脉络膜疾病活动性与脉络膜厚度增加相关[2]。

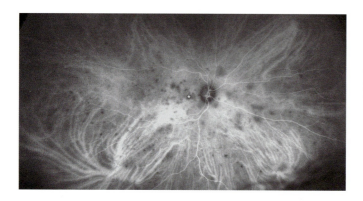

◀ 图 45-1 吲哚菁绿血管造影晚期可见整个后极（白星号）和中周部的多灶性弱荧光病灶，与该结节病患者脉络膜肉芽肿部位一致

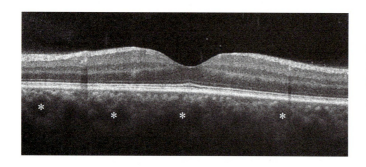

◀ 图 45-2 与图 45-1 同一患者的 OCT 图像，可见脉络膜增厚及其内多处大面积低反射病变（白星号），与吲哚菁绿血管造影的弱荧光病变相对应

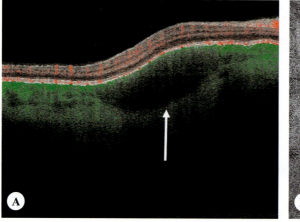
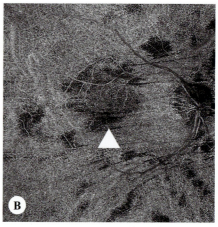

▲ 图 45-3 A. OCT B 扫描显示大肉芽肿（箭）与血流叠加；B. 脉络膜在 OCTA 上呈流空表现（箭头）

- 视网膜和玻璃体表现。

  - 玻璃体炎通常由于炎症细胞的存在而导致网膜反射信号强度下降，以及玻璃体内高反射物质增加。

  - 黄斑囊样水肿（cystoid macular edema，CME）可代表了炎症活动的发生。

  - 结节病相关性血管炎的眼底改变：在急性期由于视网膜内缺血可能引起部分视网膜反射增加。缺血眼视网膜最终可能导致视网膜萎缩。

  - 大范围活动性肉芽肿并伴有眼内炎症的情况下，也可能存在 CME 和视网膜下积液。

- 眼部结节病治疗后有其独特的病灶愈合模式，治疗后先是病灶前后径减小，然后病灶横径减小。与 ICGA 相比，可通过 EDI-OCT 早期检测其对治疗的反应[4]。

三、OCTA 影像学特征

- Sattler 层的小结节样脉络膜肉芽肿，可在 ICGA 上表现为小的弱荧光病灶，也可能无法识别[1]。
- 肉芽肿的不断生长会压迫周围的脉络膜血管系统，在 OCTA 上显示为无血流区域，通过以上特征可在结合 ICGA 进行肉芽肿的定位（图 45-3 和图 45-4）[1]。

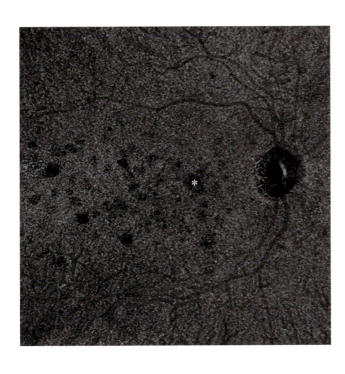

◀ 图 45-4　en-face OCTA 显示脉络膜毛细血管（白星号）内流空，可与吲哚菁绿弱荧光灶共同定位

- 视网膜血管受累眼 OCTA 可能显示中央凹周围毛细血管拱环破坏、毛细血管灌注区减少和毛细血管异常。
  - 此外，眼结节病患者的深层毛细血管丛和脉络膜毛细血管层的血流密度明显低于正常对照组[5]。

参考文献

[1] Pichi F, Sarraf D, Morara M, Mazumdar S, Neri P, Gupta V. Pearls and pitfalls of optical coherence tomography angiography in the multimodal evaluation of uveitis. *J Ophthalmic Inflamm Infect*. 2017;7(1):20.

[2] Mehta H, Sim DA, Keane PA, et al. Structural changes of the choroid in sarcoid-and tuberculosis-related granulomatous uveitis. *Eye (Lond)*. 2015;29(8):1060–1068.

[3] Invernizzi A, Mapelli C, Viola F, et al. Choroidal granulomas visualized by enhanced depth imaging optical coherence tomography. *Retina*. 2015;35(3):525–531.

[4] Invernizzi A, Agarwal A, Mapelli C, Nguyen QD, Staurenghi G, Viola F. Longitudinal follow-up of choroidal granulomas using enhanced depth imaging optical coherence tomography. *Retina*. 2017;37(1):144–153.

[5] Cerquaglia A, Iaccheri B, Fiore T, et al. New insights on ocular sarcoidosis: an optical coherence tomography angiography study. *Ocul Immunol Inflamm*. 2019;27(7):1057–1066.

第 46 章　视网膜血管炎
Retinal Vasculitis

一、疾病特征

- 视网膜血管炎以视网膜血管的炎症为特征，可以表现为孤立的眼部疾病或可能与全身炎症性疾病相关。

- 视网膜血管炎的症状可能包括视物模糊、闪光感、飞蚊症、视物变形和眼部疼痛等。

- 典型临床表现是连续或分段的血管白鞘形成。其他相关临床表现包括棉絮斑、出血、局灶性视网膜炎、视网膜缺血、玻璃体炎、前葡萄膜炎及随后的新生血管性并发症。

- 视网膜血管炎的鉴别诊断范围很广，可以通过识别主要受累的血管类别来缩小范围：动脉炎、静脉炎，或两者兼有。

- FA 是诊断和监测视网膜血管炎发展的金标准。它也用于视网膜血管炎的分期[1]。
  - 第 1 阶段：活动性炎症——血管周围视网膜浸润、水肿、出血和闭塞（图 46-1）。
  - 第 2 阶段：缺血——血管硬化和血管迂曲。
  - 第 3 阶段：新生血管——视网膜周边部新生血管和（或）虹膜新生血管。
  - 第 4 阶段：新生血管性并发症——牵拉性视网膜脱离及新生血管性青光眼。

- 尽管 FA 对于诊断和监测视网膜血管炎的病情仍十分重要，OCT 和 OCTA 已证明在血管炎并发症（如黄斑水肿、内层视网膜萎缩、毛细血管无灌注）的监测方面具有重要作用，并已成为明确疾病活动性的重要工具。

二、OCT 影像学特征

- OCT 成像是检测由视网膜血管炎引起的解剖结构变化的有效方式，这类变化包括视网膜增厚、视网膜高反射及由于缺血的炎性血管引起的黄斑水肿等（图 46-2）。在慢性发病过程中，会观察到由于慢性缺血或炎性梗死引起的视网膜萎缩（图 46-3）。

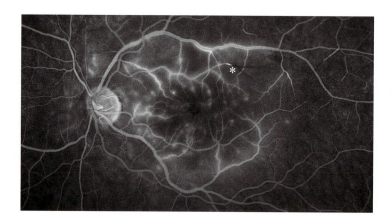

◀ 图 46-1　确诊狼疮患者的晚期荧光素血管造影，显示严重的血管周围着染和渗漏，以及节段性视网膜动脉闭塞（白星号）

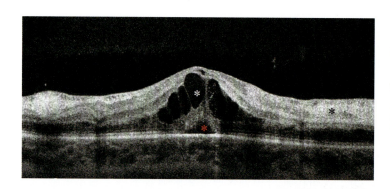

◀ 图 46-2　闭塞性血管炎患者出现视觉症状后不久的 OCT，内层视网膜高反射（黑星号），分层模糊，视网膜增厚（黑星号）、黄斑囊样水肿（白星号）和视网膜下积液（红星号）

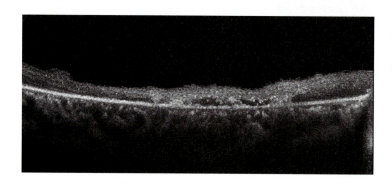

◀ 图 46-3　闭塞性血管炎患者症状出现后 3 个月的 OCT 图像，出现全层萎缩和视网膜部分组织丢失

- OCT 还可用于检测眼底检查无法发现的解剖学变化。活动性血管炎区域的 OCT 发现有邻近的视网膜增厚和视网膜层次的紊乱。治疗也会导致受损区网膜萎缩薄变[2]。

- 血管周围视网膜增厚与血管炎恶化相关，且可以作为血管炎活动的指标（图 46-4 和图 46-5）。事实上，OCT 扫描结果显示经全身皮质类固醇治疗后血管周围视网膜增厚的减轻与 FA 上的血管渗漏减少相关[3]。

- 广角 SS-OCT 成像显示血管周围视网膜增厚、黄斑区增厚和视网膜广泛增厚与 FA 上的外周毛细血管渗漏呈正相关，提示 OCT 指标可作为疾病活动性的生物标志物[4]。

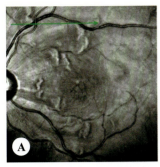
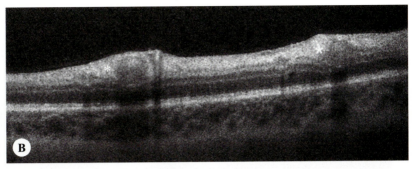

▲ 图 46-4　A. 近红外扫描激光检眼镜图像和 OCT；B. B 扫描对闭塞性血管炎患者的上方血管弓扫描，显示血管周围视网膜增厚及视网膜内高反射增加（白星号）

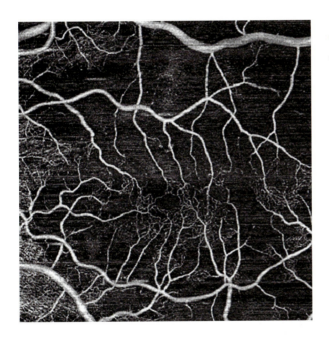

◀ 图 46-5　闭塞性血管炎患者的 en-face OCTA，显示整个黄斑区毛细血管血流信号的弥漫性丢失

三、OCTA 影像学特征

- OCTA 可以提供高分辨率的血流网络图像，为我们提供了一种无创性血管灌注状态检测方法，用于监测活动性血管炎病变区域灌注变化。

- 血管周围浸润部位的 OCTA 成像显示在相邻的毛细血管床缺乏血流信号。治疗不能恢复病变部位的毛细血管血流[2]。

- 高达 49% 的中间葡萄膜炎和血管炎患者在 OCTA 图像中可发现毛细血管无灌注和灌注减少的病灶[4]。

- 此外，SS-OCTA 上浅层和深层毛细血管丛无灌注与 FA 上显示的周边部缺血相关[4]。

参考文献

[1] Agarwal A, Afridi R, Agrawal R, Do DV, Gupta V, Nguyen QD. Multimodal imaging in retinal vasculitis. *Ocul Immunol Inflamm*. 2017;25(3):424–433.

[2] Spaide RF. Microvascular flow abnormalities associated with retinal vasculitis: a potential of mechanism of retinal injury. *Retina*. 2017;37(6):1034–1042.

[3] Knickelbein JE, Tucker W, Kodati S, Akanda M, Sen HN. Non-invasive method of monitoring retinal vasculitis in patients with birdshot chorioretinopathy using optical coherence tomography. *Br J Ophthalmol*. 2018;102(6):815–820.

[4] Tian M, Tappeiner C, Zinkernagel MS, Huf W, Wolf S, Munk MR. Evaluation of vascular changes in intermediate uveitis and retinal vasculitis using swept-source wide-field optical coherence tomography angiography. *Br J Ophthalmol*. 2019;103(9):1289–1295.

第 47 章　自身免疫性视网膜病
Autoimmune Retinopathy

一、疾病特征

- 自身免疫性视网膜病（autoimmune retinopathies，AIR）是一种异质性的，诊断困难的视网膜退行性疾病。AIR 可以在没有遗传性视网膜疾病或明显炎症表现的情况下引起视力下降、闪光感、视觉暗点及视野缺损。

- 眼底通常无异常，也可能出现血管变细、视网膜萎缩、色素异常和视盘蜡样苍白。

- 鉴于临床诊断 AIR 的挑战性，使用多模态成像检查（结构和功能）从而正确诊断及监测这类患者至关重要。

- 以下是 3 种主要的 AIR 亚型。

  - 癌症相关视网膜病变（cancer-associated retinopathy，CAR）。

    ◆ CAR 与小细胞肺癌高度相关（最常见）。此外，还与宫颈癌、卵巢癌、子宫内膜癌、乳腺癌、恶性中胚叶混合瘤、子宫肉瘤和侵袭性胸腺瘤相关[1]。

    ◆ 近 50% 的病例中，视觉症状先于恶性肿瘤的诊断，因此，一旦有合理怀疑，就应尽早完成恶性肿瘤的系统性检查[2-4]。

    ◆ CAR 最常与影响光感受器的抗逆转录酶和抗烯醇化酶视网膜抗体相关。

  - 黑色素瘤相关视网膜病变（melanoma-associated retinopathy，MAR）。

    ◆ MAR 主要见于先前被诊断为皮肤或葡萄膜黑色素瘤的患者[2]。

    ◆ 夜盲是最常见的症状，MAR 自身抗体靶向视杆细胞及双极细胞[5]。

  - 非肿瘤性自身免疫性视网膜病（nonparaneoplastic autoimmune retinopathy，npAIR）。

    ◆ npAIR 是最常见的亚型，常与患者潜在的自身免疫性疾病相关[2]。

    ◆ 急性局灶性隐匿性外层视网膜病变是 npAIR 的一种亚型，常以视网膜和 RPE 改变为特征（见第 53 章 急性区域性隐匿性外层视网膜病变）。

二、SD-OCT 影像学特征

- OCT 上的一个特征性发现是中央凹旁外核层（outer nuclear layer，ONL）、外界膜（ELM）和椭圆体带（EZ）萎缩，中央凹下仍有所保留（图 47-1 和图 47-2）[2, 6]。

- 其他表现包括视网膜内囊样腔隙（无渗漏）、RPE 萎缩、脉络膜毛细血管萎缩和黄斑总厚度减薄[7, 8]。

- 晚期病例可见弥漫性外层视网膜萎缩，黄斑整体厚度减薄及 RPE 萎缩（图 47-3）。

- 18% 的病例 OCT 所见正常[2]。使用多模态成像对这类疾病的正确诊断及疾病发展的监测至关重要。

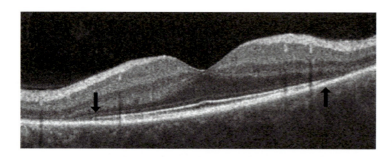

◀ 图 47-1　非肿瘤性自身免疫性视网膜病变患者的 SD-OCT，显示黄斑中央凹下保留视网膜外核层和椭圆体带，旁中央凹处这几层丢失（黑箭），外界膜（ELM）在周边部丢失。这被称为"飞碟征"。此外还有周边视网膜色素上皮萎缩

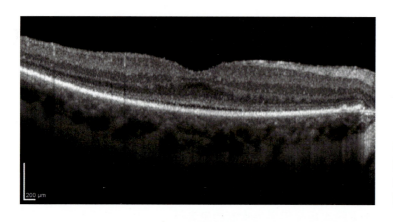

◀ 图 47-2　非肿瘤性自身免疫性视网膜病患者的外层视网膜和视网膜色素上皮层弥漫性萎缩薄变。注意中心区可见脱落的光感受器

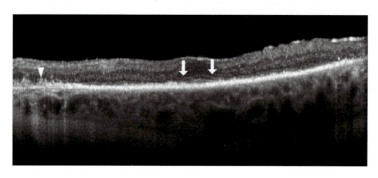

◀ 图 47-3　癌症相关视网膜病变患者外核层（ONL）、外界膜（ELM）和椭圆体带（EZ）严重丢失，中央凹下上述结构仅有小部分残存，该患者还存在广泛的 ELM（视网膜色素上皮）层萎缩。注意"飞碟征"（箭）的存在。同时视网膜前膜和视网膜色素上皮聚集并迁移到外层视网膜（箭头）

三、OCTA 影像学特征

- 由于这类疾病的罕见性，目前仅有少数病例报道的图像可供分析，我们对这类疾病的 OCTA 的特征知之甚少。

- 一例 npAIR 病例的 OCTA 显示，在黄斑中心脉络膜毛细血管流空[8]。

- MAR 与 OCTA 上浅层和深层视网膜黄斑中央凹周围小血管的毛细血管分支减少有关[9]。

- 威斯康星大学麦迪逊分校的一项未发表的小规模研究采用人工分层扫描测量深层毛细血管丛血流密度。初步结果显示，与健康的年龄匹配的对照组相比，AIR 患者血管密度降低，中央凹周围变薄（与 OCT 上的"飞碟征"相对应）。

参 考 文 献

[1] Grewal D, Fishman G, Jampol L. Autoimmune retinopathy and antiretinal antibodies: a review. *Retina*. 2014;34(5):827–845. doi:10.1097/IAE.0000000000000119.

[2] Khanna S, Martins A, Oakey Z, Mititelu M. Non-Paraneoplastic autoimmune retinopathy: multimodal testing characteristics of 13 cases. *J Ophthalmic Inflamm Infect*. 2019;9(1):6. doi:10.1186/s12348–019–0171–1.

[3] Canamary A, Takahashi W, Sallum J. Autoimmune retinopathy: a review. *Int J Retina Vitreous*. 2018;4:1. doi:10.1186/s40942–017–0104–9.

[4] Rahimy E, Sarraf D. Paraneoplastic and non-paraneoplastic retinopathy and optic neuropathy: evaluation and management. *Surv Ophthalmol*. 2013;58(5):430–458. doi:10.1016/j.survophthal.2012.09.001.

[5] Dhingra A, Fina M, Beinstein A, et al. Autoantibodies in melanoma-associated retinopathy target TRPV1 cation channels of retinal on bipolar cells. *J Neurosci*. 2011;31(11):3962–3967. doi:10.1523/JNEUROSCI.6007–10.2011.

[6] Abazari A, Allam S, Adamus G, Ghazi N. Optical coherence tomography findings in autoimmune retinopathy. *Am J Ophthalmol*. 2012;153(4):750–756, 756.e1. doi:10.1016/j.ajo.2011.09.012.

[7] Pepple K, Cusick M, Jaffe G, Mruthyunjaya P. SD-OCT and autofluorescence characteristics of autoimmune retinopathy. *Br J Ophthalmol*. 2013;97(2):139–144. doi:10.1136/bjophthalmol-2012–302524.

[8] Kasogole D, Raval V, Mruthyunjaya P, Narayanan R. Multimodal imaging in non-paraneoplastic autoimmune retinopathy. *Indian J Ophthalmol*. 2019;67(7):1171–1173. doi:10.4103/ijo.IJO_1416_18.

[9] Patel S, Moysidis SN, Koulisis N, et al. Is it melanoma-associated retinopathy or drug toxicity? Bilateral cystoid macular edema posing a diagnostic and therapeutic dilemma. *Am J Ophthalmol Case Rep*. 2018;10:77–80. doi:10.1016/j.ajoc.2018.01.030.

第48章 急性视网膜坏死及巨细胞病毒性视网膜炎
Viral Retinitis: Acute Retinal Necrosis and CMV Retinitis

一、疾病特征

- 急性视网膜坏死。
  - 由疱疹病毒引起的后葡萄膜炎最常见的表现是急性坏死性视网膜炎（acute retinal necrosis，ARN）。
  - 在免疫功能正常的患者中，ARN 通常表现为视力下降、飞蚊症及不同程度的结膜充血。
  - 经典表现包括肉芽肿性前葡萄膜炎，玻璃体炎，最初呈斑片状而后融合的视网膜白色坏死灶，以及由周边向心发展的动脉炎。
- 进行性外层视网膜坏死。
  - 进行性外层视网膜坏死（progressive outer retinal necrosis，PORN）发生在免疫功能低下的患者中，表现为累及黄斑的无痛性视力丧失。
  - PORN 表现为多灶性深层视网膜白色病灶，从后极开始向周边扩散。
  - 由于 PORN 常发生于严重免疫功能缺陷的患者中，因此可见较 ARN 程度较轻的玻璃体炎和血管炎。
- 巨细胞病毒性视网膜炎。
  - 巨细胞病毒性（cytomegalovirus，CMV）视网膜炎发生在免疫功能缺陷的患者中，通常表现为无痛性视力丧失和飞蚊症。
  - 眼底检查可见视网膜颗粒样变白区域及与之相关的视网膜出血，常始于周边部沿视网膜动脉向中心扩散（图 48-1）。
- 病毒性坏死性视网膜炎的视力预后取决于病灶位置，由于直接的视网膜坏死和包括缺血性视神经病变及孔源性视网膜脱离在内的长期后遗症的高风险而导致预后较差。

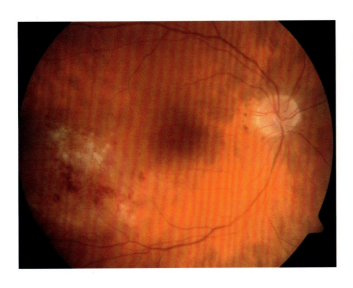

◀ 图 48-1　巨细胞病毒性视网膜炎眼底照相，显示黄斑区颞下方的颗粒状视网膜变白，伴有对应部位的视网膜出血和动脉血管鞘

二、OCT 影像学特征

- ARN。
  - 早期 OCT 显示神经纤维层与外丛状层之间的增厚和高反射增加，逐渐进展到累及全层视网膜及 EZ 结构无法辨识[1, 2]。
  - 随着临床检查活动性视网膜炎的消退，视网膜随之变薄而 EZ 结构无法恢复[2]。
- PORN。
  - 活动性病变表现为视网膜增厚和内层视网膜的高反射增加，外层视网膜可见继发性阴影[3, 4]。
  - 相关的视网膜劈裂和视网膜前（如玻璃体）的高反射灶也有报道[3]。
  - 非活动性病变的 OCT 成像显示视网膜变薄，以及坏死和萎缩区域的视网膜层次消失[4]。
- 巨细胞病毒性视网膜炎。
  - 活动性病变[5]。
    - ◆ 云雾状玻璃体炎，可见独特的弥漫性、多尘样背景，玻璃体普遍高反射，夹杂多个超高反射。
    - ◆ OCT 上常见坏死视网膜上的玻璃体附着灶。
    - ◆ 视网膜前膜常见。
    - ◆ 视网膜增厚和内层视网膜高反射增加是活动性 CMV 性视网膜炎的标志特征（图 48-2）。
      - ○ OCT 可见两种特定类型的活动性视网膜炎。
        - ▫ 全层型——全层视网膜高反射，视网膜正常层次消失，病灶区域 RPE 增厚，脉络膜毛细血管细节不清（图 48-3）。

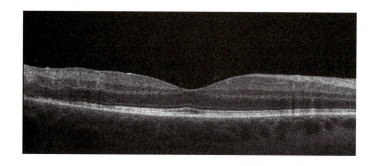

◀ 图 48-2 图 48-1 所示同一病灶的 OCT 图像，显示早期巨细胞病毒性视网膜炎的内层视网膜高反射增加

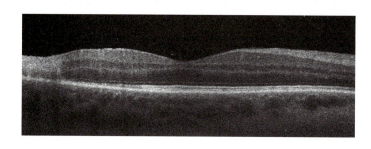

◀ 图 48-3 图 48-1 所示同一病灶的区间 OCT 图像，显示随着视网膜薄变的进展，全层视网膜高反射增加

    ❑ 海绵状型——内层视网膜高反射，ONL 内大空洞，与内层视网膜组织桥样连接，RPE 层和脉络膜毛细血管不受累。

      ➤ 海绵状型往往有更高的视网膜脱离发生率。

- 非活动病灶的 OCT 发现[5]。
  - 非活动性视网膜炎的标志是均匀的视网膜萎缩、层次紊乱、薄变（图 48-4）。
  - 之前所述的雾状玻璃体炎通常会消退。
  - 所有患者的视网膜前膜均持续存在。

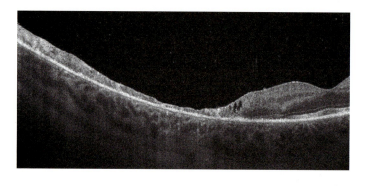

◀ 图 48-4 非活动性巨细胞病毒性视网膜炎的随访 OCT 图像，与邻近的健康视网膜相比，病灶部位表现出严重的视网膜萎缩、全层视网膜高反射、视网膜层次紊乱及少量与病变部位相邻的囊样间隙

三、OCTA 影像学特征

- ARN。
  - 邻近坏死性视网膜病变区的浅层和深层毛细血管丛中黄斑血流密度降低[6]。

- 治疗可以使未坏死区的血流恢复[6]。
- 脉络膜毛细血管不受影响[6]。
- CMV 视网膜炎。
  - 与 ARN 的 OCTA 表现相似，与活动性视网膜炎病变区相邻的黄斑浅层和深层毛细血管丛的血管密度减少（图 48-5）。

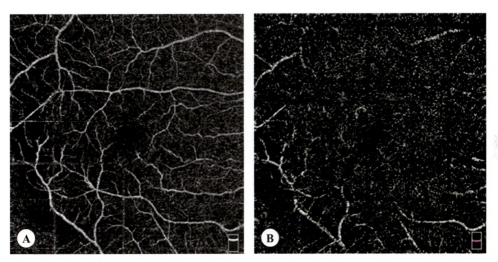

▲ 图 48–5　**en-face OCTA** 显示对应于图 48–1 黄斑区颞下方巨细胞病毒性病变位置的浅层和深层视网膜血管系统的血流信号丢失

参 考 文 献

[1] Murata K, Yamada W, Nishida T, et al. Sequential optical coherence tomography images of early macular necrosis caused by acute retinal necrosis in non-human immunodeficiency virus patients. *Retina*. 2016;36(7):e55–e57.

[2] Ohtake-Matsumoto A, Keino H, Koto T, Okada AA. Spectral domain and swept source optical coherence tomography findings in acute retinal necrosis. *Graefes Arch Clin Exp Ophthalmol*. 2015;253(11):2049–2051.

[3] Chawla R, Tripathy K, Gogia V, Venkatesh P. Progressive outer retinal necrosis-like retinitis in immunocompetent hosts. *BMJ Case Rep*. 2016;2016:bcr2016216581.

[4] Almony A, Dhalla MS, Feiner L, Shah GK. Macular optical coherence tomography findings in progressive outer retinal necrosis. *Can J Ophthalmol*. 2007;42(6):881.

[5] Invernizzi A, Agarwal A, Ravera V, Oldani M, Staurenghi G, Viola F. Optical coherence tomography findings in cytomegalovirus retinitis: a longitudinal study. *Retina*. 2018;38(1):108–117.

[6] Costa de Andrade G, Marchesi Mello LG, Martines GC, Maia A. Optical coherence tomography angiography findings in acute retinal necrosis. *Retin Cases Brief Rep*. 2018.

第49章 鸟枪弹样脉络膜视网膜病变
Birdshot Chorioretinopathy

一、疾病特征

- 鸟枪弹样脉络膜视网膜病变（birdshot chorioretinopathy，BCR）通常视力预后较差，即使对非常有经验的临床医生来说也是很大的临床挑战[1]。

- BCR 占后葡萄膜炎的 6%～8%，最常见的病程特征是这些患者即使得到适当的治疗，视力仍逐渐下降[2]。

- BCR 常见于中年人，表现为双侧性（通常不对称）[3]。

- BCR 与 HLA-A29 密切相关，患者的眼底呈向心性白色病灶，可伴有黄斑囊样水肿、视网膜血管炎和不均匀的视盘水肿[4]。

- 该疾病经常引起伴有玻璃体混浊的视网膜炎症，患者可出现视物模糊、闪光感、旁中心暗点和飞蚊症等症状[5]。

二、OCT 影像学特征

- OCT 显示血管周围视网膜增厚与严重的玻璃体混浊及荧光血管造影显示的视网膜血管渗漏有关，特别是在有活动性炎症的 BCR 眼睛中（图 49-1）[6]。

- 视盘周围水肿、黄斑囊样水肿、脉络膜变薄，以及外层视网膜变薄在 BCR 患者 OCT 的评估中已经被关注（图 49-2）[7]。

三、OCTA 影像学特征

- OCTA 显示深层毛细血管丛毛细血管襻、毛细血管扩张和毛细血管间隙增加[8]。

- 在 OCTA 中还可以观察到脉络膜血流减少、脉络膜变薄、脉络膜血管变粗大[9]。

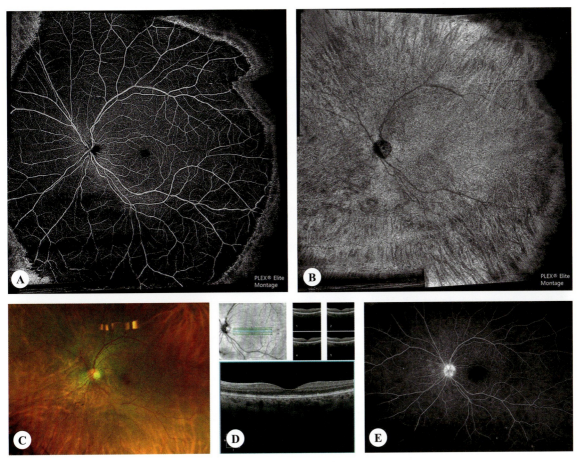

▲ 图 49-1　鸟枪弹样脉络膜视网膜病变多模态成像

A. OCTA 拼图显示深层视网膜血流细节；B. 脉络膜层面图像显示常见于吲哚菁绿造影（ICG）的穿凿样病变；C. 广角彩色眼底照相显示特征性鸟枪弹样损伤；D. OCT 显示外层视网膜变化；E. 荧光素眼底血管造影显示的周边强荧光区域与 OCTA 和彩色眼底照相相对应

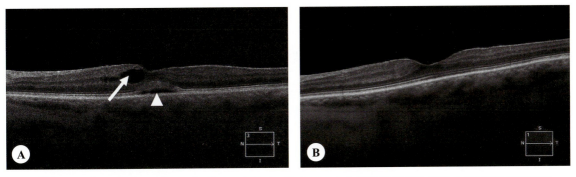

▲ 图 49-2　鸟枪弹样脉络膜视网膜病变治疗前 OCT 表现（A）为黄斑囊样水肿（箭）和视网膜下积液（箭头），均在治疗后消退（B）

参考文献

[1] Menezo V, Taylor SR. Birdshot uveitis: current and emerging treatment options. *Clin Ophthalmol*. 2014;8:73–81. doi:10.2147/opth.s54832.

[2] Shah KH, Levinson RD, Yu F, et al. Birdshot chorioretinopathy. *Surv Ophthalmol*. 2005;50(6):519–541. doi:10.1016/j.survophthal.2005.08.004.

[3] Levinson RD, Monnet D. Imaging in birdshot chorioretinopathy. *Int Ophthalmol Clin*. 2012;52(4):191–198. doi:10.1097/IIO.0b013e318265d4b1.

[4] Levinson RD, Brezin A, Rothova A, Accorinti M, Holland GN. Research criteria for the diagnosis of birdshot chorioretinopathy: results of an international consensus conference. *Am J Ophthalmol*. 2006;141(1):185–187. doi:10.1016/j.ajo.2005.08.025.

[5] Gasch AT, Smith JA, Whitcup SM. Birdshot retinochoroidopathy. *Br J Ophthalmol*. 1999;83(2):241–249.

[6] Thomas AS, Hatef AL, Stinnett SS, Keenan RT, Jaffe GJ. Perivascular thickening on optical coherence tomography as a marker of inflammation in birdshot retinochoroiditis. *Retina*. 2019;39(5):956–963. doi:10.1097/iae.0000000000002038.

[7] Pichi F, Invernizzi A, Tucker WR, Munk MR. Optical coherence tomography diagnostic signs in posterior uveitis. *Prog Retin Eye Res*. 2019:100797. doi:10.1016/j.preteyeres.2019.100797.

[8] Pohlmann D, Macedo S, Stubiger N, Pleyer U, Joussen AM, Winterhalter S. Multimodal imaging in birdshot retinochoroiditis. *Ocul Immunol Inflamm*. 2017;25(5):621–632. doi:10.1080/09273948.2017.1375532.

[9] de Carlo TE, Bonini Filho MA, Adhi M, Duker JS. Retinal and choroidal vasculature IN birdshot chorioretinopathy analyzed using spectral domain optical coherence tomography angiography. *Retina*. 2015;35(11):2392–2399. doi:10.1097/iae.0000000000000744.

第 50 章　点状内层脉络膜病变

Punctate Inner Choroidopathy

一、疾病特征

- 点状内层脉络膜病变（punctate inner choroidopathy，PIC）的发病人群通常是年轻近视女性[1]。
- 患者主诉为视物暗点和闪光感。
- 典型表现为小的、圆形、黄白色、边界清晰的点状病变。
- 无其他眼内炎症[1]。
- 吲哚菁绿血管造影显示斑点样弱荧光[2]。

二、OCT 影像学特征

- OCT 对 PIC 的评估和监测非常关键[2]。
  - 外层视网膜特征主要是外界膜被破坏。
  - 脉络膜毛细血管局部反射降低。
  - "年轻"病变的特征为均匀的锥形高反射。
  - 更多慢性病变表现为 Bruch 膜破裂，随后高反射物质侵入外层视网膜，形成"驼峰样"外观，导致外界膜、椭圆体带和交叉区破裂（图 50-1）。

三、OCTA 影像学特征

- 应用 OCTA 监测潜在脉络膜新血管（CNV）是这项技术在 PIC 诊疗中的关键作用。
- OCTA 的描述类型包括"花边轮""修剪过的大树干"和"枯树形"[3]。
- OCTA 中脉络膜和脉络膜毛细血管的流空现象与 ICG 中的弱荧光病变相对应[4]。

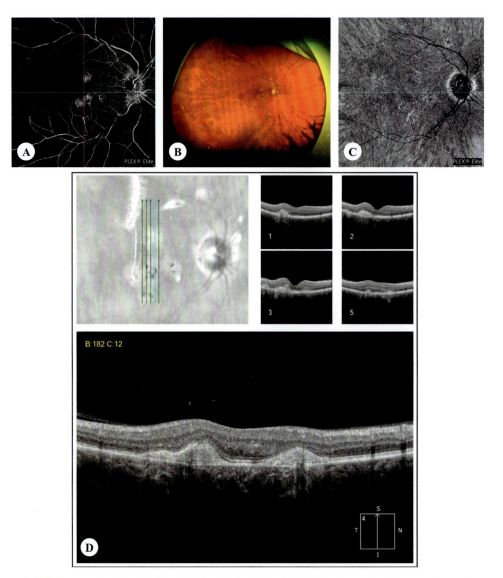

▲ 图 50-1　**A.** 点状内层脉络膜病变（**PIC**）的多模态成像。**B** 至 **D.** OCTA 显示外层视网膜血流异常，与彩色眼底照相（**B**）和 OCT B 扫描（**D**）中的斑点样病变相对应。脉络膜毛细血管层界面同样显示血流异常（**C**）。OCT B 扫描显示位于 **Bruch** 膜断裂处的典型 **PIC** 病变的"驼峰样"改变

参考文献

[1] Watzke RC, Packer AJ, Folk JC, Benson WE, Burgess D, Ober RR. Punctate inner choroidopathy. *Am J Ophthalmol.* 1984;98(5):572–584. doi:10.1016/0002–9394(84)90243–5.

[2] Pichi F, Invernizzi A, Tucker WR, Munk MR. Optical coherence tomography diagnostic signs in posterior uveitis. *Prog Retin Eye Res.* 2019;75:100797. doi:10.1016/j.preteyeres.2019.100797.

[3] Pohlmann D, Macedo S, Stubiger N, Pleyer U, Joussen AM, Winterhalter S. Multimodal imaging in birdshot retinochoroiditis. *Ocul Immunol Inflamm.* 2017;25(5):621–632. doi:10.1080/09273948.2017.1375532.

[4] Kim EL, Thanos A, Yonekawa Y, et al. Optical coherence tomography angiography findings in punctate inner choroidopathy. *Ophthalmic Surg Lasers Imaging Retina.* 2017;48(10):786–792. doi:10.3928/23258160–20170928–02.

第51章 急性后部多灶性鳞状色素上皮病变
Acute Posterior Multifocal Placoid Pigment Epitheliopathy

一、疾病特征

- 急性后部多灶性鳞状色素上皮病变（acute posterior multifocal placoid pigment epitheliopathy，APMPPE）是白点综合征鉴别中的特发性炎症状态。
- APMPPE 典型的表现包括视力下降、暗点和闪光感。
- 视网膜色素上皮（RPE）和后极部内层脉络膜水平有典型的双侧黄白色扁平样病变（图51-1）。
- APMPPE 病变通常在几周内消退，可残留色素斑点和轻度萎缩。
- OCT 和 OCTA 是辅助诊断 APMPPE 的有效影像学工具。

二、OCT 影像学特征

- APMPPE 的 OCT 表现分为以下 4 个不同的阶段[1]。
  - 第 1 阶段：急性期——位于椭圆体带（EZ）和 RPE 之间的圆顶样隆起，内含高反射物质并可有不同数量的视网膜下积液，随着高反射物质增加和外层视网膜增厚，隆起逐渐变平（图51-2）。
  - 第 2 阶段：亚急性期——EZ 和 RPE 分离伴随着外核层的变薄。
  - 第 3 阶段：晚期——EZ 连接的破坏和节段性损失，伴 RPE 的高反射增加（图51-3）。
  - 第 4 阶段：消退期——EZ 的重建，其与 RPE 的分界线重新变得清晰（图51-4）。

三、OCTA 影像学特征

- 在 APMPPE 急性期，OCTA 显示脉络膜毛细血管和外层脉络膜血流减少，提示内层脉络膜和脉络膜毛细血管是主要发病部位（图51-5 和图51-6）[2]。

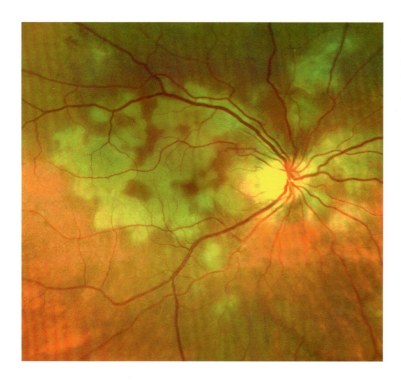

◀ 图 51-1　急性期 APMPPE 的眼底照相，显示 RPE 和内层脉络膜水平的特征性黄白色鳞状病变

APMPPE. 急性后部多灶性鳞状色素上皮病变；RPE. 视网膜色素上皮

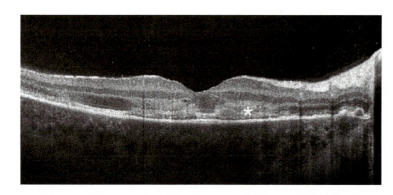

◀ 图 51-2　第 1 阶段的 OCT 图像，APMPPE 晚期急性期伴有椭圆体带节段性增厚和外核层高反射增加（白星号）

APMPPE. 急性后部多灶性鳞状色素上皮病变；OCT. 光学相干断层扫描

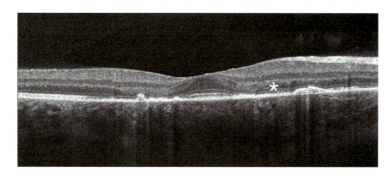

◀ 图 51-3　第 3 阶段的 OCT 图像，APMPPE 晚期椭圆体带部分消失，RPE（白星号）呈高反射增加

APMPPE. 急性后部多灶性鳞状色素上皮病变；OCT. 光学相干断层扫描；RPE. 视网膜色素上皮

- OCTA 显示脉络膜毛细血管无血流区与 OCTA B 扫描图像上外层视网膜高反射区域相对应[3]。

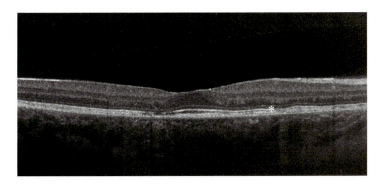

◀ 图 51-4　第 4 阶段的 OCT 图像，**APMPPE 溶解期可见代表 EZ 和 RPE（白星号）高反射带**

APMPPE. 急性后部多灶性鳞状色素上皮病变；EZ. 椭圆体带；OCT. 光学相干断层扫描；RPE. 视网膜色素上皮

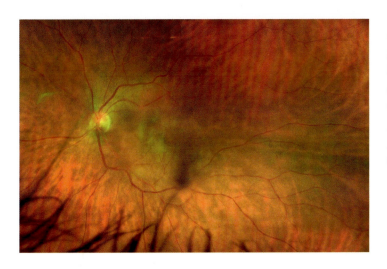

◀ 图 51-5　**APMPPE 急性期的眼底照相，显示 RPE 和内层脉络膜有典型的黄白色扁平样病变。相应的 en-face OCTA 图像可以在图 51-6 中看到**

APMPPE. 急性后部多灶性鳞状色素上皮病变；OCTA. 光学相干断层扫描血管成像；RPE. 视网膜色素上皮

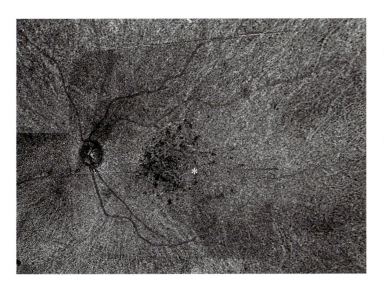

◀ 图 51-6　**en-face OCTA 12mm×12mm 扫描显示脉络膜毛细血管层内的空隙（白星号），与图 51-5 所示临床 APMPPE 病变相对应**

APMPPE. 急性后部多灶性鳞状色素上皮病变；OCTA. 光学相干断层扫描血管成像

- OCTA 上的脉络膜毛细血管低灌注区提示临床检查中相应位置的病灶分辨率的提高，这可用于监测疾病的进展和消退[2, 3]。

参考文献

[1] Goldenberg D, Habot-Wilner Z, Loewenstein A, Goldstein M. Spectral domain optical coherence tomography classification of acute posterior multifocal placoid pigment epitheliopathy. *Retina*. 2012;32(7):1403–1410.

[2] Klufas MA, Phasukkijwatana N, Iafe NA, et al. Optical coherence tomography angiography reveals choriocapillaris flow reduction in placoid chorioretinitis. *Ophthalmol Retina*. 2017;1(1):77–91.

[3] Burke TR, Chu CJ, Salvatore S, et al. Application of OCT-angiography to characterise the evolution of chorioretinal lesions in acute posterior multifocal placoid pigment epitheliopathy. *Eye (Lond)*. 2017;31(10):1399–1408.

第52章 多发性一过性白点综合征
Multiple Evanescent White Dot Syndrome

一、疾病特征

- 多发性一过性白点综合征（multiple evanescent white dot syndrome，MEWDS）于1984年首次报道[1]，被认为是一种短暂的影响光感受器/外层视网膜的特发性外层视网膜疾病。

- 常见于年轻健康女性，典型表现为单侧视力下降、闪光感、生理盲点扩大、黄斑部外层视网膜出现多个局灶性小白点（图52-1）。同时可伴有中央凹色素颗粒、视盘水肿及玻璃体细胞[1-3]。

- 通常有病毒感染前驱症状，导致许多人认为这类综合征的发病机制存在感染性病因[1]。

- MEWDS是一个自限性过程，大多数病例在症状出现后数周内视网膜病变自发消退，视力和闪光感改善。本病通常不需要治疗。

- MEWDS的临床表现可能与其他白点综合征很难鉴别，多模态成像有助于诊断。

- MEWDS的特征性影像学表现包括荧光素血管造影（FA）上的点状高荧光和视盘渗漏（图52-2），ICGA上的圆形弱荧光病灶（图52-3），以及眼底自发荧光（FAF）上的强荧光病灶（图52-3）[4-7]。

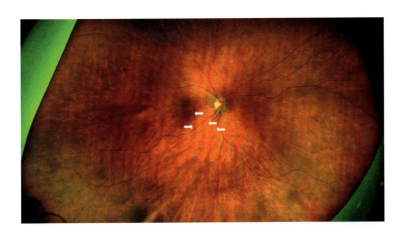

◀ 图 52-1　急性多发性一过性白点综合征的超广角眼底照相，显示深层视网膜的多个非常微小的发白/发灰（白箭）区域，荧光素血管造影（**FA**）（图 52-2）和眼底自发荧光（**FAF**）（图 52-3）图像能更好地显示

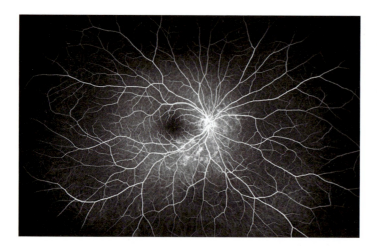

◀ 图 52-2　急性多发性一过性白点综合征的超广角荧光素血管造影（FA），显示特征性的中期环状强荧光点和轻度视盘渗漏

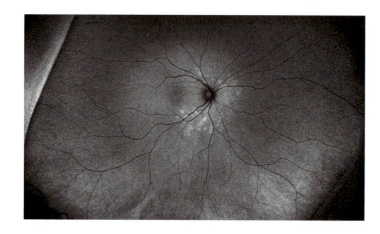

◀ 图 52-3　急性多发性一过性白点综合征的超广角眼底自发荧光（FAF），显示斑点状强自发荧光的多发病灶

二、OCT 影像学特征

- 椭圆体带（EZ）破坏对应 FAF 上强自发荧光区域（图 52-4）。

- 在外核层（ONL）内的点状高反射 / 投影（图 52-4）[8, 9]。

- 在 EZ 和外层视网膜破坏部位附近的内层脉络膜的高反射点[9, 10]。

- 在 en-face OCT 上，大片低反射区融合聚集于 EZ 层，较小区域的高反射共存于 ONL 层[8, 11]。

- 在急性期，EZ 中断区内可出现短暂的局灶性脉络膜增厚。

- EZ 中断、ONL 的点状高反射和脉络膜改变可随着时间的推移而消退[12]。

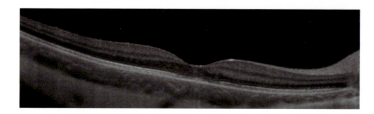

◀ 图 52-4　急性多发性一过性白点综合征的 OCT，显示病灶表现为中央凹下椭圆体带（EZ）的破裂和外核层（ONL）内的点状高反射

三、OCTA 影像学特征

- 视网膜和脉络膜毛细血管血流正常[9, 13]。

参 考 文 献

[1] Jampol LM, Sieving PA, Pugh D, Fishman GA, Gilbert H. Multiple evanescent white dot syndrome. *Arch Ophthalmol*. 1984;102(5):671. doi:10.1001/archopht.1984.01040030527008.

[2] Olitsky SE. Multiple evanescent white-dot syndrome in a 10–year-old child. *J Pediatr Ophthalmol Strabismus*. 1998;35(5):288–289. Available at http://www.ncbi.nlm.nih.gov/pubmed/9782441. Accessed October 14, 2019.

[3] Lim JI, Kokame GT, Douglas JP. Multiple evanescent white dot syndrome in older patients. *Am J Ophthalmol*. 1999;127(6):725–728. Available at http://www.ncbi.nlm.nih.gov/pubmed/10372888. Accessed October 14, 2019.

[4] Marsiglia M, Gallego-Pinazo R, Cunha de Souza E, et al. Expanded clinical spectrum OF multiple evanescent white dot syndrome with multimodal imaging. *Retina*. 2016;36(1):64–74. doi:10.1097/IAE.0000000000000685.

[5] Ie D, Glaser BM, Murphy RP, Gordon LW, Sjaarda RN, Thompson JT. Indocyanine green angiography in multiple evanescent white-dot syndrome. *Am J Ophthalmol*. 1994;117(1):7–12. doi:10.1016/s0002–9394(14)73008–9.

[6] Furino C, Boscia F, Cardascia N, Alessio G, Sborgia C. Fundus autofluorescence and multiple evanescent white dot syndrome. *Retina*. 2009;29(1):60–63. doi:10.1097/IAE.0b013e31818c5e04.

[7] Dell'Omo R, Mantovani A, Wong R, Konstantopoulou K, Kulwant S, Pavesio CE. Natural evolution of fundus autofluorescence findings IN multiple evanescent white dot syndrome. *Retina*. 2010;30(9):1479–1487. doi:10.1097/IAE.0b013e3181d50cd3.

[8] Pichi F, Srvivastava SK, Chexal S, et al. En face optical coherence tomography and optical coherence tomography angiography of multiple evanescent white dot syndrome. *Retina*. 2016;36:S178–S188. doi:10.1097/IAE.0000000000001255.

[9] Pereira F, Lima LH, de Azevedo AGB, et al. Swept-source OCT in patients with multiple evanescent white dot syndrome. *J Ophthalmic Inflamm Infect*. 2018;8(1):16. doi:10.1186/s12348–018–0159–2.

[10] Fiore T, Iaccheri B, Cerquaglia A, et al. Outer retinal and choroidal evaluation in multiple evanescent white dot syndrome (MEWDS): an enhanced depth imaging optical coherence tomography study. *Ocul Immunol Inflamm*. 2018;26(3):428–434. doi:10.1080/09273948.2016.1231329.

[11] De bats F, Wolff B, Vasseur V, et al. "En-Face" spectral-domain optical coherence tomography findings in multiple evanescent white dot syndrome. *J Ophthalmol*. 2014;2014:1–6. doi:10.1155/2014/928028.

[12] Li D, Kishi S. Restored photoreceptor outer segment damage in multiple evanescent white dot syndrome. *Ophthalmology*. 2009;116(4):762–770. doi:10.1016/j.ophtha.2008.12.060.

[13] Yannuzzi NA, Swaminathan SS, Zheng F, et al. Swept-Source OCT angiography shows sparing of the choriocapillaris in multiple evanescent white dot syndrome. *Ophthalmic Surg Lasers Imaging Retina*. 2017;48(1):69–74. doi:10.3928/23258160–20161219–10.

第53章 急性区域性隐匿性外层视网膜病变
Acute Zonal Occult Outer Retinopathy

一、疾病特征

- 急性区域性隐匿性外层视网膜病变（acute zonal occult outer retinopathy，AZOOR）是一种典型的多发于年轻女性的特发性炎症性疾病。

- 症状包括单侧或双侧闪光感和进行性视野缺损，通常始于生理盲点的扩大。

- 外层视网膜的病变表现为同心圆状，这是 AZOOR 的标志性发现，病灶通常从视盘区开始并向周边扩大。

- 诊断通常基于症状学和多模态成像学。重要的是，随着时间的推移受累区域是否会扩大还需要证据支持，以便进行诊断。

- 这个过程主要影响光感受器 –RPE 复合体。

- 临床检查的表现取决于患者所处的阶段[1]。

  - 在早期阶段，受累的视网膜可见黄色划界线。OCT 显示受累的外层视网膜异常，在眼底自发荧光的对应位置上表现为强自发荧光（图 53–1）。

  - 在进行性亚急性期或慢性期，病变分为三区，包括正常视网膜的同心圆区（第 1 区），其次是视网膜的光感受器 – 视网膜色素上皮损伤区（第 2 区），最后是外层视网膜和脉络膜萎缩区（第 3 区）（图 53–2）。

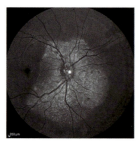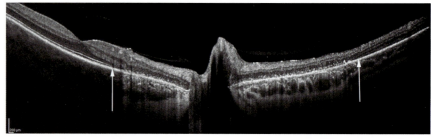

▲ 图 53–1　早期急性区域性隐匿性外层视网膜病变。早期疾病可能仅存在感光层的破坏，而没有典型的三区外观。相应部位的眼底自发荧光显示光感受器丢失区域的强自发荧光（白箭）

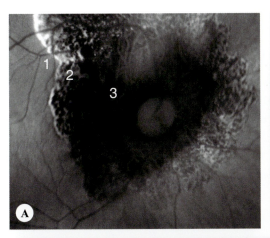
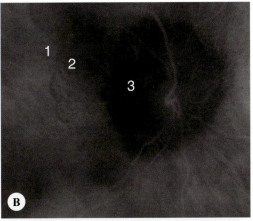
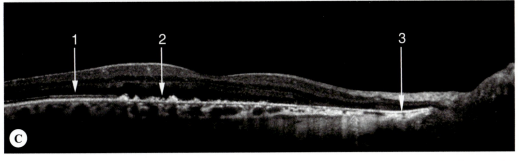

▲ 图 53-2　急性区域性隐匿性外层视网膜病变（AZOOR）在眼底自发荧光（A）、吲哚菁绿血管造影（B）和 OCT（C）上的三区表现。在 AZOOR 中所见的三区在这例患者都存在：第 1 区代表正常出现的视网膜；第 2 区代表被破坏的视网膜感光层；第 3 区代表脉络膜萎缩的区域。在第 2 区最前沿的强自发荧光边缘可为病灶进展缘

二、OCT 影像学特征

- 早期 AZOOR 在 OCT 上可能仅表现为光感受器层的破坏，而没有脉络膜萎缩（图 53-1）。

- 晚期 AZOOR 的外层视网膜损伤分为三区（图 53-2）。

  - 第 1 区的视网膜结构是正常的。

  - 第 2 区表现为视网膜感光细胞 –RPE 破坏，包括椭圆体带和嵌合体区的紊乱，以及可能出现的视网膜下疣状沉积物。

  - 第 3 区为终末期外层视网膜和脉络膜萎缩。

- 脉络膜新血管生成可能是 AZOOR 的一种罕见并发症，通常为 2 型[2]。

三、OCTA 影像学特征

- OCTA 在 AZOOR 诊断中的作用尚不清楚。OCTA 可能有助于检测 AZOOR 的并发症，如脉络膜新血管生成[3]。

参考文献

[1] Mrejen S, Khan S, Gallego-Pinazo R, Jampol LM, Yannuzzi LA. Acute zonal occult outer retinopathy: a classification based on multimodal imaging. *JAMA Ophthalmol*. 2014;132(9):1089–1098.

[2] Introini U, Casalino G, Dhrami-Gavazi E, et al. Clinical course of acute zonal occult outer retinopathy complicated by choroidal neovascularization. *Int J Retina Vitreous*. 2018;4:32.

[3] Levison AL, Baynes K, Lowder CY, Srivastava SK. OCT angiography identification of choroidal neovascularization secondary to acute zonal occult outer retinopathy. *Ophthalmic Surg Lasers Imaging Retina*. 2016;47(1):73–75.

第 54 章　匐行性和匐行状脉络膜炎

Serpiginous and Serpiginous-like Choroiditis

一、疾病特征

- 匐行性脉络膜炎（serpiginous choroiditis，SC）是一种罕见的双侧、特发性、进行性、慢性、复发性疾病，与视网膜色素上皮和内层脉络膜的地图样炎症和瘢痕有关。

- SC 的典型表现为深层灰黄色病变，从视盘周围区域延伸到广泛视网膜、视网膜色素上皮（RPE），出现内层脉络膜萎缩和色素变性（图 54-1 和图 54-2）。玻璃体炎症通常很轻微或没有。在先前的脉络膜 – 视网膜瘢痕边缘处可出现复发病灶（图 54-3）。

- 出现继发性中央凹萎缩和 CNV 时视力预后不确定（图 54-4 和图 54-5）。

- 自发荧光（autofluorescence，AF）可以作为监测病变活动性的基本工具。活动性或复发性病灶一般在先前瘢痕的边缘显示高 AF 信号，而非活动性瘢痕出现低 AF 信号。

- 在有 CNV 的情况下，积极的全身和（或）局部免疫抑制治疗是主要的治疗方法，并可辅以抗 VEGF 治疗。

- SC 是相关鳞状疾病家族的一部分。
  - 黄斑部匐行性脉络膜炎常累及黄斑区。
  - 在 Ampiginous 脉络膜炎（顽固性鳞状脉络膜视网膜炎）中，病变是多灶性的，类似良性的急性后极部多灶性鳞状色素上皮病变（acute posterior multifocal placoid pigment epitheliopathy，APMPPE），但表现为顽固性进展，可能对免疫调节治疗反应较差。
  - 结核性匐行状脉络膜炎是一种表现类似的疾病，它与眼内结核病有关，往往是多灶性的，可以表现为玻璃体炎，通常发生于年轻人。在这些病例中推荐使用抗结核治疗，不过这些药物在调节疾病过程中的作用尚未确定。

二、OCT 影像学特征

- 活动性病变表现为高反射，外层视网膜和 RPE 增厚。光感受器细胞层变薄，有时可见视网膜下高反射物质（图 54-1C）。

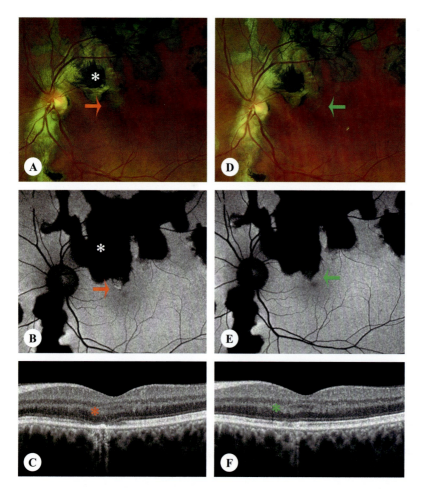

◀ 图 54-1 有长期脉络膜炎病史的患者的眼底照相（A），显示了匍行性脉络膜视网膜萎缩，从有色素变性的神经延伸而来。脉络膜视网膜萎缩的区域在眼底自发荧光（FAF）上呈弱自发荧光（A 和 B，白星号）。上方的红箭（A）突出显示一个小的黄灰色病变，从脉络膜视网膜萎缩的边缘延伸出来，显示强自发荧光信号（B，红箭）。受累视网膜的 OCT 显示视网膜外隆起、椭圆体带丢失、视网膜色素上皮（RPE）增厚，这些表明复发。经口服皮质类固醇和随后增加的全身免疫抑制治疗后，病变在照片上较不明显（D，绿箭），自发荧光减少（E，绿箭），外层视网膜 / 视网膜色素上皮异常出现改善（F，绿星号）

- 慢性非活动性病变表现为 RPE 和视网膜萎缩，可出现视网膜下纤维化（图 54-2）。

- 在萎缩边缘出现新的外层视网膜异常、色素上皮脱离和视网膜下高反射物质可能意味着疾病复发（图 54-3D）。

- 慢性病例可出现内层脉络膜萎缩。

- CNV 经常表现为不规则的色素上皮脱离，在先前的脉络膜视网膜瘢痕边缘呈"双层"征（图 54-4B）。

三、OCTA 影像学特征

- 在活动性病变中，OCTA 可以在外层视网膜检测出脉络膜毛细血管流空、RPE 增厚及高反射信号。这些可能比临床上看到的面积更大，并且与吲哚菁绿血管造影上的弱荧光区相对应。

- 在视网膜和 RPE 萎缩后，非活动期的流空现象持续存在，提示脉络膜毛细血管的确无灌注（相对于 OCT 信号低传导导致的人为信号减少）。

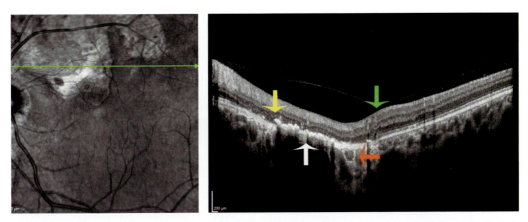

▲ 图 54-2　图 55-1 同一患者的 OCT 图像，通过既往脉络膜炎的一个区域，突出显示了既往疾病的特征，包括外层视网膜变薄和光感受器丢失（黄箭）、视网膜色素上皮（RPE）肥大和（或）萎缩（白箭），以及脉络膜毛细血管层萎缩，Bruch 膜下可见脉络膜血管尤其是中至大的脉络膜血管萎缩（红箭）。受影响和未受影响的视网膜之间有一个明显的分界线（绿箭）

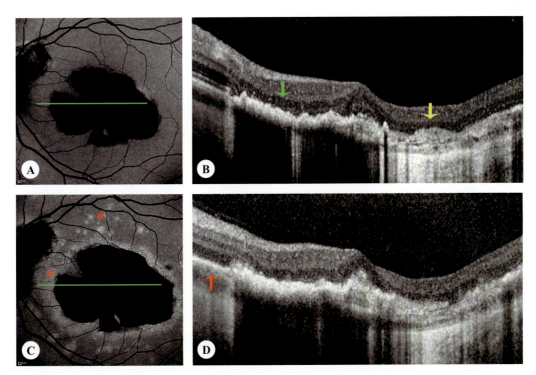

▲ 图 54-3　A 和 B. 眼底自体荧光（FAF）和 OCT 图像显示黄斑区域弱荧光。外层视网膜变薄、光感受器丢失（B，绿箭）、视网膜下纤维化（B，黄箭）。C 和 D. 1 年后，患者出现视物模糊和视力下降，并有复发的证据，包括主要病变周围新的强自发荧光边缘和几个强自发荧光的卫星病灶（C，红星号）。脉络膜视网膜瘢痕环边缘有椭圆体带（EZ）和视网膜色素上皮（RPE）增厚，提示复发（红箭）

- 浅层和深层视网膜血管丛在早期病程中可能表现正常，但最终表现为缺乏血流的进行性视网膜萎缩。
- OCTA 能对疾病过程中可能发生的 CNV 进行识别和监测（图 54-5）。

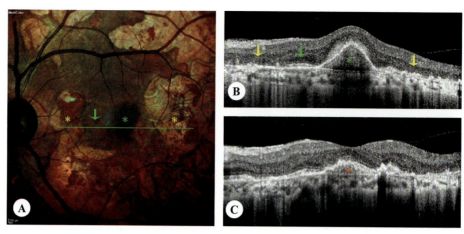

▲ 图 54-4 已经控制的匍行性脉络膜炎患者的炫彩照相（A），其呈现新的中心视力丧失。可见既往脉络膜视网膜炎症（黄星号），新的中央凹色素上皮脱离（绿星号），以及未受累的视网膜中间区域（绿箭）。OCT（B）可显示病变的位置（绿线），也可显示脉络膜视网膜萎缩（黄箭），相对健康的视网膜（绿箭），上方有视网膜下高反射物质（SRHM）的色素上皮脱离和中度高反射物质（绿星号）。患者被诊断为继发性脉络膜新生血管，并开始每月接受抗 VEGF 治疗（C）。治疗 1 年后视力恢复正常，色素上皮脱离程度降低（红星号），中央凹下外层视网膜重建［椭圆体带（EZ）和外界膜（ELM）］

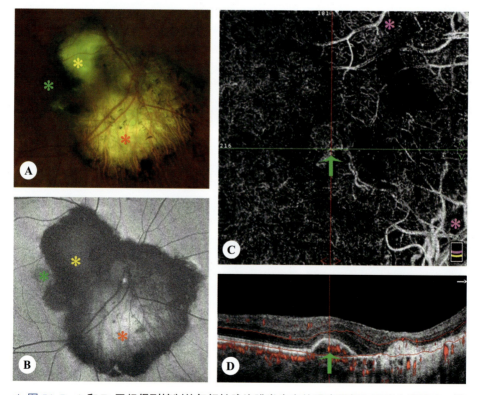

▲ 图 54-5 A 和 B. 已经得到控制的匍行性脉络膜炎患者的眼底照相和眼底自发荧光，视盘周围可见脉络膜视网膜萎缩，表现为白色纤维化区域和明显的弱自发荧光（黄星号）。深层脉络膜萎缩的区域表现出可能由下面巩膜组织（红星号）导致的强自发荧光。患者出现新发视物模糊。OCT 显示一个轻度的色素上皮脱离（PED），表现为轻度减弱的自发荧光信号（绿星号）。C. en-face OCTA 显示 PED 内的中央凹下血管缠结。既往脉络膜视网膜萎缩区域（紫星号）存在来自视网膜和大脉络膜脉管系统的伪影。D. 其上具有流动信号的 B 扫描清楚地显示 PED 内的流动信号，确认继发脉络膜新生血管

参考文献

[1] Cunningham ET, Gupta A, Zierhut M. The creeping choroiditides – serpiginous and multifocal serpiginoid choroiditis. *Ocul Immunol Inflamm*. 2014;22:345–348.

[2] Desai R, Nesper P, Goldstein DA, et al. OCT angiography imaging in serpiginous choroidopathy. *Ophthalmol Retina*. 2018;2:351–359.

[3] Konana VK, Bhagya M, Babu K. Double-layer sign: a new OCT finding in active tubercular serpiginous-like choroiditis to monitor activity. *Ophthalmol Retina*. 2020;4(3):336–342.

[4] Pakzad-Vaezi K, Khaksari K, Chu Z, et al. Swept-source OCT angiography of serpiginous choroiditis. *Ophthalmol Retina*. 2018;2:712–719.

[5] Pichi F, Invernizzi A, Tucker WR, Munk MR. Optical coherence tomography diagnostic signs in posterior uveitis. *Prog Retin Eye Res*. 2019;75:100797.

参 考 文 献

第 55 章 内源性眼内炎
Endogenous Endophthalmitis

一、疾病特征

- 内源性眼内炎（endogenous endophthalmitis，EE）是由于微生物（细菌、真菌或分枝杆菌）从远处病灶通过血液传播到眼内结构而引起的一种罕见但危及视力的疾病，占所有眼内炎病例的 2%～8%[1]。

- 危险因素包括近期住院史、糖尿病、免疫抑制、静脉用药、留置导管、泌尿道感染、器官脓肿和心内膜炎[2]。

- 对于疑似 EE 的病例，需要进行全面的系统评估和系统检查，包括全面的体格检查（包括全面的皮肤检查）、血液和尿液培养，以及酌情进行影像学检查。通常要与内科医生合作，可能需要住院治疗[3]。

- 眼部症状包括不同程度的视力下降和眼部疼痛。全身症状如发热、寒战、恶心、呕吐，其他症状也可能出现。

- 眼部体征包括前房炎症、前房脓肿、玻璃体混浊、可见的小动脉脓毒性栓子、葡萄膜组织脓肿和坏死性视网膜炎（图 55-1 和图 55-2）[4]。

- 超声可显示玻璃体腔弥漫性或分隔性高回声（图 55-3）。如果存在脉络膜或视网膜脓肿，会呈圆顶样隆起。也可见脉络膜视网膜出现增厚。

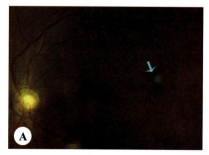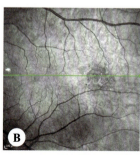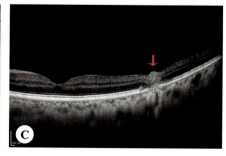

▲ 图 55-1　A. 有念珠菌血症病史的患者的彩色眼底照相，在黄斑颞侧（蓝箭）有已消退的局灶性脉络膜视网膜炎。患者先前曾接受全身和眼内抗真菌药物治疗，最后炎症消退并且视力恢复。B. SD-OCT 的近红外成像显示了病灶。C. 通过中央凹的 SD-OCT 显示高反射的全厚视网膜结节，其下方的视网膜色素上皮（RPE）不规则，其上方玻璃体没有炎症（红箭），这些表明病灶呈慢性和无活动性

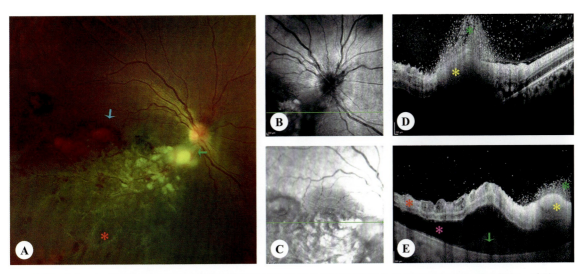

▲ 图 55-2　**A.** 曾因发热和视物模糊就诊于急诊的年轻急性淋巴细胞白血病患者的彩色眼底照相。患者被发现因留置导尿管而导致甲氧西林敏感金黄色葡萄球菌（MSSA）菌血症。导管被更换，患者进行全身抗生素治疗。眼底检查发现单个乳白色脓毒性栓子从视网膜小动脉（绿箭）延伸出来，伴有继发性视网膜分支静脉阻塞和出血性血管炎（红星号）导致的弥漫性视网膜前和视网膜内出血（蓝箭）。**B** 和 **C.** 通过栓子（**D**）和黄斑（**E**）的 SD-OCT 近红外成像显示病变。**D.** 通过病变 SD-OCT 显示广泛的玻璃体高反射病变（绿星号）和视网膜高反射肿块（黄星号）。**E.** 通过中央凹 SD-OCT 捕捉到了在玻璃体呈高反射（绿星号）的鼻侧病灶和栓子（黄星号）。视网膜层呈高反射和无组织性（红星号）。可以存在外层视网膜囊状间隙（粉星号）和难以分辨的视网膜下积液（绿箭）。患者接受了玻璃体抽吸术，这也产生了 MSSA。单次玻璃体内注射万古霉素和头孢他啶，以及长时间的全身抗生素治疗使得患者全身和眼内感染的问题得以解决。患者接受了几次的玻璃体内抗 VEGF 以治疗继发性黄斑水肿，最后病情稳定，部分视力恢复

- 如果屈光介质清晰，荧光血管造影上可见弥漫性血管炎的血管周围鞘膜和渗漏。

- 对于该急诊的处理，及时诊断、玻璃体抽吸或经睫状体平坦部玻璃体切割术，以及玻璃体内和（或）全身应用抗菌药物是保存视力的关键[5]。

- 经睫状体平坦部玻璃体切割术在减少微生物载量、提高诊断率和提供玻璃体内治疗方面具有重要作用，可根据临床医师的治疗决策使用。应与内科医生一同针对潜在病因进行全身治疗。

- 即使进行了及时和积极的治疗，视力预后也难以保证。视力是预后的主要预测指标[6]。

二、OCT 影像学特征

- 如果可以看到眼球后节，OCT 上的玻璃体炎症可以表现为玻璃体腔内多个不连续的高反射病灶，可能聚集在玻璃体后部或视网膜表面（图 55-2D）[7]。

- 视网膜（图 55-1C 和图 55-2D）、视网膜下和（或）脉络膜脓肿表现为不连续的高反射肿块，伴有玻璃体内的高反射病灶（玻璃体炎）和不同程度的脉络膜增厚[8]。

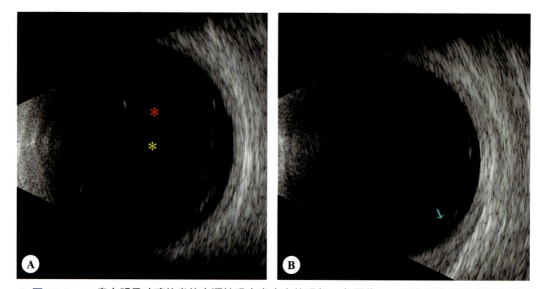

▲ 图 55–3　**A.** 患有明显玻璃体炎的内源性眼内炎患者的眼部 B 超图像。可见高回声的玻璃体隔（红星号），中间有低回声的间隙（黄星号）。没有视网膜或脉络膜脱离。**B.** 同一患者行玻璃体切割术、玻璃体培养和玻璃体内注射抗生素 1 个月后的眼 B 超图像。中央玻璃体腔呈低回声，其余玻璃体边缘较薄

- 根据视网膜炎的位置和严重程度，可能存在不同程度的视网膜高反射和结构遮蔽（图 55–2D）。

三、OCTA 影像学特征

- 目前 OCTA 在眼内炎中暂无帮助。

参考文献

[1] Sadiq MA, Hassan M, Agarwal A, et al. Endogenous endophthalmitis: diagnosis, management, and prognosis. *J Ophthalmic Inflamm Infect*. 2015;5(1):32. doi:10.1186/s12348–015–0063–y.

[2] Vaziri K, Schwartz SG, Kishor K, Flynn HW Jr. Endophthalmitis: state of the art. *Clin Ophthalmol*. 2015;9:95–108. doi:10.2147/OPTH.S76406.

[3] Cho H, Shin YU, Siegel NH, et al. Endogenous endophthalmitis in the American and Korean population: an 8–year retrospective study. *Ocul Immunol Inflamm*. 2018;26(4):496–503. doi:10.1080/09273948.2016.1195000.

[4] Fortun J, Modi YS, Bessette A, et al. Clinical features and management of subretinal abscesses secondary to methicillin-resistant *Staphylococcus aureus* endogenous endophthalmitis. *Ophthalmic Surg Lasers Imaging Retina*. 2017;48(2):134–142. doi:10.3928/23258160–20170130–07.

[5] Shenoy SB, Thotakura M, Kamath Y, Bekur R. Endogenous endophthalmitis in patients with MRSA septicemia: a case series and review of literature. *Ocul Immunol Inflamm*. 2016;24(5):515–520. doi:10.3109/09273948.2015.1020173.

[6] Bjerrum SS, la Cour M. 59 eyes with endogenous endophthalmitis-causes, outcomes and mortality in a Danish population between 2000 and 2016. *Graefes Arch Clin Exp Ophthalmol*. 2017;255(10):2023–2027. doi:10.1007/s00417–017–3760–4.

[7] Lavine JA, Mititelu M. Multimodal imaging of refractory Candida chorioretinitis progressing to endogenous endophthalmitis. *J Ophthalmic Inflamm Infect*. 2015;5(1):54. doi:10.1186/s12348–015–0054–z.

[8] Invernizzi A, Symes R, Miserocchi E, et al. Spectral domain optical coherence tomography findings in endogenous Candida endophthalmitis and their clinical relevance. *Retina*. 2018;38(5):1011–1018. doi:10.1097/IAE.0000000000001630.

第六篇　遗传性视网膜变性类疾病
Inherited Retinal Degenerations

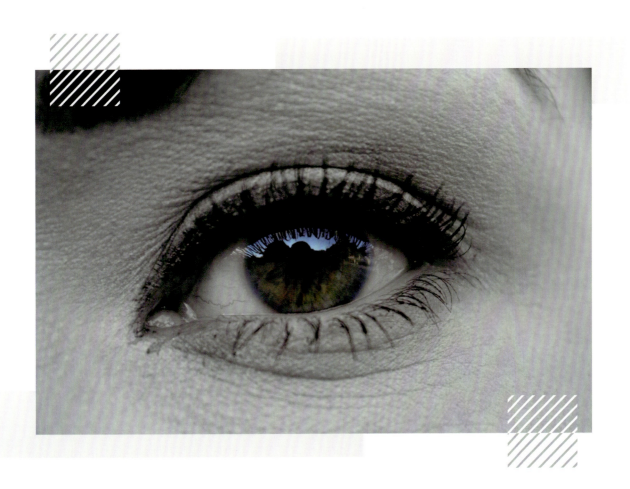

第 56 章　视网膜色素变性
Retinitis Pigmentosa

一、疾病特征

- 视网膜色素变性（retinitis pigmentosa，RP）是最常见的遗传性视网膜变性类疾病（患病率约 1/4000），导致由光感受器细胞损害所致的双眼进行性视功能损害。
- RP 的症状为进行性夜盲与视野缺损，其特征是患者直到疾病晚期仍可保存部分中心视力。
- RP 的典型体征包括视盘色淡或蜡黄、视网膜动脉显著变细、周边视网膜色素沉积（多呈"骨细胞样"改变），其他体征包括后囊下白内障、玻璃体细胞，以及黄斑囊样水肿。
- 除临床检查外，多模态诊断方式可以辅助诊断 RP。
- Goldmann 视野呈典型的环形视野缺损，视网膜电图（electroretinography，ERG）显示疾病早期 A 波和 B 波振幅下降，晚期振幅消失。视野和 ERG 有助于判断 RP 的严重程度、随访疾病进展。
- 遗传学方法也经常被用于确定潜在的基因缺陷。
- 光学相干断层扫描（optical coherence tomography，OCT）通常用于评估 RP 患者的视网膜厚度、光感受器细胞完整性及黄斑水肿。
- 光学相干断层扫描血管造影（optical coherence tomography angiography，OCTA）是一种新兴的 RP 检查方法，未来可能在根据视网膜血管丛的变化来评估 RP 的严重程度及病情进展方面发挥重要作用。

二、OCT 影像学特征

- OCT 显示 RP 患者的内层视网膜及外层结构均有异常（图 56-1 至图 56-4）[1]。
- RP 多表现为广泛的视网膜萎缩及黄斑区视网膜薄变（图 56-5）[2]。
- 随着光感受器损伤逐渐向后极部蔓延，OCT 中可见黄斑中央凹周围视网膜椭圆体带（ellipsoid zone，EZ）消失，而中央凹处的椭圆体带可不受累（图 56-2）。

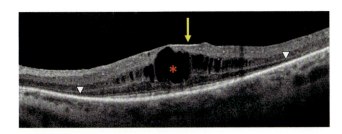

◀ 图 56-1　*RP1* 基因突变的视网膜色素变性（RP）患者的 OCT。红星号示黄斑囊样水肿导致正常的黄斑中央凹结构消失。黄箭示视网膜前膜。白箭头示黄斑中央凹鼻侧及颞侧的椭圆体带消失

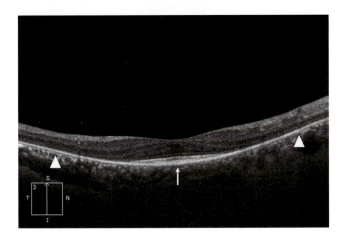

◀ 图 56-2　OCT 示视网膜色素变性患者黄斑中央凹鼻侧、颞侧视网膜椭圆体带消失（白箭头），黄斑中央凹处椭圆体带仍完整（白箭）

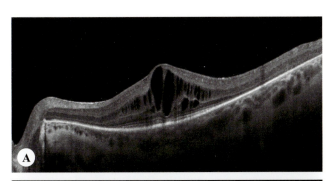

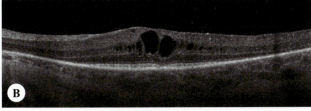

◀ 图 56-3　OCT 示视网膜色素变性患者合并黄斑囊样水肿（A）。局部使用碳酸酐酶抑制药眼药水 4 个月后，黄斑水肿有所好转（B）

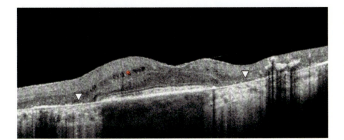

◀ 图 56-4　视网膜色素变性继发晚期视网膜萎缩患者的 OCT，显示少量视网膜前膜、轻度视网膜层间积液（红星号）、弥漫性视网膜薄变、中央凹旁椭圆体带消失，以及视网膜色素上皮层萎缩（白箭头）

- RP 患者的黄斑区椭圆体带不连续、缩短或消失与最佳矫正视力（best corrected visual acuity，BCVA）下降，以及视网膜敏感度下降相关[3]。

- RP 患者常发生视网膜前膜及黄斑囊样水肿（图 56-1，图 56-3 和图 56-4）。OCT 用于可随访病情进展及治疗效果[4]。

- 新兴治疗方式（如视网膜移植、基因治疗等）也需应用 OCT 检查来筛选受试者、术中 OCT 明确设备 / 治疗定位，以及评估术后人工视网膜的位置及基因治疗后视网膜的变化[5]。

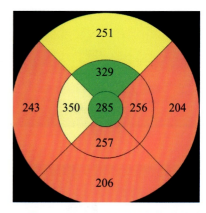

▲ 图 56-5　OCT 视网膜厚度图示视网膜色素变性患者视网膜明显变薄，后极部视网膜中心区域基本未受累

三、OCTA 影像学特征

- 有文献报道，RP 患者的浅层毛细血管丛（superficial capillary plexus，SCP）和深层毛细血管丛（deep capillary plexus，DCP）均可见血流密度减低，同时伴有黄斑无血管区面积增大（图 56-6）[6, 7]。

- 视盘周围血管密度减低或可解释视神经色泽苍白的原因[3]。

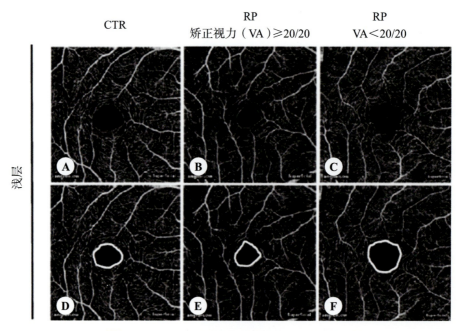

▲ 图 56-6　OCTA 浅层及深层毛细血管血流成像对比

A 和 D. 正常对照。B 和 E. 视网膜色素变性（RP）患者不伴中心视力下降。C 和 F. RP 患者伴中心视力下降。图像显示伴中心视力下降的 RP 患者其浅层黄斑中心无血管区（FAZ）面积增大

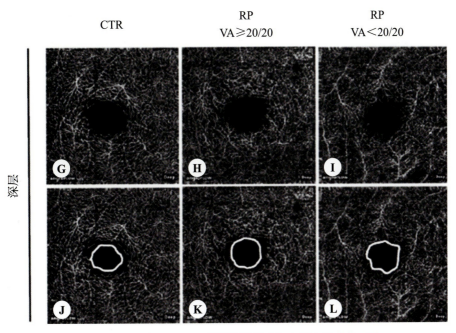

▲ 图 56-6（续）　**OCTA 浅层及深层毛细血管血流成像对比**

G 和 J. 正常对照。H 和 K. RP 患者不伴中心视力下降。I 和 L. RP 患者伴中心视力下降。图像显示伴中心视力下降的 RP 患者其浅层黄斑中心无血管区（FAZ）面积增大（经许可转载，引自 Koyanagi Y, Murakami Y, Funatsu J, et al. Optical coherence tomography angiography of the macular microvasculature changes in retinitis pigmentosa. *Acta Ophthalmol.* 2018;96:e58-e67.）

参 考 文 献

[1] Harong DT, Berson EL, Dryja TP. Retinitis pigmentosa. *Lancet.* 2006;368(9549):1795–1809.

[2] Arrigo A, Romano F, Albertini G, et al. Vascular patterns in Retinitis Pigmentosa on swept-source optical coherence tomography angiography. *J Clin Med.* 2019;8(9):1425.

[3] Mitamura Y, Aizawa S, Baba T, et al. Correlation between retinal sensitivity and photoreceptor inner/outer segment junction in patients with retinitis pigmentosa. *Br J Ophthalmol.* 2009;93:125–126.

[4] Liew G, Srong S, Bradley P, et al. Prevalence of cystoid macular edema, epiretinal membrane and cataract in retinitis pigmentosa. *Br J Ophthalmol.* 2019;103(8):1163–1166.

[5] Parmeggini F, De Nadai K, Piovan A, et al. Optical coherence tomography imaging in the management of the Argus II retinal prosthesis system. *Eur J Ophthalmol.* 2017;27(1):e16–e21.

[6] Battaglia Parodi M, Cicinelli MV, Rabiolo A, et al. Vessel density analysis in patients with retinitis pigmentosa by means of optical coherence tomography angiography. *Br J Ophthalmol.* 2017;101:428–432.

[7] Koyanagi Y, Murakami Y, Funatsu J, et al. Optical coherence tomography angiography of the macular microvasculature changes in retinitis pigmentosa. *Acta Ophthalmol.* 2018;96:e58–e67.

第57章 无脉络膜症
Choroideremia

一、疾病特征

- 无脉络膜症是一种由 *CHM* 基因突变导致的 X 连锁隐性遗传性疾病。*CHM* 基因编码 Rab 转运蛋白 -1，这是一种调节光感受器细胞和视网膜色素上皮细胞（retinal pigment epithelium，RPE）间物质转运的蛋白[1]。

- 无脉络膜症的患病率为 1/10 万~1/5 万[1, 2]。

- 早期多表现为夜盲及视野缺损（多为环形视野缺损）；后期（50—70 岁时）可出现中心视力下降[3]。

- 眼底检查常可见"椒盐状"视网膜色素改变，多发生于中周部视网膜，晚期可累及后极部视网膜。

- 视网膜电图（electroretinography，ERG）在疾病早期即可显示异常[4]。

- 女性突变携带者表型较轻，也有散在病例报道女性携带者表现为和男性患者一样严重的表型。携带者所表现的眼底色素改变可能继发于 X 染色体的莱昂化（lyonization）作用[5]。

- 无脉络膜症患者或可合并脉络膜新生血管（choroidal neovascularization，CNV）[6]。

二、OCT 影像学特征

- OCT 显示外层视网膜萎缩区与正常外层视网膜之间存在明显过渡区（图 57–1）[6]。

- 外层视网膜管状结构形成（ORT）通常出现在靠近过渡区的边缘处，表现为边缘高反射、内部低反射的环状改变（图 57–2）[6]。

- 视网膜层间桥状结构也可产生，表现为"桥接"内层和外层视网膜间的楔形高反射或低反射结构（图 57–1 和图 57–3）[7, 8]。

- OCT 也可显示 CNV 及相关病变（如视网膜层间积液、视网膜下积液）（图 57–3）[6]。

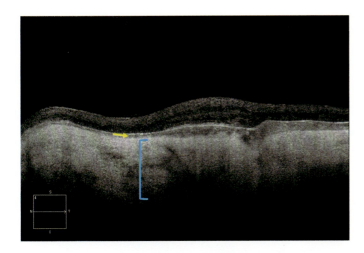

◀ 图 57-1　无脉络膜症患者的 OCT 图像

显示后极部视网膜保留部分完整结构。黄箭示脉络膜完全萎缩与部分萎缩区域间的过渡区。脉络膜部分萎缩区域可见视网膜结构较完整且椭圆体带（EZ）保存较好。巩膜透见增加与其前视网膜/脉络膜结构萎缩相关（蓝色中括号）

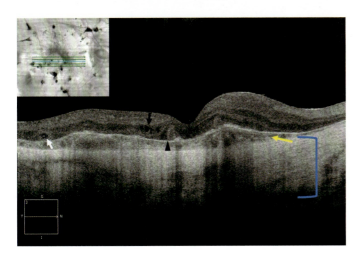

◀ 图 57-2　无脉络膜症患者的 OCT 图像

提示重度脉络膜萎缩。左上角近红外成像示广泛脉络膜萎缩灶中保留中央岛。OCT B 扫描示外层视网膜萎缩，外层视网膜管状结构形成（白箭），视网膜层间桥状结构形成（黑箭头）和视网膜层间积液（黑箭），以及脉络膜薄变（黄箭）。由于局部视网膜/脉络膜萎缩明显，后方巩膜透见增加（蓝色中括号）

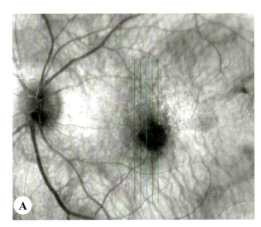
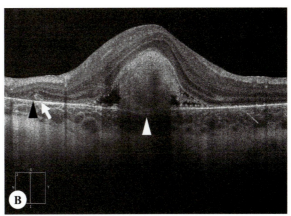

▲ 图 57-3　无脉络膜症合并脉络膜新生血管（CNV）患者的 OCT 图像

A. 近红外成像示广泛脉络膜萎缩灶中保留中央岛。B. OCT B 扫描示周边区域显著外层视网膜萎缩，可伴有外层视网膜管状结构形成（白箭），管状结构边缘椭圆体带明显消失（黑箭头）。黄斑中央凹下可见巨大 CNV，周边可见视网膜下积液（白箭头）

三、OCTA 影像学特征

- OCTA 示无脉络膜症患者在 OCT 显示的椭圆体带消失区域出现了显著的脉络膜毛细血管萎缩（图 57-4）。RPE 萎缩较脉络膜毛细血管萎缩的程度更为广泛[6, 9]。

- 与正常人群相比，无脉络膜症患者的浅层毛细血管网密度显著降低[9]。

- OCTA 也可用于诊断 CNV（图 57-4）[6]。

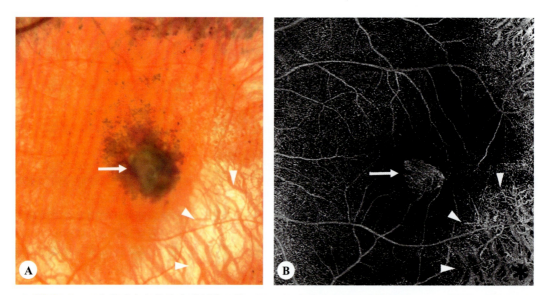

▲ 图 57-4　无脉络膜症合并脉络膜新生血管（CNV）患者的彩色眼底照相及 OCTA 图像（图 57-3）
二图均可见黄斑中心 CNV（白箭）。由于视网膜 / 视网膜色素上皮（RPE）萎缩，以及脉络膜毛细血管消失，在 OCTA 的颞侧周边可见脉络膜大血管（黑星号）。彩色眼底照相中的白箭头示 RPE 萎缩，相应区域 OCTA 图像中可见下方的脉络膜毛细血管重塑及早期缺失（白箭头）

参考文献

[1] van den Hurk JA, Schwartz M, van Bokhoven H, et al. Molecular basis of choideremia (CHM): mutations involving the Rab escort protein-1 (REP-1) gene. *Hum Mutat*. 1997;9:110–117.

[2] MacDonald IM, Hume S, Chan S, Seabra MC. Choroideremia. In: Pagon RA, Adam MP, Ardinger HH et al, eds. *GeneReviews(R)*. Seattle, WA: University of Washington; 1993–2017.

[3] Roberts MF, Fishman GA, Roberts DK, et al. Retrospective, longitudinal, and cross sectional study of visual acuity impairment in choideraemia. *Br J Ophthalmol*. 2002;86:658–662.

[4] Grover S, Fishman GA. Hereditary choroidal diseases. In: Schachat A, Sadda SR, Hinton DR, et al, eds. *Ryan's Retina*. Philadelphia, PA: Elsevier; 2018:997–1005.

[5] Lorda-Sanchez IJ, Ibañez AJ, Sanz RJ, et al. Choroideremia, sensorineural deafness, and primary ovarian failure in a woman with a balanced X-4 translocation. *Ophthalmic Genet*. 2000;21:185–189.

[6] Jain N, Jia Y, Gao SS, et al. Optical coherence tomography angiography in choroideremia: correlating choriocapillaris loss with overlying degeneration. *JAMA Ophthalmol*. 2016;134(6):697–702.

[7] Syed R, Sundquist SM, Ratnam K, et al. High-resolution images of retinal structure in patients with choroideremia. *Invest*

Ophthalmol Vis Sci. 2013;54:950–961.

[8] Sun LW, Johnson RD, Williams V, et al. Multimodal imaging of photoreceptor structure in choroideremia. *PLoS One.* 2016;11:e0167526.

[9] Abbouda A, Dubis AM, Webster AR, et al. Identifying characteristic features of the retinal and choroidal vasculature in choroideremia using optical coherence tomography angiography. *Eye.* 2017;32:563–571.

第58章 Stargardt 病

Stargardt Disease

一、疾病特征

- Stargardt 病（Stargardt disease，SD）多为常染色体隐性遗传，主要由 *ABCA4* 基因突变所致。*ABCA4* 基因突变导致两种视循环代谢产物，即 2- 视黄酸 – 磷脂酰乙醇胺（bisretinoid diretinoid-phosphatidylethanolamine，A2PE）和 2- 视黄酸 – 吡啶 – 乙醇胺（diretinoid-pyridinium-ethanolamine，A2E）分别在光感受器细胞外节和视网膜色素上皮（retinal pigment epitheium，RPE）细胞中沉积，引起细胞死亡[1]。

- SD 是最常见的青少年黄斑营养不良，患病率约为 1/1 万，主要表现为黄斑萎缩、视网膜黄色斑点及视力下降[2]。

- OCT 显示椭圆体带（EZ）及外层组织（包括 RPE 和脉络膜）的进行性萎缩及消失，此改变与视力下降相关[1-3]。

- OCTA 显示浅层毛细血管丛（superficial capillary plexus，SCP）和深层毛细血管丛（deep capillary plexus，DCP）血流密度减低[4]。

- OCTA 也可显示脉络膜毛细血管血流密度减低，此改变与相应范围的椭圆体带及 RPE 萎缩相关[1]。

二、OCT 影像学特征

- OCT 可见椭圆体带消失、RPE 萎缩、脉络膜毛细血管萎缩，以及视网膜和脉络膜斑点（图 58-1 和图 58-2）[1, 3]。

- 椭圆体带（EZ）消失先于 RPE 萎缩出现[1, 5]。

- OCT 图像显示 RPE 萎缩区域间可出现局灶 RPE 肥大（图 58-1）。

- 椭圆体带（EZ）消失与视力下降相关[2]。

- 在脉络膜改变方面，脉络膜毛细血管层和中血管层的萎缩与视力预后不佳、视网膜结构严重破坏，以及疾病进展相关[3]。

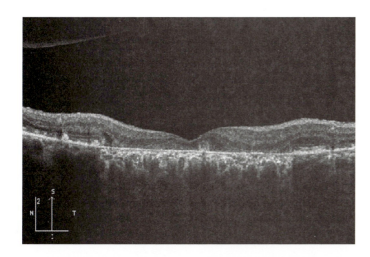

◀ 图 58-1　**Stargardt 病的 OCT 图像**

显示中央凹结构异常、外层视网膜萎缩，以及椭圆体带结构显著破坏，中央凹区域视网膜色素上皮（RPE）萎缩，伴周边局灶性 RPE 肥大

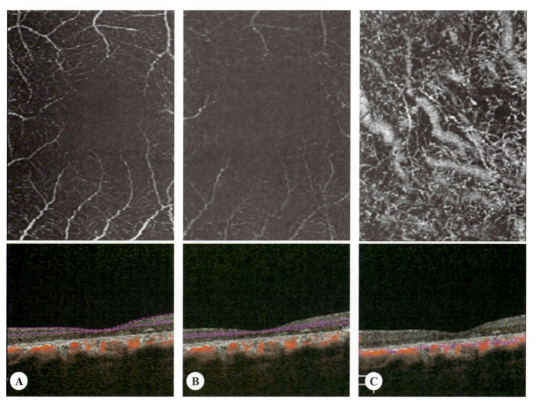

▲ 图 58-2　**A 和 B. OCTA** 示浅层毛细血管丛（A）和深层毛细血管丛（B）血流密度减低、中央凹无血管区范围增大；**C.** 脉络膜毛细血管萎缩，可透见脉络膜大血管

- 视网膜斑点分布于外核层到 RPE/Bruch 膜复合体之间[6]。

- 脉络膜斑点与 SD 有关，并与视功能下降和视网膜萎缩相关[7]。

三、OCTA 影像学特征

- OCTA 成像有助于记录 SD 患者的血流减少。

- 视网膜毛细血管丛及脉络膜毛细血管的血流密度均有降低[1, 4]。
- 视网膜浅层及深层毛细血管网的血流密度均降低[4]。
- 与正常对照组相比，SD 患者椭圆体带和 RPE 的萎缩均单独或共同与脉络膜毛细血管密度下降相关[1, 3, 8]。
- 局灶性脉络膜毛细血管萎缩也与其相应部位的黄色斑点相关[4]。
- 脉络膜毛细血管密度下降与视力下降相关[9]。

参考文献

[1] Alabduljalil T, Patel RC, Alqahtani AA, et al. Correlation of outer retinal degeneration and choriocapillaris loss in stargardt disease using en face optical coherence tomography and optical coherence tomography angiography. *Am J Ophthalmol*. 2019;202:79–90.

[2] Arepalli S, Traboulsi EI, Ehlers JP. Ellipsoid zone mapping and outer retinal assesment in stargardt disease. *Retina*. 2018;38(7):1427–1431.

[3] Arrigo A, Grazioli A, Romano F, et al. Choroidal patterns in stargardt disease: correlations with visual acuity and disease progression. *J Clin Med*. 2019;8(9):1388.

[4] Battaglia Parodi M, Cicinelli MV, Rabiolo A, Pierro L, Bolognesi G, Bandello F. Vascular abnormalities in patients with Stargardt disease assessed with optical coherence tomography angiography. *Br J Ophthalmol*. 2017;101(6):780–785.

[5] Sodi A, Mucciolo DP, Cipollini F, et al. En face OCT in Stargardt disease. *Graefes Arch Clin Exp Ophthalmol*. 2016;254(9):1669–1679.

[6] Voigt M, Querques G, Atmani K, et al. Analysis of retinal flecks in fundus flavimaculatus using high-definition spectral-domain optical coherence tomo-graphy. *Am J Ophthalmol*. 2010;150(3):330–337.

[7] Piri N, Nesmith BL, Schaal S. Choroidal hyperreflective foci in Stargardt disease shown by spectral-domain optical coherence tomography imaging: correlation with disease severity. *JAMA Ophthalmol*. 2015;133(4):398–405.

[8] Pellegrini M, Acquistapace A, Oldani M, et al. Dark atrophy: an optical coherence tomography angiography study. *Ophthalmology*. 2016;123(9):1879–1886.

[9] Ratra D, Tan R, Jaishankar D, et al. Choroidal structural changes and vascularity index in stargardt disease on swept source optical coherence tomography. *Retina*. 2018;38(12):2395–2400.

第 59 章 Sorsby 眼底营养不良
Sorsby Fundus Dystrophy

一、疾病特征

- Sorsby 眼底营养不良（Sorsby fundus dystrophy，SFD）是一种常染色体显性遗传、完全外显的视网膜变性类疾病，由编码组织抑制因子金属蛋白酶 –3 的 *TIPM3* 基因突变所致。

- 患者多在 40—50 岁时开始出现突发、进展的双眼中心视力下降。

- SFD 的典型特点是视网膜多发淡黄色的类玻璃膜疣样沉积。

- 随着疾病的进展，会逐渐发展为地图样萎缩和瘢痕样改变（图 59-1）。

- 疾病晚期可能会出现脉络膜新生血管。

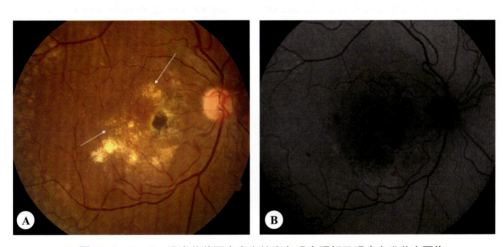

▲ 图 59-1 **Sorsby** 眼底营养不良患者的彩色眼底照相及眼底自发荧光图像

A. 彩色眼底照相可见黄斑周围有细小的淡黄色斑点（箭）；B. 眼底自发荧光可见黄斑区广泛弱自发荧光，提示该区域视网膜色素上皮层功能异常

二、OCT 影像学特征

- OCT 显示类玻璃膜疣样色素上皮脱离、网状假性玻璃膜疣、周边假性玻璃膜疣，以及软性玻璃膜疣。

- OCT 显示疾病晚期后极部和周边脉络膜视网膜萎缩（图 59-2）。

- OCT 可用于观察脉络膜新生血管渗漏所致的视网膜下及视网膜层间积液（图 59-3），晚期病变可进展为纤维化及盘状瘢痕。

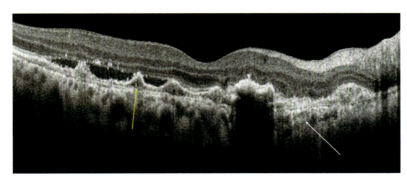

▲ 图 59-2　Sorsby 眼底营养不良患者的 OCT 图像

显示该疾病的典型特点：类玻璃膜疣样色素上皮脱离（黄箭）、视网膜层间高反射灶，以及脉络膜视网膜萎缩（白箭）

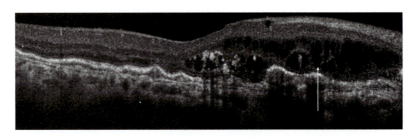

▲ 图 59-3　Sorsby 眼底营养不良患者的 OCT 图像

显示广泛的、较浅的纤维血管性视网膜色素上皮脱离、视网膜层间积液，以及活动性脉络膜新生血管渗出导致的高反射灶

三、OCTA 影像学特征

- OCT 血流成像可发现脉络膜新生血管，该检测手段可用于监测 SDF 患者的治疗效果。

参考文献

[1] Gliem M, Muller PL, Mangold E, et al. Sorsby fundus dystrophy: novel mutations, novel phenotypic characteristics, and treatment outcomes. *Invest Ophthalmol Vis Sci*. 2015;56(4):2664–2676.

[2] Gliem M, Muller PL, Mangold E, et al. Reticular pseudodrusen in sorsby fundus dystrophy. *Ophthalmology*. 2015;122(8):1555–1562.

[3] Mohla A, Khan K, Kasilian M, Michaelides M. OCT angiography in the management of choroidal neovascular membrane secondary to Sorsby fundus dystrophy. *BMJ Case Rep*. 2016;2016:bcr2016216453.

[4] Sivaprasad S, Webster AR, Egan CA, Bird AC, Tufail A. Clinical course and treatment outcomes of Sorsby fundus dystrophy. *Am J Ophthalmol*. 2008;146(2):228–234.

第60章　北卡罗来纳黄斑营养不良
North Carolina Macular Dystrophy

一、疾病特征

- 北卡罗来纳黄斑营养不良（north carolina macular dystrophy，NCMD）是一种常染色体显性遗传的黄斑发育异常类疾病，该病由一种视网膜转录因子 *PRDM13* 的过度表达所致。

- NCMD 患者临床表型完全外显，在先天或婴幼儿时期发病，表现为双眼视力下降及对称性黄斑异常。

- NCMD 多为非进展性，疾病并不依靠病情进展程度分为不同病程阶段，而是根据其临床表型的差异，将其分为 4 级。

  - 1 级 NCMD：患者视力较好，黄斑区可见玻璃膜疣样改变。

  - 2 级 NCMD：患者视力轻中度下降，双眼黄斑区可见黄色斑点融合成片、视网膜色素上皮（RPE）萎缩，以及盘状瘢痕。

  - 3 级 NCMD：患者视力中重度下降，后极部脉络膜视网膜重度萎缩，或称之为"黄斑火山口样改变"（图 60-1）。

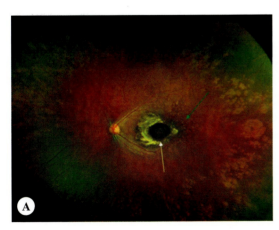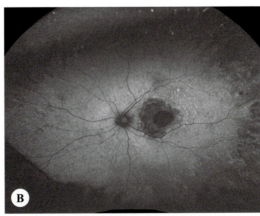

▲ 图 60-1　3 级北卡罗来纳黄斑营养不良患者的超广角眼底照相及眼底自发荧光图像

A. 超广角眼底照相示黄斑区"挖掘状"缺损样病灶（白箭），周边环绕以黄色斑点（绿箭）；B. 眼底自发荧光示后极部弱荧光改变

二、OCT 影像学特征

- OCT 的图像特点根据 NCMD 的分级描述如下[1]。
  - 1 级 NCMD：视网膜结构基本完整，RPE 层可观察到少量高反射物质沉积。
  - 2 级 NCMD：黄斑病灶区 OCT 可见内层视网膜结构完整，外层视网膜及 RPE 萎缩。
  - 3 级 NCMD：黄斑"火山口"处 OCT 可见视网膜及脉络膜完全萎缩，其间可见低反射囊样腔隙（图 60-2）。"火山口"周边可见视网膜下纤维化改变。

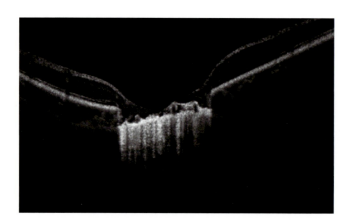

◀ 图 60-2　3 级北卡罗来纳黄斑营养不良患者的 OCT 图像

可见被称为"火山口"的挖掘状脉络膜视网膜萎缩灶。病灶区域界限清晰，后极部中央凹处视网膜局限全层断裂，伴视网膜色素上皮层及脉络膜萎缩。病灶周边视网膜结构正常的区域被称为"火山口"边缘

三、OCTA 影像学特征

- 在 OCTA 中，无论 NCMD 处于哪一级，其视网膜血管系统基本是完全正常的[2]。

参考文献

[1] Khurana RN, Sun X, Pearson E, et al. A reappraisal of the clinical spectrum of North Carolina macular dystrophy. *Ophthalmology*. 2009;116(10):1976–1983.

[2] Small KW, Tran EM, Small L, Rao RC, Shaya F. Multimodal imaging and functional testing in a North Carolina macular disease family: toxoplasmosis, fovea plana, and Torpedo maculopathy are phenocopies. *Ophthalmol Retina*. 2019;3(7): 607–614.

第61章 Best 病

Best Disease

一、疾病特征

- Best 病是一种常染色体显性遗传的黄斑营养不良类疾病，与 *BEST1* 基因突变相关，临床表型多样。

- Best 病是第二常见的黄斑营养不良类疾病，患病率约为 1/1 万[1]。

- Best 病多于儿童或青少年时期发病，预后较好。

- 患病早期视力下降不明显，随着疾病缓慢进展，患者可出现视力下降、中心暗点或视物变形。

- Best 病的典型特点是双眼黄斑区单发的"卵黄样"物质沉积，约 30% 的患者可出现多个病灶（多灶 Best 病）[1]。

- 根据其卵黄样病灶的表型，可将 Best 病分为 6 期（图 61-1 和图 61-2）。
  - 1 期：卵黄样病变前期，视网膜色素上皮（RPE）正常或伴有轻微改变。
  - 2 期：卵黄样病变期，黄斑区可见典型的"卵黄"样病灶。
  - 3 期：假性积脓期，由于脂褐质分层，卵黄样结构破坏，形成假性积脓。
  - 4 期：卵黄破裂期，卵黄样病变进一步破坏，形态分布不规则，呈"炒鸡蛋"样外观。
  - 5 期：萎缩期，中心的 RPE 和视网膜萎缩。
  - 6 期：脉络膜新生血管期，出现脉络膜新生血管（图 61-2）。

- Best 病患者的眼电图（electrooculography，EOG）检查可见阿登比（Arden ratio）<1.5。视网膜电流图（ERG）检查正常。基因检测是可靠的诊断方法[2]。

- 眼底荧光血管造影（FA）检查可见早期的卵黄样病灶为弱荧光，进展后变为强弱混合荧光，萎缩期病灶呈现强荧光。

- 眼底自发荧光（FAF）检查可见早期的卵黄样病灶呈强自发荧光，病灶萎缩及瘢痕化后则表现为弱自发荧光。

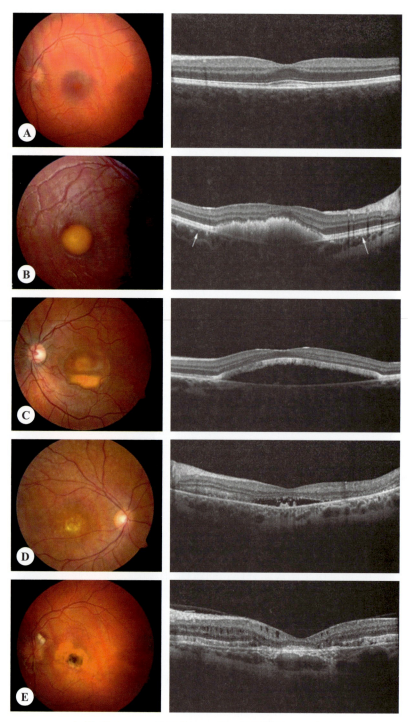

▲ 图 61-1　Best 病各期的彩色眼底照相及 OCT 图像

A. 卵黄样病变前期，可见视网膜色素上皮轻度改变；B. 卵黄样病变期，病灶破坏了外层视网膜结构的完整性，其上椭圆体带消失；C. 假性积脓期，卵黄样病灶液化；D. 卵黄破裂期，卵黄样病灶进一步液化，伴外层视网膜结构退化；E. 萎缩期，外层视网膜完全萎缩、瘢痕化改变，伴视网膜层间囊样变〔经许可转载，引自 Qian CX, Charran D, Strong CR, Steffens TJ, Jayasundera T, Heckenlively JR. Optical coherence tomography examination of the retinal pigment epithelium in Best vitelliform macular dystrophy. *Ophthalmology*. 2017;124(4):456-463.〕

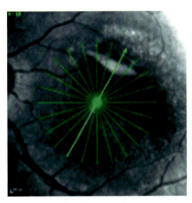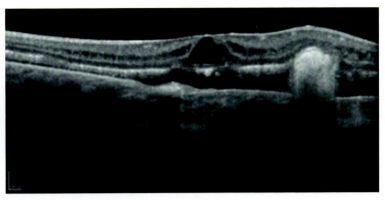

▲ 图 61–2　晚期 **Best** 病患者的 **OCT** 图像

可见脉络膜新生血管形成，导致视网膜层间及视网膜下积液（经许可转载，引自 Fineman M, Ho A. Retina. 3rd ed. Philadelphia, PA: Wolters Kluwer; 2018.）

二、OCT 影像学特征

- OCT 可用于明确卵黄样病灶在视网膜下的位置，评估病灶特点，以及与之相关的视网膜下积液情况。

- 典型的卵黄样病灶在 OCT 中呈均质的高反射。随着疾病的进展，一些卵黄样物质被液体所代替，呈现低反射（图 61–1）[3]。

- 在疾病的晚期，RPE 下腔可见纤维柱状结构顶起上方视网膜，呈"马戏团帐篷"样改变（图 61–1）[1]。

- 视网膜下卵黄样物质沉积导致外层视网膜层间分离（图 61–1）[4]。

- OCT 也可用于评估疾病相关的脉络膜新生血管（CNV）。

三、OCTA 影像学特征

- OCTA 可见中央凹无血管区（foveal avascular zone，FAZ）异常，以及浅层和深层视网膜毛细血管丛的斑片状缺损 [5, 6]。

- OCTA 在识别 CNV 上非常有帮助（图 61–3）[5]。

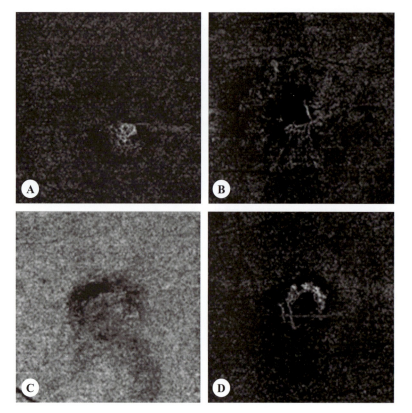

◀ 图 61-3　**OCTA 示 Best 病的脉络膜新生血管（CNV）模式**

A. 密集网状 CNV；B. 疏松网状 CNV；C. 不能辨别的 CNV；D. 环形 CNV（经许可转载，引自 Guduru A, Gupta A, Tyagi M, et al. Optical coherence tomography angiography characterisation of Best disease and associated choroidal neovascularization. *Br J Ophthalmol.* 2018;102:444-447.）

参考文献

[1] Schachat AP, Wilisoson CP, Hinton DR, Sadda SR, Wiedemann P. *Ryan's Retina*. 6th ed. Amsterdam, Netherlands: Elsevier; 2018.

[2] MacDonald IM, Lee T. Best vitelliform macular dystrophy. In: Adam MP, Ardinger HH, Pagon RA, et al, eds. *GeneReviews® [Internet]*. Seattle,WA: University of Washington; 2003;1993–2019. [Updated 2013 Dec 12].

[3] Denniston A, Murray P, eds. *Oxford Handbook of Ophthalmology*. Oxford: Oxford University Press; 2014

[4] Qian CX, Charran D, Strong CR, Steffens TJ, Jayasundera T, Heckenlively JR. Optical coherence tomography examination of the retinal pigment epithelium in Best vitelliform macular dystrophy. *Ophthalmology*. 2017;124(4):456–463.

[5] Guduru A, Gupta A, Tyagi M, et al. Optical coherence tomography angiography characterisation of Best disease and associated choroidal neovascularization. *Br J Ophthalmol*. 2018;102:444–447.

[6] Wang XN, You QS, Li Q, et al. Findings of optical coherence tomography angiography in Best vitelliform macular dystrophy. *Ophthalmic Res*. 2018;60(4):214–220.

第 62 章 视锥细胞营养不良
Cone Dystrophy

一、疾病特征

- 视锥细胞营养不良是一类具有高度异质性的遗传性视网膜营养不良性疾病，其临床表型多样，难以早期诊断。

- 这类疾病以单一的视锥细胞变性为主要特点。

- 该病最主要的 2 种亚型为先天性静止性视锥细胞营养不良和进展性视锥细胞营养不良。

- 多种基因突变可导致视锥细胞营养不良，且遗传方式多样，如 *CNFB3*（常染色体隐性遗传），*OPN1LW*（X 连锁遗传），*GUCA1A*（常染色体显性遗传）等。

- RPE 萎缩形成的"牛眼样"外观是视锥细胞营养不良的常见体征，但并非其特异性表现。

二、OCT 影像学特征

- 病变早期黄斑区或可见微小改变。

- 最典型的 OCT 特点是局灶性外核层、椭圆体带和视网膜色素上皮的缺失（图 62-1）。

- 黄斑中心最常受累，周边部黄斑，其余视网膜部分多不受影响。更严重的视锥细胞营养不良则以黄斑萎缩为主要特点（图 62-2）。

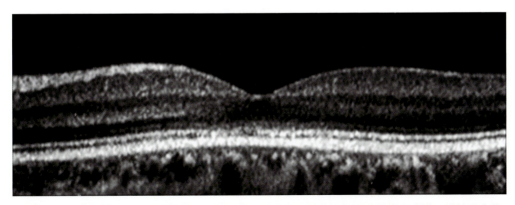

▲ 图 62-1 黄斑区 OCT B 扫描图像，提示黄斑中央凹下椭圆体带和外界膜不连续，外核层变薄

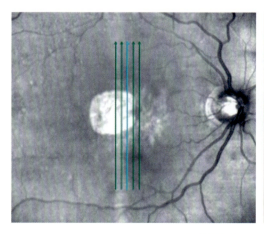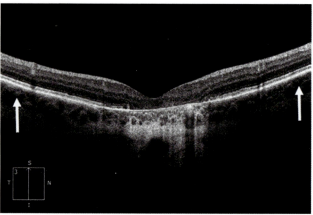

▲ 图 62-2　en-face 近红外成像及 OCT 图像

提示外层视网膜完全萎缩，病变局限于黄斑中央凹，中央凹周边区域视网膜未受累（箭）

- 进展性视锥细胞营养不良的患者，在黄斑萎缩之前即可见中央凹变薄。
- 患者的视力与椭圆体带的完整性相关。

参考文献

[1] Gill JS, Georgiou M, Kalitzeos A, Moore AT, Michaelides M. Progressive cone and cone-rod dystrophies: clinical features, molecular genetics and prospects for therapy. *Br J Ophthalmol*. 2019;103(5):711–720.

[2] Zahlava J, Lestak J, Karel I. Optical coherence tomography in progressive cone dystrophy. *Biomed Pap Med Fac Palacky Univ Olomouc*. 2014;158(4).

[3] Cho SC, Woo SJ, Park KH, Hwang JM. Morphologic characteristics of the outer retina in cone dystrophy on spectral-domain optical coherence tomography. *Korean J Ophthalmol*. 2013;27(1):19–27.

[4] Hood DC, Zhang X, Ramachandran R, et al. The inner segment/outer segment border seen on optical coherence tomography is less intense in patients with diminished cone function. *Invest Ophthalmol Vis Sci*. 2011;52(13):9703–9709.

第63章 成人卵黄样黄斑营养不良
Adult Vitelliform Dystropy

一、疾病特征

- 图案性黄斑营养不良是一组以黄斑区色素沉着为主要表现的常染色体显性视网膜疾病。

- 成人卵黄样黄斑营养不良，又名成年发病的卵黄样黄斑营养不良（adult-onset foveomacular vitelliform dystrophy，AOFVD），是最常见的图案性黄斑营养不良。典型特点是双眼黄斑区对称的黄色或浅灰色圆形病灶。

- 成人卵黄样黄斑营养不良一般在中年发病，伴有轻度视物变形或中心视力受损。

- 疾病通常进展缓慢。

- 视力下降通常为轻至中度。

- 脉络膜新生血管（choroidal neovascularization，CNV）较罕见[1]。

- 在荧光血管造影检查下卵黄样病灶为弱荧光，周围环绕以强荧光环。

- 眼底自发荧光检查下卵黄样病灶为显著的强自发荧光[2]。

- 眼电图（electro-oculogram，EOG）结果通常是正常的，但多焦视网膜电图（electroretinogram，ERG）检查可见波形降低。

二、OCT 影像学特征

- 病变较早期（卵黄样变期）行 OCT 检查，可见黄斑中心视网膜下有界限清晰的、增厚的高反射病灶；在假性积脓或卵黄破裂期，原来的高反射病灶转变为低反射区域（图 63-1 和图 63-2）[3]。

- 卵黄样变期，视网膜下的卵黄样物质可同时与上方的椭圆体带和下方的 RPE 相连续[4]。

- OCT 也可显示视网膜下积液的情况。该病中出现的视网膜下积液可能与卵黄样物质液化有关，也可能与继发脉络膜新生血管（CNV）有关，正确的区分两者十分重要[3]。

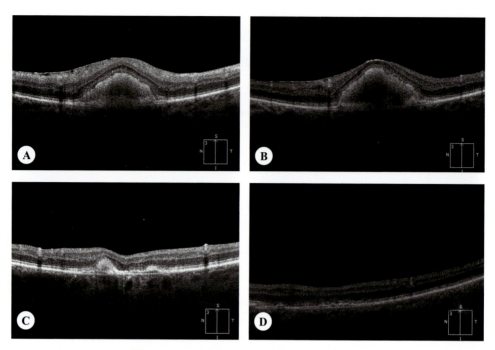

▲ 图 63-1　成人卵黄样黄斑营养不良的 OCT 图像

展示了黄斑区病变由早期的视网膜下高反射样物质沉积，经过 4 年进展为外层视网膜萎缩的过程

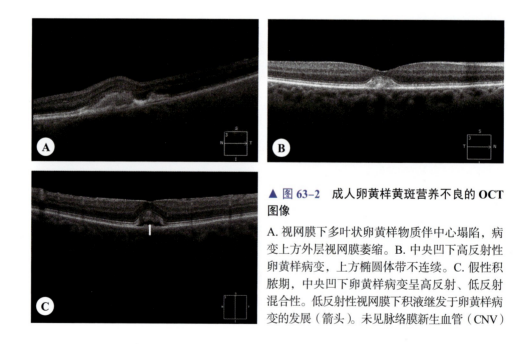

▲ 图 63-2　成人卵黄样黄斑营养不良的 OCT 图像

A. 视网膜下多叶状卵黄样物质伴中心塌陷，病变上方外层视网膜萎缩。B. 中央凹下高反射性卵黄样病变，上方椭圆体带不连续。C. 假性积脓期，中央凹下卵黄样病变呈高反射、低反射混合性。低反射性视网膜下积液继发于卵黄样病变的发展（箭头）。未见脉络膜新生血管（CNV）

三、OCTA 影像学特征

- OCTA 可见视网膜血流稀疏，视网膜浅层、深层毛细血管网，以及脉络膜毛细血管密度均有减低，可能与病变区域解剖结构发生改变有关（图 63-3）[2]。
- OCTA 对于 CNV 的判断十分重要（图 63-4）[5, 6]。

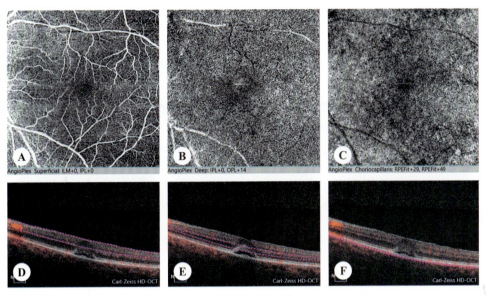

▲ 图 63-3　成人卵黄样黄斑营养不良的 OCTA 图像

A 至 C. 伴有视网膜下积液的成年患者的左眼 3mm×3mm 范围的黄斑区 en-face OCTA，显示视网膜浅层、深层毛细血管和脉络膜毛细血管层的血流情况。D 至 F. 以黄斑为中心的去相干叠加 B 扫描，显示断层面上视网膜浅层、深层毛细血管和脉络膜毛细血管层的血流情况。未见明确的脉络膜新生血管（CNV）

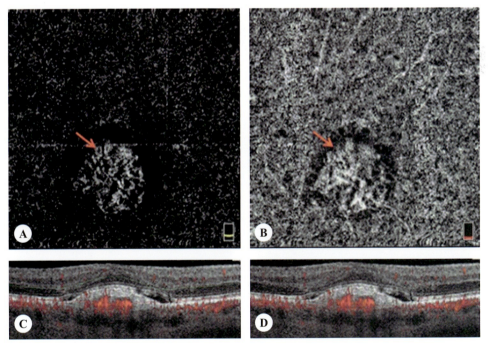

▲ 图 63-4　合并脉络膜新生血管（CNV）的成人卵黄样黄斑营养不良的 OCTA 图像

A 和 B. en-face OCTA，可见卵黄样病灶中有界限清晰的 CNV（红箭）；C 和 D. 以黄斑为中心的 B 扫描，可见卵黄样病灶内的去相干叠加信号及视网膜下积液［经许可转载，引自 Joshi KM, Nesper PL, Fawzi AA, Mirza RG. Optical coherence tomography angiography in adult-onset foveomacular vitelliform dystrophy. *Retina*. 2018;38(3):600-605.］

参考文献

[1] Da Pozzo S, Parodi MB, Toto L, et al. Occult choroidal neovascularization in adult-onset foveomacular vitelliform dystrophy. *Ophthalmologica*. 2001;215:412–414.

[2] Querques G, Zambrowski O, Corvi F, et al. Optical coherence tomography angiography in adult-onset foveomacular vitelliform dystrophy. *Br J Ophthalmol*. 2016;100:1724–1730.

[3] Pierro L, Tremolada G, Introini U, Calori G, Brancato R. Optical coherence tomography findings in adult-onset foveomacular vitelliform dystrophy. *Am J Ophthalmol*. 2002;134(5):675–680.

[4] Treder M, Lauermann JL, Alnawaiseh M, Heiduschka P, Eter N. Quantitative changes in flow density in patients with adult-onset foveomacular vitelliform dystrophy: an OCT angiography study. *Graefes Arch Clin Exp Ophthalmol*. 2018;256(1): 23–28.

[5] Joshi KM, Nesper PL, Fawzi AA, Mirza RG. Optical coherence tomography angiography in adult-onset foveomacular vitelliform dystrophy. *Retina*. 2018;38(3):600–605.

[6] Lupidi M, Coscas G, Cagini C, Coscas F. Optical coherence tomography angiography of choroidal neovascularization in adult onset foveomacular vitelliform dystrophy: pearls and pitfalls. *Invest Ophthalmol Vis Sci*. 2015;56:7638–7645.

第64章 全色盲
Achromatopsia

一、疾病特征

- 全色盲是一种常染色体隐性遗传的视锥细胞异常，患病率约为 1/30 万[1]。

- 全色盲的临床表现为色觉辨别能力异常，视力差，畏光，中心暗点伴旁中心注视，以及眼球震颤。这些症状在出生时即可出现[2]。

- 如果不做 ERG 检查，全色盲和蓝锥细胞单色视在临床上很难鉴别。光学相干断层扫描（OCT）可以检测到这两种视锥细胞异常之间的细微形态差异[2]。

- *CNGA3*、*CNGB3*、*GNAT2* 和 *PDE6C* 基因突变和视锥细胞的功能异常相关。这些基因编码的蛋白参与视网膜的光传导通路[3]。

- 全视野视网膜电流图（full-field electroretinography，ff-ERG）检查可见视锥细胞反应明显下降，视杆细胞反应正常（图 64-1）[1]。

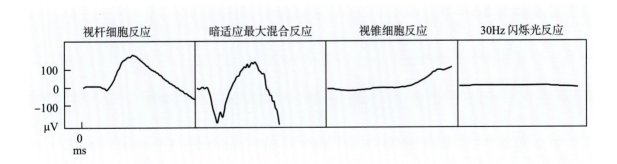

▲ 图 64-1 全视野视网膜电流图（ff-ERG）检查示全色盲患者视锥细胞反应下降，视杆细胞反应正常

- 眼底自发荧光（fundus autofluorescence，FAF）检查通常可观察到黄斑中央凹处弱荧光表现（图 64-2）[2]。

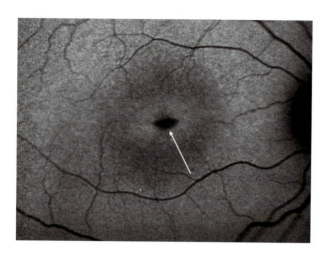

◀ 图 64-2　全色盲患者的眼底自发荧光图像

显示黄斑中心弱自发荧光（长箭），提示黄斑中央凹下视网膜色素上皮（RPE）异常

二、OCT 影像学特征

- 全色盲的典型 OCT 表现是黄斑中央凹下椭圆体带（EZ）局部破坏或完全缺失，伴局部低反射腔隙（图 64-3 和图 64-4）[1]。

- 全色盲晚期的典型表现为局部视网膜色素上皮（RPE）层破坏[1]。

- 偶尔可见黄斑中央凹发育不良，表现为中央凹轮廓不清，内层视网膜层间连续（图 64-5）[1]。

- OCT 上独特的中央凹反射和正常的黄斑厚度可区分全色盲和蓝锥细胞单色视，后者通常 EZ 层破坏不明显，伴明显的黄斑变薄。

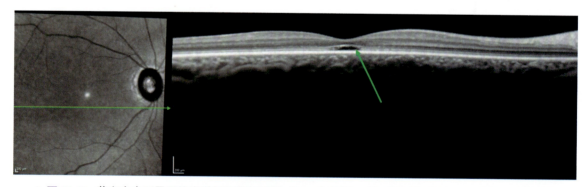

▲ 图 64-3　黄斑中央凹层面的光学相干断层扫描（OCT）图像，显示椭圆体带（EZ）破坏，相应位置可见低反射腔隙（绿色长箭）

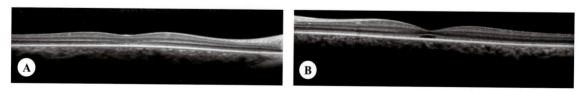

▲ 图 64-4　随访 6 年的全色盲患者的光学相干断层扫描（OCT）图像

A. 2012 年，可见黄斑中央凹下椭圆体带（EZ）不连续；B. 2018 年，患者椭圆体带局部缺失，可见低反射腔隙

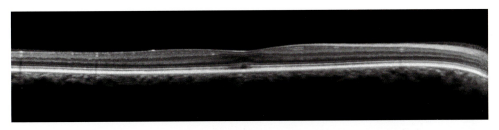

▲ 图 64-5　全色盲患者的光学相干断层扫描（OCT）图像

显示黄斑中央凹不明显（中央凹变平或中央凹发育不良）。同时可见椭圆体带（EZ）不连续。中央凹倾斜度变平缓，且中央凹处内层视网膜连续

三、OCTA 影像学特征

- 患者伴有眼球震颤和固视能力差可导致光相干断层血流成像（OCTA）图像获取困难。
- OCTA 显示黄斑中央凹无血管区范围缩小（图 64-6）。

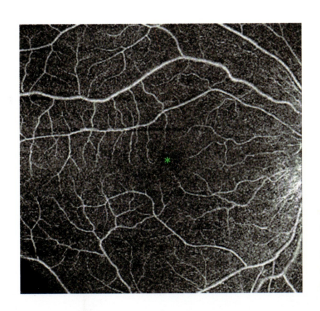

◀ 图 64-6　全色盲患者的光学相干断层血流成像（OCTA）图像

显示黄斑中央凹无血管区范围较小，符合黄斑中央凹发育不良的表现

参考文献

[1] Greenberg JP, Sherman J, Zweifel SA, et al. Spectral-domain optical coherence tomography staging and autofluorescence imaging in achromatopsia. *JAMA Ophthal*. 2014;132(4):437–445.

[2] Barthelmes D, Sutter FK, Kurz-Levin MM, et al. Quantitative analysis of OCT characteristics in patients with achromatopsia and blue-cone monochromatism. *Invest Ophthalmol Vis Sci*. 2006;47(3):1161–1166.

[3] Khan NW, Wissinger B, Kohl S, Sieving PA. CNGB3 achromatopsia with progressive loss of residual cone function and impaired rod-mediated function. *Invest Ophthalmol Vis Sci*. 2007;48(8):3864–3871.

第65章 眼皮肤白化病及眼白化病
Oculocutaneous and Ocular Albinism

一、疾病特征

- 眼皮肤白化病（oculocutaneous albinism，OCA）为常染色体隐性遗传病，表现为累及眼部、皮肤和毛发的黑色素合成减少[1]。

- 眼白化病（ocular albinism，OA）一般为 X 连锁遗传，黑色素合成减少仅累及眼部，皮肤和毛发的色素正常[2]。

- OA 患者的黑素小体总量减少，但每个黑素小体中黑色素的含量是正常的[3]。

- 典型眼底改变为视网膜色素变淡及黄斑中央凹发育不良。黄斑中央凹发育不良被认为与中央凹的发育受阻有关，表现为黄斑中心无血管区缩小或消失、中心小凹发育异常[4]。

- OA 也与视交叉处来自颞侧视网膜的神经纤维增多相关[5]。

二、OCT 影像学特征

- 尽管 OCA 和 OA 患者的临床表现各有不同，但两者均有黄斑中央凹变平的表现（图 65–1）。

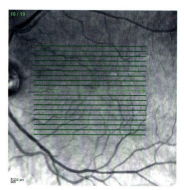 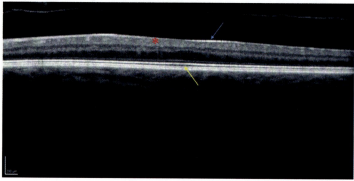

▲ 图 65–1 眼皮肤白化病患者的 SD-OCT 图像

显示黄斑中央凹变平、正常凹陷消失。视网膜表面的高反射表现（蓝箭）与此处神经纤维层的异常保留相一致。可见内层视网膜残留（红星号）。未见正常人应有的中央凹处椭圆体带（EZ）抬高的现象（黄箭）。该患者的脉络膜反射增强，可能是由于视网膜色素上皮缺乏黑色素，光穿透该层时的信号衰减较少

- 黄斑中央凹变平的患者，可观察到黄斑中心的正常凹陷消失，且此处可见完整、连续的神经纤维层、内丛状层和内核层。
- 黄斑中央凹变平的患者，也可伴有外层视网膜异常，如外核层变薄、中央凹处椭圆体带（EZ）增厚现象消失等。
- OCA 或 OA 的 OCT 表现还包括脉络膜反射增强，这可能是由于 OCT 信号穿透缺乏黑色素的视网膜色素上皮时，衰减较少。

三、OCTA 影像学特征

- 由于 OCA 或 OA 患者多伴有眼球震颤，无法固视，因此缺乏 OCTA 的相关图像。
- OCA 与 OA 患者多合并黄斑中央凹发育不良，因此 OCTA 可能显示黄斑中央凹无血管区（FAZ）范围缩小或消失[6]。

参考文献

[1] Harvey PS, King RA, Summers CG. Spectrum of foveal development in albinism detected with optical coherence tomography. *J Am Assoc Pediatr Ophthalmol Strabismus*. 2006;10(3):237–242.

[2] Shen B, Samaraweera P, Rosenberg B, Orlow SJ. Ocular albinism type 1: more than meets the eye. *Pigment Cell Res*. 2001;14(4):243–248.

[3] Cortese K, Giordano F, Surace EM, et al. The ocular albinism type 1 (OA1) gene controls melanosome maturation and size. *Invest Ophthalmol Vis Sci*. 2005;46(12):4358–4364.

[4] Wilk MA, McAllister JT, Cooper RF, et al. Relationship between foveal cone specialization and pit morphology in albinism. *Invest Ophthalmol Vis Sci*. 2014;55(7):4186–4198.

[5] Ather S, Proudlock FA, Welton T, et al. Aberrant visual pathway development in albinism: from retina to cortex. *Hum Brain Mapp*. 2019;40(3):777–788.

[6] Pakzad-Vaezi K, Keane PA, Cardoso JN, Egan C, Tufail A. Optical coherence tomography angiography of foveal hypoplasia. *Br J Ophthalmol*. 2017;101(7):985–988. doi:10.1136/bjophthalmol-2016–309200.

第 66 章　X 连锁视网膜劈裂症
X-Linked Retinoschisis

一、疾病特征

- X 连锁视网膜劈裂症（X-linked retinoschisis，XLRS）是一种早发的视网膜变性类疾病，由编码视网膜劈裂蛋白的 *RS1* 基因突变所致。
- XLRS 的典型特点为黄斑区轮辐样视网膜劈裂，亦常伴有周边视网膜的劈裂（图 66–1）。

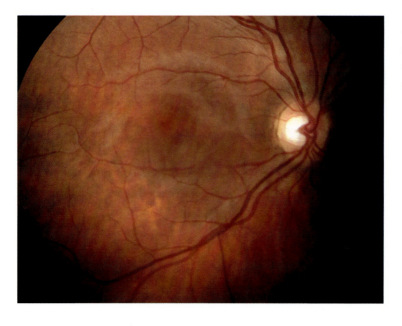

◀ 图 66–1　遗传学确诊的 X 连锁视网膜劈裂症（XLRS）患者的彩色眼底照相。黄斑区呈典型的轮辐样视网膜劈裂

- 其症状包括弱视、眼球震颤、斜视及视力下降。
- 当前对于 XLRS 患者后极部及周边的视网膜劈裂尚无有效的治疗方法，但如果患者出现继发的视网膜脱离或玻璃体积血，则需要进行相应的治疗。
- 基因治疗在未来或将成为一种有潜力的治疗手段。

二、OCT 影像学特征

- OCT 是观察 XLRS 黄斑区改变的金标准。

- 黄斑区的视网膜劈裂最常发生于视网膜的内核层（inner nuclear layer，INL）、外丛状层（outer plexiform layer，OPL）和外核层（outer nuclear layer，ONL）。

- 发生于 INL 的视网膜劈裂最为明显，劈裂程度在黄斑中心最大，劈裂范围可延伸至颞侧血管弓外。发生于内核层的这些视网膜劈裂均可向下累及外丛状层（图 66-2）。

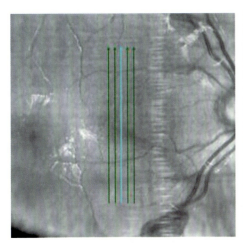
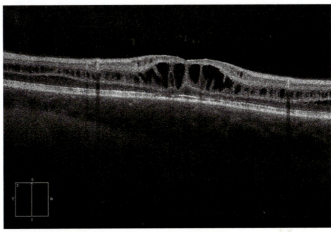

▲ 图 66-2　X 连锁视网膜劈裂症（XLRS）患者的 OCT 图像

图 66-1 中患眼的 OCT B 扫描图像示劈裂主要发生于视网膜内核层（INL），鼻侧视网膜外核层（ONL）的劈裂程度较轻。在神经节细胞层（GCL）也可观察到一些小的囊腔

- 发生于外核层的视网膜劈裂轻重程度不一。

- 中央凹附近的神经节细胞层（ganglion cell layer，GCL）偶见小的裂隙状劈裂（图 66-2）。

- 在一些晚期的病例中，典型的视网膜劈裂消失，代之以视网膜萎缩。

三、OCTA 影像学特征

- 当前关于 XLRS 患者视网膜血流异常的研究尚且有限。

- 在 XLRS 患者中曾发现视网膜浅层毛细血管网（superficial capillary plexus，SCP）的微血管改变，以及深层毛细血管网（deep capillary plexus，DCP）的血流密度减低（图 66-3）。微血管改变常表现为毛细血管壁异常突起和（或）毛细血管走行迂曲。

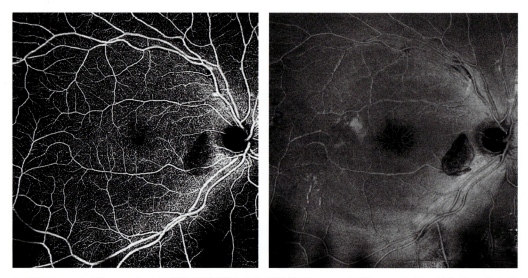

▲ 图 66-3　A. 图 66-1 中 X 连锁视网膜劈裂症患眼的浅层 OCTA 图像；B. OCTA 结构图示患眼黄斑区典型的轮辐样改变

参考文献

[1] Han IC, Whitmore SS, Critser DB, et al. Wide-field swept-source OCT and angiography in X-linked retinoschisis. *Ophthalmol Retina*. 2018;3(2):178–185.

[2] Gregori NZ, Lam BL, Gregori G, et al. Wide-field spectral-domain optical coherence tomography in patients and carriers of X-linked retinoschisis. *Ophthalmology*. 2013;120(1):169–174.

[3] Sikkink SK, Biswas S, Parry NR, Stanga PE, Trump D. X-linked retinoschisis: an update. *J Med Genet*. 2007;44(4): 225–232.

[4] Stringa F, Tsamis E, Papayannis A, et al. Segmented swept source optical coherence tomography angiography assessment of the perifoveal vasculature in patients with X-linked juvenile retinoschisis: a serial case report. *Int Med Case Rep J*. 2017;10:329–335. doi:10.2147/IMCRJ.S136310.

[5] Yu J, Ni Y, Keane PA, Jiang C, Wang W, Xu G. Foveomacular schisis in juvenile X-linked retinoschisis: an optical coherence tomography study. *Am J Ophthalmol*. 2010;149(6):973–978.e2.

第七篇 视网膜、脉络膜及巩膜病变
Retinal, Choroidal, and Scleral Lesions

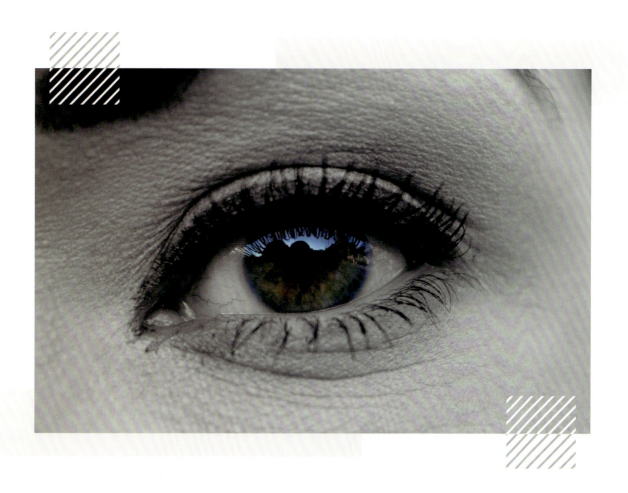

第 67 章　脉络膜痣

Choroidal Nevus

一、疾病特征

- 组织学上，脉络膜痣完全由梭形细胞组成，占据脉络膜但不侵袭脉络膜毛细血管层[1]。
- 根据合作性眼黑色素瘤研究（collaborative ocular melanoma study，COMS）的标准，脉络膜痣是一种直径＜5mm 或厚度＜1mm 的脉络膜黑色素细胞病变[2]。而部分学者认为厚度可以小于 3mm[3]。

二、OCT 影像学特征

- OCT 可以通过玻璃膜疣（图 67-1 绿箭）、不规则增厚的 Bruch 膜（图 67-1C 黄箭），以及偶尔的外层视网膜萎缩 / 感光细胞丢失（图 67-4）来辅助诊断痣[3]。
- OCT 还有助于评估视网膜下积液与劈裂（图 67-2 和图 67-3 绿箭）。
- 一些临床医生已经使用 OCT 监测脉络膜痣的高度来评估其生长情况[4]；而这在技术上是具有挑战性的，因为即使在随访时进行图像配准，也很难测量完全相同的位置。
- 黑色素细胞痣往往在肿瘤前部具有高反射（图 67-1C 白星号）；而无色素痣往往仅表现为中等反射[5]。

三、OCTA 影像学特征

- OCTA 被提出用以下方法来区分良性痣和小的恶性黑色素瘤：
  - 据报道，痣上方的脉络膜毛细血管血流密度与对侧眼的相应位置相同。相反，脉络膜黑色素瘤上的毛细血管血流密度是降低的。这项研究的一个局限性是缺少诊断恶性黑色素瘤标准的定义[6]。与扁平痣相比，较厚的痣可能导致对脉络膜毛细血管产生更大的挤压，从而影响血流。

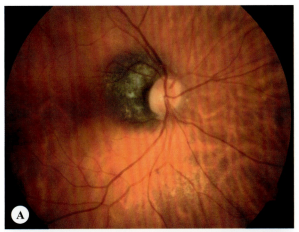

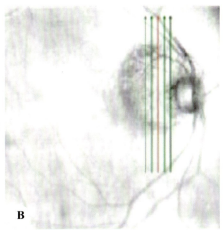

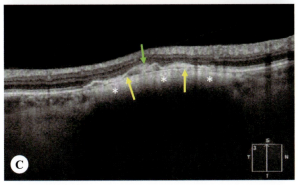

◀ 图 67-1　A. 右眼视盘旁黑色素细胞性脉络膜痣的彩色眼底照相，肿瘤上方可见玻璃膜疣；B. 近红外成像显示 OCT 垂直扫描线经过病灶；C. OCT 显示肿瘤前部高反射及受压的脉络膜毛细血管（白星号），不规则的 Bruch 膜（黄箭）与玻璃膜样沉积物（绿箭）提示其慢性病程

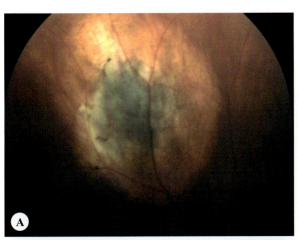

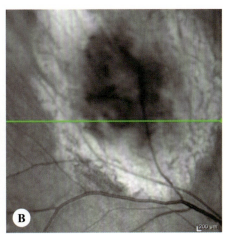

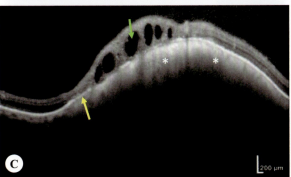

◀ 图 67-2　A. 光晕型痣的彩色眼底照相；B. 近红外成像显示痣周围萎缩导致的高反射环，并可见水平标识线；C. OCT 显示痣上方的外层视网膜萎缩（黄箭），视网膜劈裂（绿箭），脉络膜痣前部呈现高反射（白星号），后部可见阴影

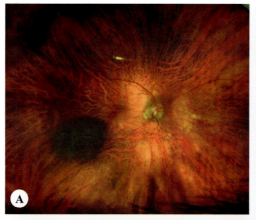
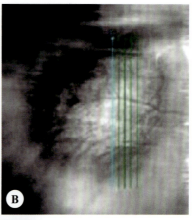
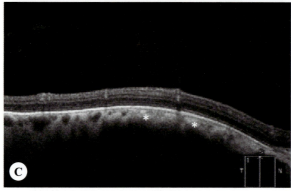

◀ 图 67-3　A. 右眼彩色眼底照相示一个小而扁平的脉络膜痣，不伴有玻璃膜疣；B. 近红外成像及垂直扫描线；C. 不伴玻璃膜疣的脉络膜痣呈中等反射，脉络膜轻度抬高，其后方呈低反射影，不伴有视网膜萎缩、视网膜色素上皮（RPE）异常、Bruch 膜改变

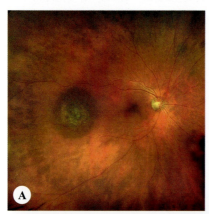
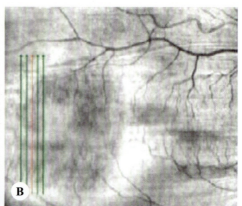
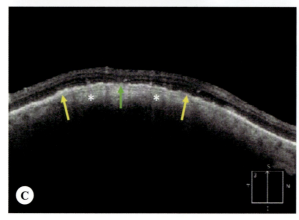

◀ 图 67-4　A. 右眼彩色眼底照相示合并有玻璃膜疣的脉络膜痣；B. 近红外成像及垂直扫描线；C. OCT 可见脉络膜痣呈均匀反射的脉络膜隆起（白星号），Bruch 膜和椭圆体带不规则（黄箭）并伴有外层视网膜萎缩（绿箭）

– 一组研究表明，与痣相比，小黑色素瘤患者的黄斑中心厚度增加，深层中央凹无血管区扩大[7]。

– 82% 的痣（图 67-5 和图 67-6）在 OCTA 上表现为高反射，而 17% 的病例在脉络膜毛细血管层表现为中等反射或低反射。这与脉络膜黑色素瘤相反，63% 的黑色素瘤呈现中等反射或低反射[8]。

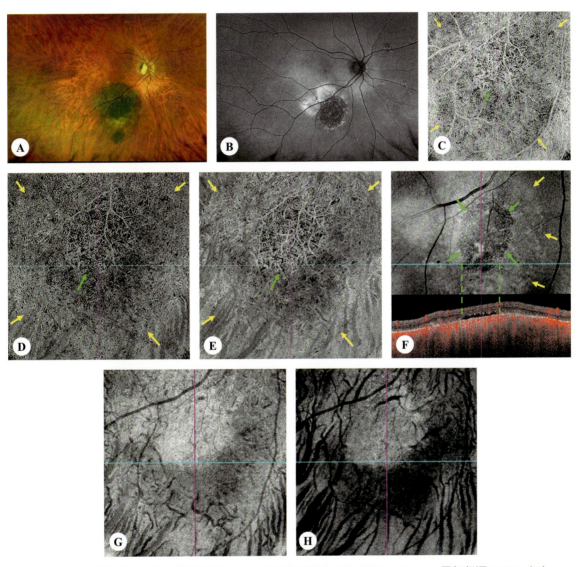

▲ 图 67-5　脉络膜痣的彩色眼底照相（**A**）、眼底自发荧光（**B**）和 **6mm×6mm** 层扫频源 OCTA（**C**），显示脉络膜痣（黄箭），中心呈轻度高反射（绿箭），外层视网膜至脉络膜毛细血管层（ORCC）的血管密度轻度降低。在脉络膜毛细血管（**D**）和更深的脉络膜（**E**）看到可疑血管减少（流空）。en-face OCTA（**F**）显示 ORCC 脉络膜痣呈高反射病变（黄箭），其内低反射（绿箭）对应于 **B** 扫描可见视网膜下积液，而在脉络膜毛细血管层（**G**）和更深层脉络膜（**H**），痣则是中等反射或高反射

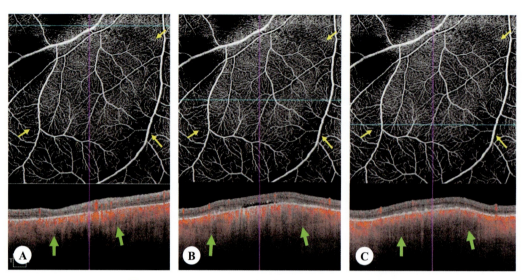

▲ 图 67-6　**6mm × 6mm 层扫频源 OCTA 的脉络膜痣图像**

脉络膜痣的边缘（黄箭）。水平线与下面的 OCTA B 扫描对应。痣的去相关信号表明，痣不影响脉络膜血管血流，但随着痣增厚（绿箭），血流有所减少

参考文献

[1] Naumann G, Yanoff M, Zimmerman LE. Histogenesis of malignant melanomas of the uvea. I: Histopathologic characteristics of nevi of the choroid and ciliary body. *Arch Ophthalmol*. 1966;76(6):784–796.

[2] Factors predictive of growth and treatment of small choroidal melanoma: COMS Report No. 5. The collaborative ocular melanoma study group. *Arch Ophthalmol*. 1997;115(12):1537–1544.

[3] Say EA, Shah SU, Ferenczy S, Shields CL. Optical coherence tomography of retinal and choroidal tumors. *J Ophthalmol*. 2012;2012:385058.

[4] Jonna G, Daniels AB. Enhanced depth imaging OCT of ultrasonographically flat choroidal nevi demonstrates 5 distinct patterns. *Ophthalmol Retina*. 2019;3(3):270–277.

[5] Torres VL, Brugnoni N, Kaiser PK, Singh AD. Optical coherence tomography enhanced depth imaging of choroidal tumors. *Am J Ophthalmol* 2011;151(4):586–593.e2.

[6] Ghassemi F, Mirshahi R, Fadakar K, Sabour S. Optical coherence tomography angiography in choroidal melanoma and nevus. *Clin Ophthalmol*. 2018;12:207–214.

[7] Valverde-Megias A, Say EA, Ferenczy SR, Shields CL. Differential macular features on optical coherence tomography angiography in eyes with choroidal nevus and melanoma. *Retina*. 2017;37(4):731–740.

[8] Toledo JJ, Asencio M, Garcia JR, et al. OCT angiography: imaging of choroidal and retinal tumors. *Ophthalmol Retina*. 2018;2(6):613–622.

第68章　先天性视网膜色素上皮肥大
Congenital Hypertrophy of the Retinal Pigment Epithelium

一、疾病特征

- 先天性视网膜色素上皮肥大（congenital hypertrophy of the retinal pigment epithelium，CHRPE）常单眼发病，通常无症状，眼底表现为孤立或群集的先天性错构瘤病灶，色素沉积部位光滑或呈扇形。病灶呈灰色或黑色，较大的病灶常伴"穿孔样"腔隙的色素萎缩灶。
- 多发弥漫性 CHRPE 样病变与 Gardner 综合征和 Turcot 综合征有关。

二、OCT 影像学特征

- CHRPE 在 OCT 中典型表现为病灶表面视网膜变薄和光感受器丢失，有研究报道其感受器视网膜厚度约为相邻正常视网膜厚度的 68%（图 68-1），可引起相应部位视野缺损。

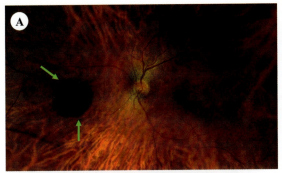

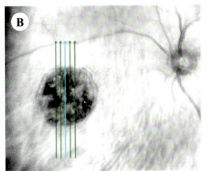

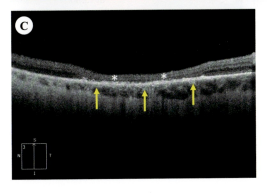

◀ 图 68-1　先天性视网膜色素上皮肥大（CHRPE）

A. 彩色眼底照相描绘了一名 44 岁患者的圆形 CHRPE 病灶（绿箭）；B. 近红外成像垂直扫描线穿过病灶；C. 视网膜色素上皮层的高反射性增厚（黄箭）伴上方视网膜变薄和光感受器丢失（白星号）

- 对于有色素沉着的 CHRPE，据研究报道其视网膜色素上皮（RPE）比邻近正常的 RPE 厚 52%。而无色素性 CHRPE 有腔隙，RPE 较薄，可透见其下脉络膜[1]。

- 腔隙在 CHRPE 中很常见，在 OCT 上表现为 RPE 缺失，导致光传输增加[2]。

三、OCTA 影像学特征

- CHRPE 在 OCTA 上视网膜脉络膜血管从正常到血管扭曲、紊乱无序都存在（图 68-2）[3, 4]。

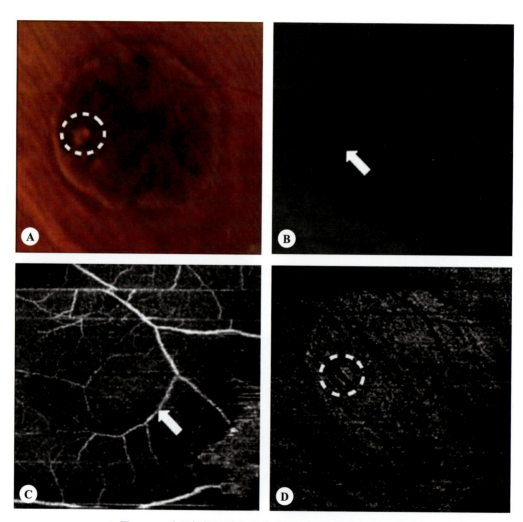

▲ 图 68-2　先天性视网膜色素上皮肥大（CHRPE）的 OCTA

A. 眼底图像显示 CHRPE 伴腔隙（圆形虚线）；B. 眼底自发荧光显示 CHRPE 区域的弱荧光和腔隙处相对强荧光（白箭）；C. OCTA 浅层图像显示 CHRPE 病变上方的视网膜血管正常，可见视网膜下支血管（白箭），存在运动伪影；D. OCTA 脉络膜层图像去除视网膜血管运动伪影后，腔隙边缘的反射率略有增加（虚线），可见少量脉络膜血流信号 ［经许可转载，引自 Shanmugam PM, Konana VK, Ramanjulu R, et al. Ocular coherence tomography angiography features of congenital hypertrophy of retinal pigment epithelium. *Indian J Ophthalmol.* 2019;67(4):563-566.］

参考文献

[1] Say EA, Shah SU, Ferenczy S, Shields CL. Optical coherence tomography of retinal and choroidal tumors. *J Ophthalmol*. 2012;2012:385058.

[2] Fung AT, Pellegrini M, Shields CL. Congenital hypertrophy of the retinal pigment epithelium: enhanced-depth imaging optical coherence tomography in 18 cases. *Ophthalmology*. 2014;121(1):251–256.

[3] Shanmugam PM, Konana VK, Ramanjulu R, et al. Ocular coherence tomography angiography features of congenital hypertrophy of retinal pigment epithelium. *Indian J Ophthalmol*. 2019;67(4):563–566.

[4] Toledo JJ, Asencio M, Garcia JR, et al. OCT angiography: imaging of choroidal and retinal tumors. *Ophthalmol Retina*. 2018;2(6):613–622.

第 69 章 脉络膜黑色素瘤
Choroidal Melanoma

一、疾病特征

- 脉络膜黑色素瘤是最常见的眼内原发性脉络膜肿瘤，在美国年发病率达到 5.2/100 万 [1]。
- 由脉络膜痣引起的恶性黑色素瘤转化发生率为 1/8000 [2]。

二、OCT 影像学特征

- 黑色素瘤的 OCT 显示脉络膜阴影、上方脉络膜毛细血管变薄 / 丢失、视网膜下积液、视网膜下脂褐素沉积、光感受器 "紊乱" 或缺失（图 69-1）[3]。
- OCT 不能诊断黑色素瘤，但有助于识别其是否具备高危因素，如眼底所见的橙色色素，在 OCT 上可表现为视网膜下积液和脂褐素沉积（图 69-2）。

三、OCTA 影像学特征

- OCTA 可能成为鉴别恶性黑色素瘤和良性脉络膜痣的有用工具。脉络膜黑色素瘤在脉络膜毛细血管层面主要表现为伴或不伴高反射光晕（图 69-3E）的等反射或低反射区（63%；$N=11$）（图 69-3）。而脉络膜痣则大多具有高反射性（82%；$N=55$）[4]。因此，与脉络膜痣的高反射血管丛对比（第 67 章 脉络膜痣）（图 69-4），脉络膜毛细血管层的低反射或环状高反射与恶性肿瘤风险增加相关（图 69-3E）。
- 一项研究提出与正常对侧眼相比，脉络膜黑色素瘤眼的黄斑中央厚度增加，中央凹深层无血管区扩大，毛细血管密度降低 [5]。此结论尚需要进一步的大规模试验验证。
- 脉络膜黑色素瘤经过近距离敷贴放射治疗或质子束治疗后，OCTA 可显示其毛细血管密度降低及血流空洞、微动脉瘤等改变，提示放射性视网膜病变的发展 [6]。

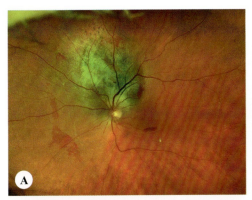
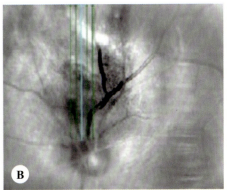
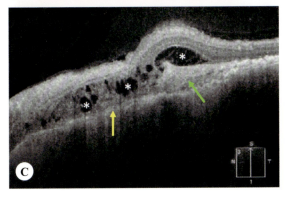

◀ 图 69-1　A. 彩色眼底照相见视盘旁脉络膜黑色素瘤伴视网膜下出血和视网膜下积液。B. 近红外成像。C. 脉络膜毛细血管层变薄 / 丢失伴上覆紊乱的光感受器和视网膜色素上皮（RPE）细胞（黄箭）。尽管在没有脉络膜新生血管（CNV）的情况下也可以看到继发于肿瘤的视网膜下 / 内积液，但视网膜下积液和视网膜内积液（白星号）可由 RPE 细胞功能障碍引起，提示可能存在 CNV（绿箭）

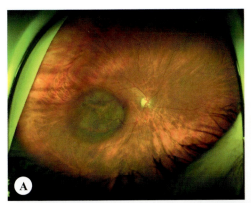
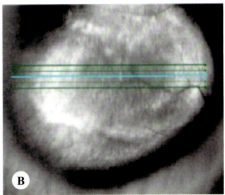
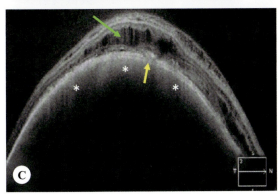

◀ 图 69-2　A. 彩色眼底照相见黄斑下脉络膜黑色素瘤。B. 肿瘤表面近红外成像。C. OCT 可见上覆脉络膜及脉络膜毛细血管层（白星号）压迫变薄伴后方脉络膜阴影，肿瘤上方视网膜劈裂（绿箭），光感受器紊乱伴视网膜下脂褐素沉积（黄箭）

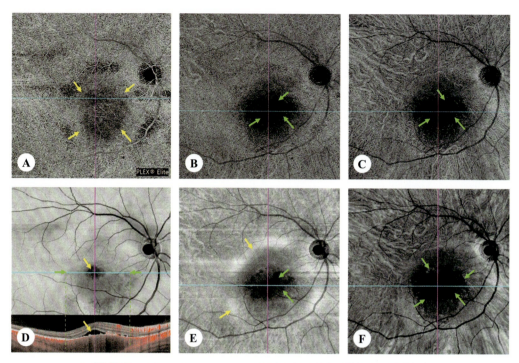

▲ 图 69-3　OCTA 12mm×12mm 图像可见黄斑下脉络膜黑色素瘤

A 至 C. 外层视网膜至脉络膜毛细血管（ORCC）呈现低反射，血管密度轻度降低，脉络膜毛
细血管层（B）和深层脉络膜（C）见低反射血管空洞（绿箭）。D. en-face OCTA 见 ORCC 显
示黑色素瘤的斑片状低反射区（绿箭对应于 OCTA B 扫描），其间伴有信号更低颜色更深的低
反射区，对应于 OCTA B 扫描所示视网膜下积液（黄箭）。E. 脉络膜毛细血管层见多个无灌注
信号"空洞"（绿箭），周围环绕以高反射环（黄箭）。F. 深层脉络膜 en-face OCTA 见低反射
区及其内多个无灌注信号"空洞"（绿箭）

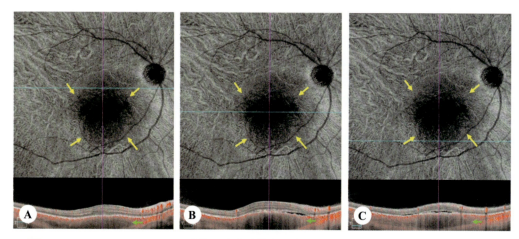

▲ 图 69-4　OCTA 12mm×12mm 图像、脉络膜黑色素瘤的低反射区（黄箭）。下方图像显示
黑色素瘤不同层次的对应血管流量，与脉络膜痣（第 67 章）相比，黑色素瘤血管流量（绿箭）
似乎有所减少

参考文献

[1] Aronow ME, Topham AK, Singh AD. Uveal melanoma: 5–year update on incidence, treatment, and survival (SEER 1973–2013). *Ocul Oncol Pathol*. 2018;4(3):145–151.

[2] Singh AD, Kalyani P, Topham A. Estimating the risk of malignant transformation of a choroidal nevus. *Ophthalmology*. 2005;112(10):1784–1789.

[3] Shields CL, Kaliki S, Rojanaporn D, et al. Enhanced depth imaging optical coherence tomography of small choroidal melanoma: comparison with choroidal nevus. *Arch Ophthalmol*. 2012;130(7):850–856.

[4] Toledo JJ, Asencio M, Garcia JR, et al. OCT angiography: imaging of choroidal and retinal tumors. *Ophthalmol Retina*. 2018;2(6):613–622.

[5] Valverde-Megias A, Say EA, Ferenczy SR, Shields CL. Differential macular features on optical coherence tomography angiography in eyes with choroidal nevus and melanoma. *Retina*. 2017;37(4):731–740.

[6] Sellam A, Coscas F, Lumbroso-Le Rouic L, et al. Optical coherence tomography angiography of macular features after proton beam radiotherapy for small choroidal melanoma. *Am J Ophthalmol*. 2017;181:12–19.

第70章 脉络膜血管瘤
Choroidal Hemangioma

一、疾病特征

- 脉络膜血管瘤表现为孤立或弥漫性脉络膜受累，孤立的血管瘤表现为后极部橘红色隆起的脉络膜病变，常伴有视网膜水肿、视网膜下积液和 RPE 纤维化[1]（图 70-1）。

- 与周围脉络膜相比，吲哚菁绿造影显示病灶区早期强荧光，晚期因"冲刷现象"呈现弱荧光表现。

- 为保持视力及防止顽固性新生血管形成，渗出性视网膜水肿或视网膜下积液需要治疗。

二、OCT 影像学特征

- 孤立和弥漫的血管瘤通常均表现为视网膜下积液（图 70-1C 绿箭）、视网膜水肿和光感受器丢失（图 70-1C 黄箭）[2]。

- 慢性顽固性视网膜下积液可继发光感受器丢失、视网膜劈裂和视网膜水肿[3]。

- OCT 显示伴有脉络膜大血管的肿瘤前表面呈现均匀强度的中低反射（图 70-1C 星号）[4]。

三、OCTA 影像学特征

- 外层视网膜至脉络膜毛细血管（outer retina to choriocapillaris，ORCC）的水平见脉络膜血管瘤存在高反射边缘（图 70-2A 和 B）。分支血管从血管瘤外缘向内呈轮辐状[5]。

- SS-OCTA 可以显示多个排列紊乱、迂曲扩张并异常沟通的浅层和深层脉络膜血管，这些血管的直径比正常相邻血管更为粗大（图 70-2C 和图 70-3）[6]。

- 广角 OCTA 可基于 OCTA 图中血流密度的降低情况提供治疗反馈[7]。

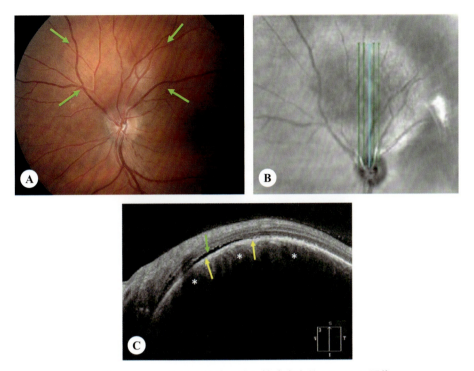

▲ 图 70-1　51 岁孤立性脉络膜血管瘤患者的 SD-OCT 图像

A. 注意视神经上方的橘红色实性隆起（绿箭）。B. 近红外成像。C. 可见肿瘤上方慢性视网膜下积液伴光感受器缺失和紊乱（黄箭），活动性的视网膜下积液及异常的视网膜色素上皮细胞（绿箭），脉络膜痣或黑色素瘤的表面通常呈现高反射，与之相比，脉络膜血管瘤则为中低反射[8]。脉络膜血管瘤内有粗大脉络膜血管（星号）

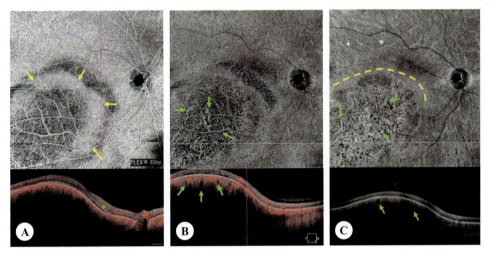

▲ 图 70-2　55 岁女性脉络膜血管瘤患者的右眼 SS-OCTA 12mm×12 mm 图像

A. 外层视网膜至脉络膜毛细血管（ORCC）的水平见脉络膜血管瘤边缘呈高反射（黄箭），其外周低反射"光晕"对应于视网膜下积液（绿星号）部位；B. 对应于下方 OCTA B 扫描，脉络膜显示多个扩张并相互连接的异常血管（绿箭），其直径比正常相邻脉络膜毛细血管更为粗大；C. 黄线对比了与正常脉络膜血管（白星号）相比粗大扩张的异常脉络膜血管（绿箭），下方相对应的高分辨率 OCT 显示粗大的脉络膜血管（绿箭）

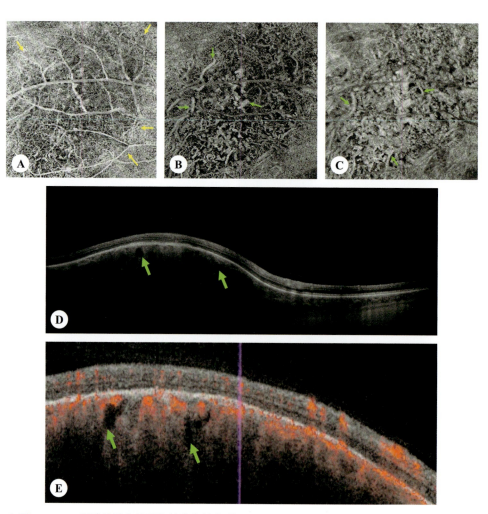

▲ 图 70–3 　 **55 岁脉络膜血管瘤女性患者的右眼 SS-OCTA 6mm×6mm 图像和 OCT、OCTA 图像**
A. 外层视网膜至脉络膜毛细血管（ORCC）水平见脉络膜血管瘤边界高反射（黄箭）；B 和 C. 脉络膜层面显示多个扩张相连的异常血管（绿箭），直径大于脉络膜毛细血管（B）和脉络膜血管（C）；D. 16mm 高分辨率（HD）OCT 显示大脉络膜血管（黑色空洞，绿箭）；E. OCTA B 扫描显示脉络膜大血管内低血流信号

参考文献

[1] Krohn J, Rishi P, Froystein T, Singh AD. Circumscribed choroidal haemangioma: clinical and topographical features. *Br J Ophthalmol*. 2019;103(10):1448–1452.

[2] Ramasubramanian A, Shields CL, Harmon SA, Shields JA. Autofluorescence of choroidal hemangioma in 34 consecutive eyes. *Retina*. 2010;30(1):16–22.

[3] Shields CL, Materin MA, Shields JA. Review of optical coherence tomography for intraocular tumors. *Curr Opin Ophthalmol*. 2005;16(3):141–154.

[4] Sayanagi K, Pelayes DE, Kaiser PK, Singh AD. 3D Spectral domain optical coherence tomography findings in choroidal tumors. *Eur J Ophthalmol*. 2011;21(3):271–275.

[5] Takkar B, Azad S, Shakrawal J, et al. Blood flow pattern in a choroidal hemangioma imaged on swept-source-optical coherence tomography angiography. *Indian J Ophthalmol*. 2017;65(11):1240–1242.

[6] Rojanaporn D, Kaliki S, Ferenczy SR, Shields CL. Enhanced depth imaging optical coherence tomography of circumscribed choroidal hemangioma in 10 consecutive cases. *Middle East Afr J Ophthalmol*. 2015;22(2):192–197.

[7] Sagar P, Shanmugam PM, Konana VK, et al. Optical coherence tomography angiography in assessment of response to therapy in retinal capillary hemangioblastoma and diffuse choroidal hemangioma. *Indian J Ophthalmol*. 2019;67(5): 701–703.

[8] Torres VL, Brugnoni N, Kaiser PK, Singh AD. Optical coherence tomography enhanced depth imaging of choroidal tumors. *Am J Ophthalmol*. 2011;151(4):586–593.e2.

第71章 视网膜毛细血管瘤
Retinal Capillary Hemangioblastoma

一、疾病特征

- 视网膜毛细血管瘤由一簇视网膜毛细血管内皮细胞组成，并伴有迂曲扩张的滋养动脉及回流静脉，虽然病变本身是良性的，但严重的视网膜下和视网膜内渗出会威胁视力。

二、OCT 影像学特征

- 累及全层视网膜的等反射到高反射血管团并伴有下方阴影。如果病灶活跃伴有渗漏，则可能出现视网膜下或视网膜内渗出（图 71-1）[1]。
- 外层视网膜萎缩 / 光感受器丢失可能发生在渗出吸收后，也可能与病变本身有关。
- OCT 可用于评估激光治疗后瘤体缩小程度。

三、OCTA 影像学特征

- OCTA 可显示视网膜血管异常，进而评估激光治疗后的治疗反应，急性变化包括血管收缩和血流中断；此外，OCTA 可对激光治疗后的血管衰退，以及内皮肿瘤体积缩小程度进行随访评估[1]。
- 目前 OCTA 对周边视网膜的成像能力有限，因此仅可用于评估后极部的肿瘤[2]。

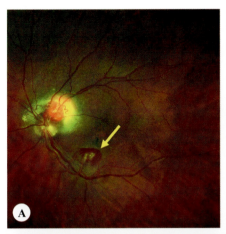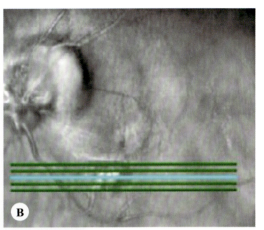

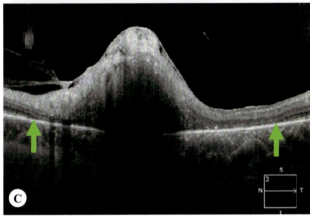

◀ 图 71-1　von-Hippel-Lindau 病患者的视网膜毛细血管瘤（RCH）图像

A. RCH 靠近视盘，位于颞下血管弓；B. RCH 上方去红水平线；C. 贯穿全层视网膜的血管团块（绿箭），并伴有下方阴影，血管瘤下方外节 / 光感受器破坏和丢失

参考文献

[1] Chou BW, Nesper PL, Jampol LM, Mirza RG. Solitary retinal hemangioblastoma findings in OCTA pre- and post-laser therapy. *Am J Ophthalmol Case Rep*. 2018;10:59–61.

[2] Sagar P, Rajesh R, Shanmugam M, et al. Comparison of optical coherence tomography angiography and fundus fluorescein angiography features of retinal capillary hemangioblastoma. *Indian J Ophthalmol*. 2018;66;872–876.

第72章　视网膜海绵状血管瘤
Retinal Cavernous Hemangioma

一、疾病特征

- 视网膜海绵状血管瘤表现为多发性暗紫红色，并经一条单独的静脉血管引流的囊状血管病变（图72-2A）。视网膜无渗出，以及瘤体无滋养动脉，有助于和视网膜毛细血管瘤鉴别。瘤体表面常见白色胶质纤维膜覆盖。

- 荧光血管造影（fluorescein angiography，FA）是一种有效的辅助检查方法，可见由血管囊样病变缓慢填充而导致的早期弱荧光和晚期的海绵状瘤体无渗漏充盈（图72-2D和E）。由于血细胞在重力作用下沉降，而血浆蛋白上浮，常可见"帽状荧光"[1]。

- 考虑到潜在的中枢神经系统（central nervous system，CNS）相关性，建议使用磁共振成像（magnetic resonance imaging，MRI）评估脑和脊髓部位的海绵状血管瘤。

二、OCT 影像学特征

- 视网膜海绵状血管瘤的典型表现是内层视网膜到外层之间有大量海绵状空洞，可向前突出到玻璃体腔（图72-1）。

- 由于血细胞下沉，在OCT上表现为，下方区域因血细胞下沉呈现低反射，上方因血浆蛋白上浮呈现"帽状"高反射区[1]。

三、OCTA 影像学特征

- 在OCTA上，可见静脉系统不规则的多叶囊状扩张（图72-1、图72-2B和C）。
- OCTA可清晰显示视网膜海绵状血管瘤中有一条引流瘤体内血流的静脉血管（图72-1和图72-2B黄箭）[2]。

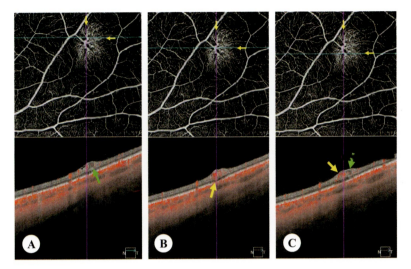

◀ 图 72-1 扫频源 OCTA 6mm×6mm 浅层视网膜显示不同横断面（黄箭、水平线）的视网膜海绵状血管瘤体。视网膜海绵状血管瘤区域与正常视网膜隔离，无相关性，分别呈低血流信号（低反射，绿箭）与强血流信号（黄箭）

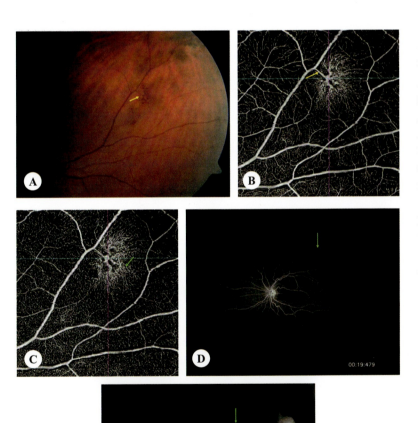

◀ 图 72-2 A. 视网膜海绵状血管瘤患者的彩色眼底照相；B. 浅层视网膜的扫频源 OCTA 显示了分支静脉（黄箭）及其引流的多发性高反射小叶状"葡萄样"海绵状病损；C. 深层视网膜突出显示高反射性海绵状病变和毛细血管与邻近小动脉的紧密连接（绿箭）；D. 眼底荧光血管造影在 19s 时没有显示病变；E. 在晚期（5∶41），视网膜海绵状血管瘤的部位可见强荧光

参考文献

[1] Lyu S, Zhang M, Wang RK, et al. Analysis of the characteristics of optical coherence tomography angiography for retinal cavernous hemangioma: a case report. *Medicine (Baltimore)*. 2018;97(7):e9940.

[2] Kalevar A, Patel KH, McDonald HR. Optical coherence tomography angiography of retinal cavernous hemangioma. *Retina*. 2017;37(5):e50–e51.

第 73 章　脉络膜转移癌
Choroidal Metastasis

一、疾病特征

- 有 2/3 的脉络膜转移癌患者存在已知的癌症史，男性最常见的原发癌为肺癌，女性为乳腺癌。在 34% 没有已知癌症史的患者中，肺癌是最常见的原发性癌症[1]。
- 最常见的表现为无色素性隆起的脉络膜肿物，以及上方的视网膜色素上皮（RPE）的改变（图 73-1）。

二、OCT 影像学特征

- 脉络膜转移瘤通常表现为深层脉络膜的低反射条带伴脉络膜上腔扩大（图 73-1C 黄箭）[2]，

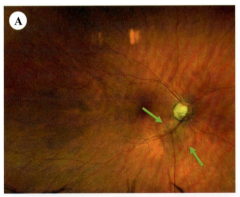

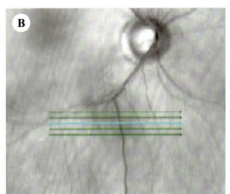

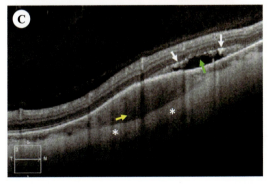

◀ 图 73-1　**A.** 肺神经内分泌癌并伴脉络膜转移癌患者的彩色眼底照相；**B.** 近红外成像见瘤体上方水平线；**C. OCT** 显示沿后极部脉络膜肿块（黄箭）有一条低反射带，以及清晰的巩膜前缘（星号），相邻区域可见视网膜下积液（绿箭）、椭圆体带（**EZ**）不规则和高反射视网膜下沉积物（白箭）

OCT 只能显示转移癌前端低反射区域，因此脉络膜肿块的实际厚度往往大于 OCT 显示的厚度（图 73-2A 和 B）。

- RPE 层常表现为增厚和脱离（图 73-1C、图 73-2B 和图 73-3），有研究报道转移癌出现视网膜下积液，伴高反射性视网膜下沉积（图 73-1C 白箭）[3]。

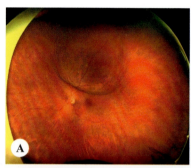
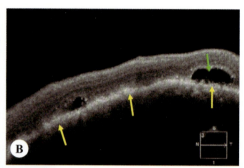

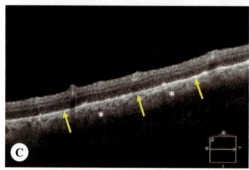

◀ 图 73-2　A. 腺样囊性癌伴脉络膜转移癌患者的彩色眼底照相；B. OCT 显示敷贴放射治疗术前的脉络膜肿物，伴有增厚的视网膜色素上皮（RPE）（黄箭）和浆液渗出（绿箭）；C. OCT 检查显示敷贴放射治疗后视网膜周边脉络膜肿块消退，局部恢复脉络膜毛细血管（星号），RPE 增厚和视网膜脱离改善（黄箭）

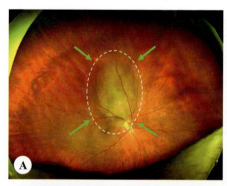
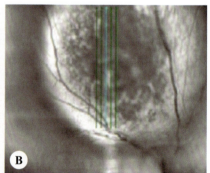

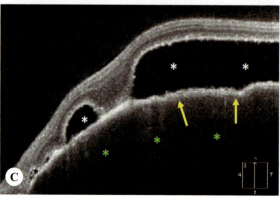

◀ 图 73-3　A. 非小细胞肺癌伴脉络膜转移癌患者的彩色眼底照相（用白色虚线和绿箭标出病灶）。B. 近红外成像；C. OCT 图像显示脉络膜肿块（绿星号）伴增厚的视网膜色素上皮（RPE）（黄箭）和视网膜下积液（白星号）

- OCT 在转移癌治疗中用以监测肿瘤大小（图 73-2B 和 C）。
- L51 线的增强深度扫描可显示肿瘤厚度，有助于评估转移癌对系统治疗的反应情况（图 73-4A）。

三、OCTA 影像学特征

- 在 OCTA 上，易见脉络膜转移癌的脉络膜毛细血管和脉络膜的流空暗区（图 73-4B 和 C）。
- B 扫描广角 OCTA 图像可显示转移癌前方受压的脉络膜毛细血管结构（图 73-4B）。

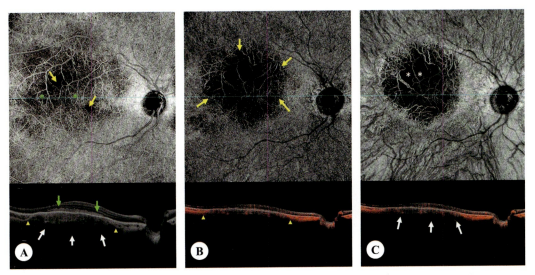

▲ 图 73-4　乳腺癌伴脉络膜转移癌患者的右眼扫频源 OCTA 的 12mm×12mm 图像

A. 外层视网膜至脉络膜毛细血管（ORCC）层显示脉络膜毛细血管层变薄（黄箭指示的深色空隙）伴有血流空隙（绿星号），OCT 图像显示转移癌向前压迫脉络膜和脉络膜毛细血管层（黄箭头），增强成像显示转移癌后缘（白箭）、转移癌上方的不规则外层视网膜和光感受器（绿箭）；B. 转移癌压迫的脉络膜毛细血管层表现为明显的低反射空洞（黄箭），相应的 OCTA B 扫描图像（下图）突出显示了被转移癌压迫的脉络膜血管结构（黄箭）；C. 脉络膜转移癌部位显示最小脉络膜血管单元伴流空（白星号），OCT B 扫描显示低反射肿瘤对应巩膜的等反射前缘

参考文献

[1] Shields CL, Materin MA, Shields JA. Review of optical coherence tomography for intraocular tumors. *Curr Opin Ophthalmol*. 2005;16(3):141–154.

[2] Torres VL, Brugnoni N, Kaiser PK, Singh AD. Optical coherence tomography enhanced depth imaging of choroidal tumors. *Am J Ophthalmol*. 2011;151(4):586–593.e2.

[3] Natesh S, Chin KJ, Finger PT. Choroidal metastases fundus autofluorescence imaging: correlation to clinical, OCT, and fluorescein angiographic findings. *Ophthalmic Surg Lasers Imaging*. 2010;41(4):406–412.

第 74 章 玻璃体视网膜淋巴瘤
Vitreoretinal Lymphoma

一、疾病特征

- 玻璃体视网膜淋巴瘤（vitreoretinal lymphoma，VRL）是一种罕见的淋巴细胞性肿瘤，通常为结外的高分化弥漫性大 B 细胞淋巴瘤，可影响视网膜、玻璃体及视神经。

- VRL 通常与原发性中枢系统淋巴瘤（primary central nervous system lymphoma，PCNSL）相连续，占所有结外淋巴瘤的 1%～2%。

- 最初表现为眼内淋巴瘤患者超过 80% 发展为颅内受累[1]，此时，VRL 被称为"原发性"。

- 原发性玻璃体视网膜淋巴瘤（primary vitreoretinal lymphoma，PVRL）与原发性中枢系统淋巴瘤在老年人和免疫功能低下人群中最常见，其两者发病率在免疫功能正常患者中呈上升趋势。

- VRL 也可能来源于中枢神经系统之外，因其预后不同，VRL 应与原发性脉络膜淋巴瘤、葡萄膜转移癌和与系统性淋巴瘤相关的 VRL 相鉴别。

- VRL 经常伪装成双眼炎症性表现，这对眼科医生是一个独特的挑战，临床中 VRL 常被误诊为特发性葡萄膜炎并应用皮质类固醇治疗，延误并发的中枢神经系统（CNS）或其他系统性疾病的诊断和治疗，此外，玻璃体视网膜活检的假阴性率很高。

- 典型表现包括玻璃体细胞片状聚集、RPE 下的黄白色多灶性沉积及上覆 RPE 脱离。

二、OCT 影像学特征

- OCT 可以通过病灶发生部位区分 VRL 与脉络膜淋巴瘤，VRL 位于 Bruch 膜之前，脉络膜淋巴瘤位于 Bruch 膜下。

- OCT 显示 VRL 病变可以离散结节或融合的高反射带的形式累及视网膜的多个层次（图 74-1 和图 74-2 ）。

- PVRL 其他常见形态学特征包括 RPE 和 Bruch 膜之间 RPE 下高反射浸润、视网膜下高反射病灶，视网膜色素上皮不规则改变，内层视网膜高反射浸润和视网膜色素上皮波浪状变化（图 74-3 ）[2-5]。

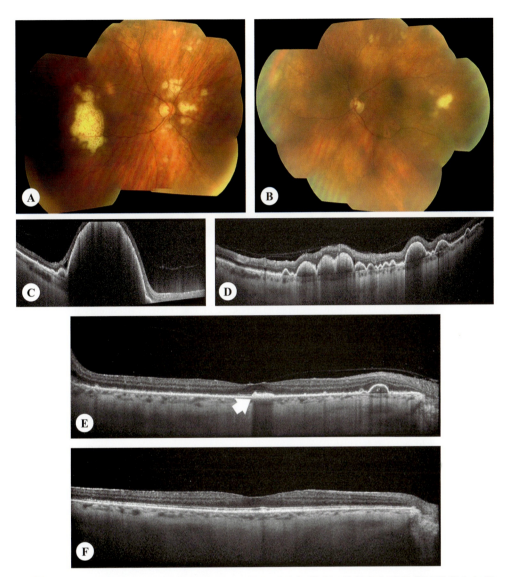

▲ 图 74-1　76 岁患者的彩色眼底照相和 OCT 见双眼角膜后沉着物和多发性奶油状黄白色视网膜下色素上皮（RPE）下病灶，表面有色素堆积（A 和 B）。OCT 示所有病变都在 Bruch 膜之前，大多数表现为 RPE 下（C 和 D）的丘陵样病变。此患者脑成像显示额叶肿块，活检提示弥漫性大 B 细胞淋巴瘤，黄斑中央凹下 RPE 层出现局灶性高反射病变，伴有阴影（E，白箭）；随后通过玻璃体腔注射甲氨蝶呤和利妥昔单抗有所缓解（F），最佳矫正视力（BCVA）从 20/100 OD 和 20/40 OS 提高到 20/25 OD 和 20/20 OS

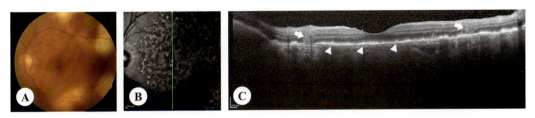

▲ 图 74-2　经玻璃体活检证实的玻璃体视网膜淋巴瘤的 71 岁患者的彩色眼底照相和 OCT。可见位于 Bruch 膜上方，视网膜色素上皮（RPE）下间隙隆起的乳白色病灶（A）；OCT 示局限性全层视网膜增厚的高反射区，视网膜结构不清（白箭），黄斑区 RPE 层（白箭头）见多灶性团块状高反射（C），与红外反射成像（B）中的网状病变相对应

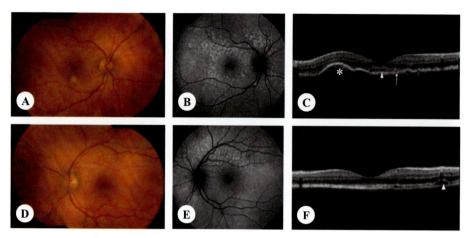

▲ 图 74-3　双侧原发性玻璃体视网膜淋巴瘤患者的多模态成像

A 和 D. 彩色眼底照相示弥漫性、多灶性、淡黄色视网膜下浸润；B 和 E. 眼底自发荧光示弥漫性自发性强荧光；C 和 F. OCT 突出显示视网膜下浸润（箭头）和视网膜色素上皮（RPE）下浸润（星号），伴外层视网膜局灶性高反射（箭）（图片由 Shields and Shields MD PC 提供）

- 内层视网膜和视网膜色素上皮之间可见垂直的高反射病灶。

- 有时可见视网膜层间及视网膜下积液。

- OCT 通常可见玻璃体后部的弥漫性高反射病灶，代表玻璃体中的淋巴瘤细胞聚集，检查前部玻璃体时常见细胞聚集成片。

- 外层视网膜或视网膜下病变消退后，OCT 表现为局灶性 RPE 萎缩（图 74-4）。VRL 病变可自发消退后出现在其他部位或在治疗后消失[7-9]。

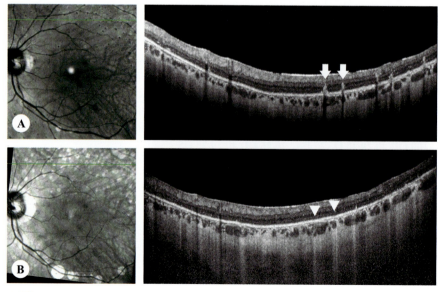

▲ 图 74-4　59 岁免疫功能正常患者的 OCT 示轻度玻璃体炎和大量点状外层视网膜病变（A，白箭）。脑成像显示累及胼胝体和中脑的中枢神经系统淋巴瘤，全身系统性和局部玻璃体腔化疗后，外层视网膜病变消退，残留局灶性视网膜色素上皮（RPE）萎缩，在红外反射成像和 OCT 显示为局灶性高反射（B，白箭头）

- 既往文献报道，复发性 VRL 往往显示非典型 OCT 表现，包括局灶性圆形视网膜内病变，以及从视网膜表面向玻璃体腔的绒毛状突起（图 74-3）[6]。

三、OCTA 影像学特征

- OCTA 上 VRL 的诊断特征仍在研究中，不同患者中征象差异很大。
- 由于 VRL 伴有相关的玻璃体炎症，以及视网膜病变，OCTA 上可能会出现伪影。
- 与某些视网膜或脉络膜恶性肿瘤不同，OCTA 无典型的 VRL 病变，例如明显的供体血管或固有血管系统。

参考文献

[1] Chan CC, Sen HN. Current concepts in diagnosing and managing primary vitreoretinal (intraocular) lymphoma. *Discov Med*. 2013;15(81):93–100.

[2] Shiels MS, Pfeiffer RM, Besson C, et al. Trends in primary central nervous system lymphoma incidence and survival in the US. *Br J Haematol*. 2016;174(3):417–424.

[3] Enblad G, Martinsson G, Baecklund E, et al. Population-based experience on primary central nervous system lymphoma 2000–2012: the incidence is increasing. *Acta Oncol*. 2017;56(4):599–607.

[4] Barry RJ, Tasiopoulou A, Murray PI, et al. Characteristic optical coherence tomography findings in patients with primary vitreoretinal lymphoma: a novel aid to early diagnosis. *Br J Ophthalmol*. 2018;102(10):1362–1366.

[5] Liu TY, Ibrahim M, Bittencourt M, Sepah YJ, Do DV, Nguyen QD. Retinal optical coherence tomography manifestations of intraocular lymphoma. *J Ophthalmic Inflamm Infect*. 2012;2(4):215–218.

[6] Saito T, Ohguro N, Iwahashi C, Hashida N. Optical coherence tomography manifestations of primary vitreoretinal lymphoma. *Graefes archive Clin Exp Ophthalmol*. 2016;254(12):2319–2326.

[7] Davis JL. Intraocular lymphoma: a clinical perspective. *Eye (Lond)*. 2013;27(2):153–162.

[8] Deák GG, Goldstein DA, Zhou M, Fawzi AA, Jampol LM. Vertical hyperreflective lesions on optical coherence tomography in vitreoretinal lymphoma. *JAMA Ophthalmol*. 2019;137(2):194–198.

[9] Lavine JA, Singh AD, Sharma S, Baynes K, Lowder CY, Srivastava SK. Ultra-widefield multimodal imaging of primary vitreoretinal lymphoma. *Retina*. 2019;39(10):1861–1871.

第 75 章　视网膜母细胞瘤
Retinoblastoma

一、疾病特征

- 视网膜母细胞瘤是儿童眼部最常见的原发性恶性肿瘤，95% 的病例发生在年龄大于 5 岁的儿童。

- 使用间接眼底镜进行眼底检查明确诊断，典型的眼底表现为单个或多个穹顶状乳白色病灶，表面可见迂曲扩张的视网膜滋养血管，肿瘤内部钙化区呈白色斑点。

- 肿瘤生长类型可分为内生型和外生型。内生型的瘤体呈白色模糊团块，结节状向玻璃体腔生长；外生型肿瘤位于视网膜下，向深层视网膜生长，常伴有渗出性视网膜脱离。

- 典型 B 超回声图像多呈半球形，内部伴中到高回声，伴钙化引起的声影。

- 因其主要为儿童眼部疾病，在麻醉状态下进行眼部检查。

- 便携式 OCT（handheld optical coherence tomography OCT，HH-OCT）设备不要求患者注视标志物，克服了由于患者配合不佳和定位困难而产生的问题，因此可以方便地用于麻醉状态下检查儿童的眼底。

- 近年来，OCT 已成为重要的检查工具，用于检测"临床不可见"的病灶、检测是否存在微小的复发病灶、监测治疗反应和治疗效果，以及评估黄斑解剖结构，从而判断视觉预后。

二、OCT 影像学特征

- 视网膜母细胞瘤在 OCT 的特征性表现分为瘤体本身和种植方式。

- 肿瘤显示一个相对均匀的高反射穹顶状病变，起源于视网膜内、中、外三层，并伴有视网膜层间结构紊乱及偶发空洞样表现（图 75-1）。

- 部分病例肿瘤位于外层视网膜而内层视网膜结构正常，称为"视网膜覆盖"。

- 异质性与瘤体内部钙化率的百分比有关，高度钙化的肿瘤（如 Ⅰ 型和 Ⅲ 型回归）显示病灶内高反射区域，下方伴相应阴影。

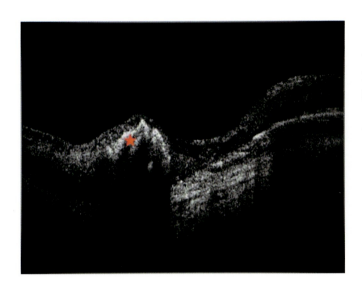

◀ 图 75-1　视网膜母细胞瘤的便携式谱域光学相干断层扫描（HH-SD-OCT）

HH-SD-OCT 显示异质性高反射穹顶状病变（标记为红五星号）累及内层和中层视网膜，下方阴影提示病灶内钙化，视网膜层间结构紊乱

- 视网膜母细胞瘤的空洞样变化显示视网膜母细胞瘤内的低反射腔。
- 肿瘤播散表现为高反射病灶及下方阴影。玻璃体腔播散（图 75-2）的诊断相对容易，而区分玻璃体后界膜下和视网膜下播散较为困难。

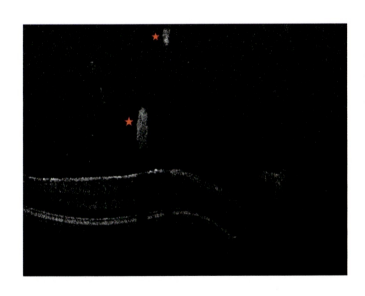

◀ 图 75-2　视网膜母细胞瘤患儿的便携式谱域光学相干断层扫描（HH-SD-OCT）

显示视网膜前播散。HH-SD-OCT 显示了玻璃体腔内 2 个高反射信号区（红五星号），下方阴影提示玻璃体内播散区部分钙化

- OCT 可清晰显示播散的部位位于玻璃体腔、玻璃体后界膜下或视网膜下（图 75-3），在必要时进行适当的监测和治疗。
- 小肿瘤（亚毫米级或临床上无法看到的）在眼底检查中难以识别。
- 肿瘤复发通常发生在既往退化的肿瘤边缘，在存在瘢痕、播散和钙化的情况下，细微的复发难以识别，OCT 有助于诊断和监测这些细微的缓慢生长的复发病灶。
- 黄斑部肿瘤由于其瘤体位于黄斑中央凹下，临床上很难确定黄斑中央凹的完整性，OCT 有助于识别完整的中央凹轮廓，从而判断预后视力。

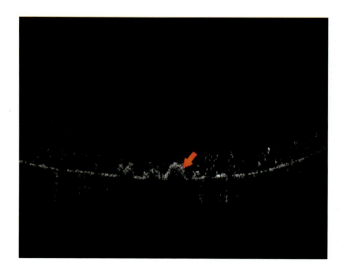

◀ 图 75-3　视网膜母细胞瘤患儿的便携式谱域光学相干断层扫描（HH-SD-OCT）
显示视网膜下播散，HH-SD-OCT 显示视网膜下肿瘤播散形成多个高反射沉积灶（红箭）

- OCT 可以显示治疗后病灶体积缩小，瘤体同质性增加。
- 在动脉内化疗的时代，动脉内化疗会导致脉络膜变薄，因此 OCT 的增强深部成像模式（EDI 模式）在测量脉络膜厚度方面很有价值。

三、OCTA 影像学特征

- 目前在临床上尚未应用 OCTA 进行视网膜母细胞瘤的诊断及治疗评估。
- 随着研究进展，OCTA 可协助理解视网膜血流灌注与肿瘤动态发展的可能相关性。

参考文献

[1] Broaddus E, Topham A, Singh AD. Incidence of retinoblastoma in the USA:1975–2004. *Br J Ophthalmol*. 2009;93(1): 21–23.

[2] Shields CL, Shields JA..Basic understanding of current classification and management of retinoblastoma. *Curr Opin Ophthalmol*. 2006;17(3):228–234.

[3] Maldonado RS, Izatt JA, Sarin N, et al. Optimizing hand-held spectral domain optical coherence tomography imaging for neonates, infants, and children. *Invest Ophthalmol Vis Sci*. 2010;51:2678–2685.

[4] Shields CL, Manalac J, Das C, Saktanasate J, Shields JA. Review of spectral domain-enhanced depth imaging optical coherence tomography of tumors of the retina and retinal pigment epithelium in children and adults. *Indian J Ophthalmol*. 2015;63(2):128–132.

[5] Shields CL, Pellegrini M, Ferenczy SR, et al. Enhanced depth imaging optical coherence tomography of intraocular tumors: from placid to seasick to rock and rolling topography--the 2013 Francesco Orzalesi Lecture. *Retina*. 2014;34(8):1495–1512.

[6] Ellsworth RM. The practical management of retinoblastoma. *Trans Am Ophthalmol Soc* 1969;67:462–534.

[7] Munier FL. Classification and management of seeds in retinoblastoma. Ellsworth lecture ghent August 24th 2013. *Ophthalmic Genet*. 2014;35(4):193–207.

[8] Seider MI, Grewal DS, Mruthyunjaya P. Portable optical coherence tomography detection or confirmation of ophthalmoscopically invisible or indeterminate active retinoblastoma. *Ophthalmic Surg Lasers Imaging Retina.* 2016;47(10):965–968.

[9] Berry JL, Cobrinik D, Kim JW. Detection and intraretinal localization of an "invisible" retinoblastoma using optical coherence tomography. *Ocul Oncol Pathol.* 2015;2(3):148–152.

[10] Park K, Sioufi K, Shields CL. Clinically invisible retinoblastoma recurrence in an infant. *Retina Cases Brief Rep.* 2019;13(2):108–110.

[11] Samara WA, Pointdujour-Lim R, Say EA, Shields CL. Foveal microanatomy documented by SD-OCT following treatment of advanced retinoblastoma. *J AAPOS.* 2015;19(4):368–372.

[12] Maidana DE, Pellegrini M, Shields JA, Shields CL. Choroidal thickness after intraarterial chemotherapy for retinoblastoma. *Retina.* 2014;34:2103–2109.

[13] Sioufi K, Say EAT, Ferenczy SC, Leahey AM, Shields CL. Optical coherence tomography angiography findings of deep capillary plexus microischemia after intravenous chemotherapy for retinoblastoma. *Retina.* 2019;39(2):371–378.

第76章 脉络膜骨瘤
Choroidal Osteoma

一、疾病特征

- 脉络膜骨瘤（choroidal osteoma，CO）是一种罕见的良性脉络膜肿瘤，主要由成熟骨组织构成。

- 多见于青年人，约75%的病例单眼发病[1]。

- 临床表现可为无症状或出现视物模糊、视物变形或暗点。

- 脉络膜骨瘤的发病机制尚不清楚。

- 视力预后不良与肿瘤生长、肿瘤脱钙（去钙化）和CNV有关[2]。长期规律的随访对检测疾病变化非常重要。

- CO在眼底镜检查中多表现为邻近视盘或视盘周围的深黄—白色或橘红—白色病灶，可能伴有瘤体表面RPE改变（图76-1A和图76-2A）。

- 肿瘤脱钙在眼底镜检查中可表现为变薄萎缩的灰色区域。

- B超对CO的诊断特异性高，瘤体呈高回声伴后方声影，呈现假性视神经的外观（图76-1C）。

- 荧光血管造影显示强荧光（CNV存在时出现泄漏），而吲哚菁绿血管造影显示弱荧光（图76-2B和图76-1B）。

二、OCT影像学特征

- SD-OCT成像显示脉络膜骨瘤钙化区上方视网膜结构完整，脱钙区域的内层视网膜结构完整，外层视网膜变薄或萎缩，以及光感受器丢失，因而视力下降（图76-1D）[3]。

- 在瘤体同时含有钙化区和脱钙区时，可见CO上方的视网膜结构发生急剧改变。

- 当骨瘤延伸至巩膜脉络膜交界处时，SD-OCT在后极部成像受限[4]。

- 增强深度扫描OCT（EDI-OCT）模式和扫频源OCT（SS-OCT）模式有助于显示瘤体内穹顶样或波浪状起伏的多层水平线，以及水平或垂直管样结构，代表板层骨结构和病变内血管[5]。

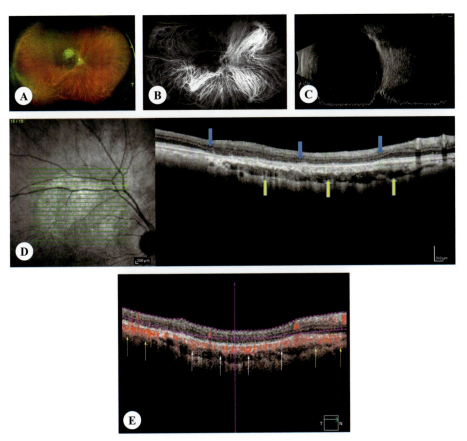

▲ 图 76-1　**A.** 56 岁无症状男性患者的彩色眼底照相，显示边界清晰黄白色肿物沿视盘环形分布，伴表面视网膜色素上皮（**RPE**）改变；**B.** 吲哚菁绿血管（**ICG**）造影显示脉络膜骨瘤（**CO**）呈现弱荧光表现；**C.** B 超显示瘤体高回声，伴有声影，证实了脉络膜骨瘤的诊断；**D.** SD-OCT 显示瘤体（黄箭）上方外层视网膜变薄，外核层塌陷，椭圆体带和外界膜缺失不连续（蓝箭），内层视网膜结构相对完好；**E.** OCTA 显示正常的脉络膜毛细血管（黄箭）和受 **CO** 压迫的脉络膜毛细血管层（白箭），这在具有血流叠加成像的 **B** 扫描模式图中最为明显

- EDI-OCT 和 SS-OCT 上的其他特点包括脉络膜毛细血管受压、有多个高反射点和层面的海绵状结构和巩膜脉络膜交界处透明化（图 76-2C）[6]。

- 局灶性脉络膜凹陷（图 76-2D）。

- 外层视网膜小管（ORT）在 OCT 中显示为分支管状结构，椭圆形低反射腔具有高反射性边界。研究发现，在 CNV 区全层视网膜和脱钙区域的上方视网膜都有大量 ORT[7]。

三、OCTA 影像学特征

- OCTA 显示脉络膜和视网膜深层毛细血管丛的毛细血管密度增加（图 76-1E）[8]。

- 荧光血管造影中病变本身与 CNV 都表现为强荧光，此时 OCTA 有助于 CNV 的诊断（图 76-2D 和 E）[9]。

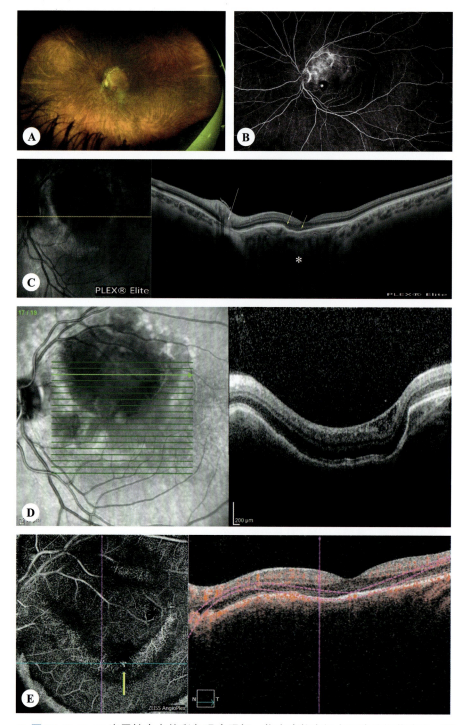

▲ 图 76-2　**A. 26** 岁男性患者的彩色眼底照相，临床症状为视力下降伴视物变形，眼底见橙色圆形的视盘旁病灶，瘤体下缘见局部视网膜下出血；**B.** 荧光血管造影（**FA**）显示典型的脉络膜新生血管呈现强荧光；**C.** 扫频源 OCT 显示位于黄斑中央凹下较厚的脉络膜骨瘤（星号），瘤体上方脉络膜毛细血管受压、脉络膜新生血管区域的视网膜色素上皮层隆起（白箭）和光感受器层断裂（黄箭）；**D. SD-OCT** 显示脉络膜凹陷；**E.** 受到分层伪影的限制，像本例这种脉络膜骨瘤伴脉络膜凹陷的患者，OCTA 图像信息有限，因为大多数骨瘤位于垂直轴之外，手动调节 OCTA 成像层次，将成像层面调至视网膜色素上皮层（横断面图像血流增加的对应位置），可以更清楚地显示异常的血管（箭）（**C** 图片由 **Dr. K. Balley Freund** 提供）

参 考 文 献

[1] Shields CL, Shields JA, Augsburger JJ. Choroidal osteoma. *Surv Ophthalmol*. 1988;33:17–27.

[2] Shields CL, Sun H, Demirci H, Shields JA. Factors predictive of tumor growth, tumor decalcification, choroidal neovascularization, and visual outcome in 74 eyes with choroidal osteoma. *Arch Ophthalmol*. 2005;123:1658–1666.

[3] Shields CL, Perez B, Materin MA, Mehta S, Shields JA. Optical coherence tomography of choroidal osteoma in 22 cases: evidence for photoreceptor atrophy over the decalcified portion of the tumor. *Ophthalmology*. 2007;114:e53–e58.

[4] Freton A, Finger PT. Spectral domain-optical coherence tomography analysis of choroidal osteoma. *Br J Ophthalmol*. 2012;96:224–228.

[5] Shields CL, Arepalli S, Atalay HT, Ferenczy SR, Fulco E, Shields JA. Choroidal osteoma shows bone lamella and vascular channels on enhanced depth imaging optical coherence tomography in 15 eyes. *Retina*. 2015;35:750–757.

[6] Pellegrini M, Invernizzi A, Giani A, Staurenghi G. Enhanced depth imaging optical coherence tomography features of choroidal osteoma. *Retina*. 2014;34:958–963.

[7] Xuan Y, Zhang Y, Wang M, et al. Multimodal fundus imaging of outer retinal tubulations in choroidal osteoma patients. *Retina*. 2018;38:49–59.

[8] Cennamo G, Romano MR, Breve MA, et al. Evaluation of choroidal tumors with optical coherence tomography: enhanced depth imaging and OCT-angiography features. *Eye (Lond)*. 2017;31:906–915.

[9] Szelog JT, Filho MAB, Lally DR, de Carlo TE, Duker JS. Optical coherence tomography angiography for detecting choroidal neovascularization secondary to choroidal osteoma. *Ophthalmic Surg Lasers Imaging Retina*. 2016;47:69–72.

第 77 章 巩膜脉络膜钙化
Sclerochoroidal Calcification

一、疾病特征

- 该病通常无症状，在常规眼科检查中被发现。

- 该病表现为双眼巩膜内良性无细胞结构非结晶的钙沉积。

- 眼底检查多呈现为边界不清的黄白色病灶，最常见于视网膜血管弓区域（图 77-1）。

- 巩膜钙化后会压迫脉络膜，而导致视网膜色素上皮（RPE），以及其表面的视网膜组织萎缩，而引发脉络膜新生血管膜（choroidal neovascular membranes，CNVM）较为罕见[1, 2]。

- 荧光血管造影晚期病灶呈强荧光着染。

- B 超显示为高回声伴有明显声影（图 77-1）。

- 该病通常与年龄相关，多见于中老年人。

- 该病与甲状旁腺功能亢进症和假性甲状旁腺功能亢进症有关[3]。

- 与脉络膜骨瘤的鉴别：该病多为双眼发病（85%），发病年龄较大（平均年龄 78 岁），病灶常见于颞侧血管弓而非视盘旁，男女发生率相同，表现为多灶性病变[4]。

- 对于巩膜脉络膜钙化患者应检查血清维生素 D 及血清钙、镁电解质水平，以进一步评估机体钙的代谢功能。

- 治疗方法包括纠正钙代谢紊乱，以及治疗 CNVM（罕见）。

- 有病例报告发现钙沉积物可通过脉络膜和视网膜进入玻璃体，而引起"继发性玻璃体星状变性"[5]。

二、OCT 影像学特征

- OCT 显示巩膜钙化沉积病灶导致压迫性脉络膜变薄（图 77-1 和图 77-2 黄箭）。

- 钙化的大小会导致病变的顶端或侧面的 RPE 和椭圆体带破裂和变薄，病灶后部低反射[6]。

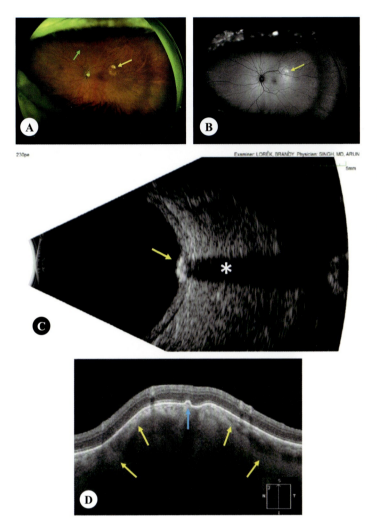

◀ 图 77-1　69 岁双眼巩膜脉络膜钙化患者的 OCT 图像

A. 眼底照相，沿着颞上血管弓有一个较大的巩膜脉络膜钙化病灶（黄箭），在 12 点方向中周部有一个较小的巩膜脉络膜钙化病灶（绿箭）；B. 自发荧光，钙化病灶可产生弱的自发荧光（黄箭）；C. B 超显示钙化病变部位呈强回声（黄箭），病灶后部声影（星号）；D. 巩膜钙化压迫脉络膜使其变薄（黄箭），导致视网膜色素上皮异常，并伴有局部椭圆体带断裂（蓝箭）

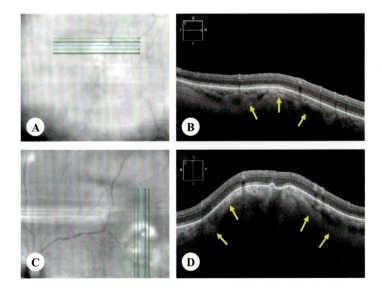

◀ 图 77-2　利用 OCT 扫描观察比较同一患者眼底两个不同大小的巩膜脉络膜钙化病灶

A 和 C. 在红外线探测下，病变呈高反射。B 和 D. 小的巩膜钙化病灶引起脉络膜轻度变薄（B 黄箭），视网膜色素上皮（RPE）和椭圆体带正常；而较大的巩膜钙化会导致明显的脉络膜萎缩变薄（D 黄箭），RPE 和外层视网膜异常

参考文献

[1] Wong S, Zakov ZN, Albert DM. Scleral and choroidal calcifications in a patient with pseudohypoparathyroidism. *Br J Ophthalmol*. 1979;63(3):177–180.

[2] Jensen OA. Ouclar calcifications in primary hyper-parathyroidism. Histochemical and ultrastructural study of a case: Comparison with ocular calcifications in idiopathic hypercalcaemia of infancy and in renal failure. *Acta Ophthalmol*. 1975;53(2):173–186.

[3] Goldstein BG, Miller J. Metastatic calcification of the choroid in a patient with primary hyperparathyroidism. *Retina*. 1982;2(2):76–79.

[4] Choudhary MM, Singh AD. Asteroid opactities in sclerochoroidal calcification. *Lat Am J Ophthalmol*. 2019;1(1):5–7.

[5] Schachat AP, Robertson DM, Mieler WF, et al. Sclerochoroidal calcification. *Arch Ophthalmol*. 1992;110(2):196–199.

[6] Hasanreisoglu M, Saktanasate J, Shields PW, Shields CL. Classification of sclerochoroidal calcification based on enhanced depth imaging opitcal coherence tomography "mountain-like" featuers. *Retina*. 2015;35(7):1407–1414.

第78章 视网膜和视网膜色素上皮联合错构瘤
Combined Hamartoma of the Retina and Retinal Pigment Epithelium

一、疾病特征

- 视网膜和视网膜色素上皮联合错构瘤（combined hamartoma of the retina and retinal pigment epithelium，CHRRPE）是一种罕见的眼内良性肿瘤，具有多种临床特征，于 1973 年由 Gass 首次报道。

- 该病变由黑色素细胞、胶质细胞及血管组织 3 种成分构成。该疾病通常被认为是一种先天性、非遗传性疾病。

- CHRRPE 的病因尚不明确。通常认为该疾病独立存在，但也可能与 I 型或 II 型神经纤维瘤病有关。

- CHRRPE 的特征性表现为边界不清的灰色视网膜肿块，伴有血管迂曲扩张，以及数量不等的视网膜神经胶质增生和玻璃体牵引（图 78-1A）。

- 评估内容包括：视网膜受累程度（仅视网膜前受累，部分视网膜受累或全层视网膜和 RPE 受累）；靠近黄斑中央凹；牵引引起的视网膜劈裂和（或）神经上皮脱离的存在可以指导随访时间，以及是否需要手术干预。

- 经睫状体平坦部进行玻璃体手术并剥除前膜适用于视力丧失和（或）变形、黄斑受累、伴有视功能和解剖结构异常的神经上皮脱离的患者。

二、OCT 影像学特征

- OCT 可以帮助确定 CHRRPE 视网膜受累的深度。

- OCT 常见的特征表现包括：视网膜增厚、视网膜结构紊乱、视网膜前膜、视网膜皱褶、玻璃体视网膜粘连或牵拉，以及视网膜劈裂或囊腔所形成的视网膜内低反射空间（图 78-1 和图 78-2）。

- 视网膜前的 CHRRPE，其可能因牵引导致内层视网膜呈"锯齿状"褶皱。累及深层视网膜会使内层视网膜变形为"omega"（Ω）形状（图 78-1 和图 78-2）。

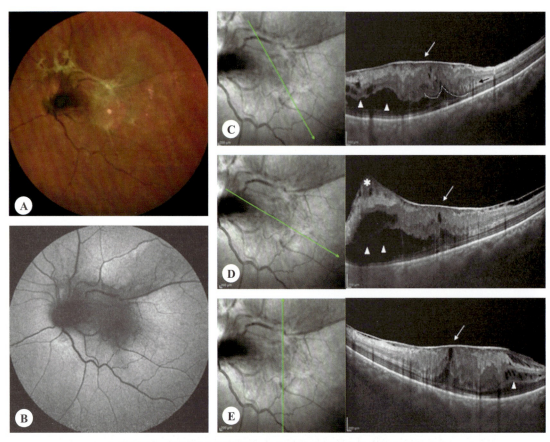

▲ 图 78-1　视网膜和视网膜色素上皮联合错构瘤患者的多模态成像

A. 彩色眼底照相显示一灰白色病变，累及黄斑和视盘，伴有上方广泛的视网膜前膜。B. 眼底自发荧光显示病变对应区域的自发荧光减弱。C 至 E. SD-OCT 可突出显示该种疾病的许多共同特征，包括视网膜增厚和褶皱、视网膜前膜（长箭）、玻璃体视网膜牵引（星号）、视网膜劈裂及囊腔形成的视网膜内低反射区域（箭头）。椭圆体带消失，牵拉黄斑中央凹处形成一个"omega"（Ω）标志

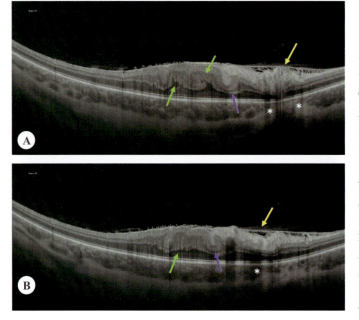

◀ 图 78-2　21 岁视网膜和视网膜色素上皮联合错构瘤患者的 EDI-OCT 扫描

在黄斑中央凹区域的两张相邻扫描的 OCT 图像（A 和 B）上，视网膜和视网膜色素上皮联合错构瘤表现为病变表面大量神经胶质组织（黄箭）引起的继发性视网膜牵拉使内层视网膜增厚，病变先累及内层视网膜并向外丛状层（OPL）进展，形成"锯齿状"外观（绿箭），病变延伸至更深层导致视网膜皱褶，形成"omega"（Ω）标志（紫箭）。视网膜色素上皮完整，未见脉络膜肿块（白星号）

- 通常与病灶相邻的视网膜平伏，结构正常，邻近病灶视网膜逐渐增厚。病灶边缘可见位于外层视网膜的三角形高反射改变，其后没有低反射的暗区（"鲨鱼齿征"）。
- OCT 可以观察到手术后因病变牵引导致的视网膜改变得到改善。
- 应用 OCT 扫描发现，与黄斑部病变相比，盘周病变更常出现全层视网膜受累，表现为椭圆体带和 RPE 破坏、视网膜内囊腔形成，以及发生脉络膜新生血管。

三、OCTA 影像学特征

- OCTA 上可以清晰地显示浅层和深层毛细血管丛内血管迂曲紊乱。中央凹无血管区变小或缺失是 OCTA 常见的表现（图 78-3 和图 78-4）。
- 浅层毛细血管丛（superficial capillary plexus，SCP）、深层毛细血管丛（deep capillary plexus，DCP）和脉络膜毛细血管层的血管密度降低。
- OCTA 可用于监测手术后可能发生的血管结构的改变。

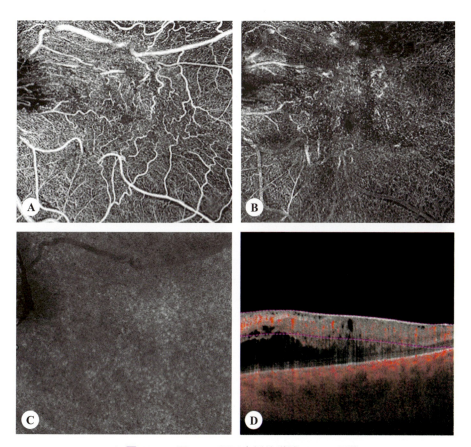

▲ 图 78-3　图 82-1 所示病例的谱域 OCTA 图像

A 和 B. 在浅层和深层毛细血管丛均可见血管迂曲和牵拉。中央凹无血管区（FAZ）几乎完全消失。C. 脉络膜毛细血管层没有显示出任何明显的改变。D. B 扫描显示存在血流信号

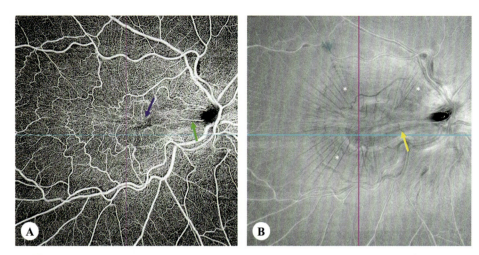

▲ 图 78-4　视网膜和视网膜色素上皮联合错构瘤的扫频源 OCTA 图像（12mm×12mm）

A. 内层视网膜 OCTA 图像显示中央凹颞侧血管迂曲，牵拉使得视神经到病变区的血管变直（绿箭）。中央凹无血管区缺失（紫箭）。B. 内层视网膜 en-face OCT 显示病变表面大量高反射物质（黄箭），从视神经向颞侧延伸，牵拉视网膜，360° 牵拉（白星号）

参考文献

[1] Gass JD. An unusual hamartoma of the pigment epithelium and retina simulating choroidal melanoma and retinoblastoma. *Trans Am Ophthalmol Soc*. 1973;71:171–183; discussions 184–175.

[2] Schachat AP, Shields JA, Fine SL, et al. Combined hamartomas of the retina and retinal pigment epithelium. *Ophthalmology*. 1984;91(12):1609–1615.

[3] Shields CL, Mashayekhi A, Dai VV, Materin MA, Shields JA. Optical coherence tomographic findings of combined hamartoma of the retina and retinal pigment epithelium in 11 patients. *Arch Ophthalmol*. 2005;123(12):1746–1750.

[4] Arepalli S, Pellegrini M, Ferenczy SR, Shields CL. Combined hamartoma of the retina and retinal pigment epithelium: findings on enhanced depth imaging optical coherence tomography in eight eyes. *Retina*. 2014;34(11):2202–2207.

[5] Kumar V, Chawla R, Tripathy K. Omega sign: a distinct optical coherence tomography finding in macular combined hamartoma of retina and retinal pigment epithelium. *Ophthalmic Surg Lasers Imaging Retina*. 2017;48(2):122–125.

[6] Arrigo A, Corbelli E, Aragona E, et al. Optical coherence tomography and optical coherence tomography angiography evaluation of combined hamartoma of the retina and retinal pigment epithelium. *Retina*. 2019;39(5):1009–1015.

[7] Gupta R, Fung AT, Lupidi M, et al. Peripapillary versus macular combined hamartoma of the retina and retinal pigment epithelium: imaging characteristics. *Am J Ophthalmol*. 2019;200:263–269.

[8] Scupola A, Grimaldi G, Sammarco MG, Sasso P, Marullo M, Blasi MA. Multimodal imaging evaluation of combined hamartoma of the retina and retinal pigment epithelium. *Eur J Ophthalmol*. 2020;30(3):555–599. doi:10.1177/1120672119831223.

[9] Sridhar J, Shahlaee A, Rahimy E, Hong B, Shields CL. Optical coherence tomography angiography of combined hamartoma of the retina and retinal pigment epithelium. *Retina*. 2016;36(7):e60–e62.

[10] Dedania VS, Ozgonul C, Zacks DN, Besirli CG. Novel classification system for combined hamartoma OF the retina and retinal pigment epithelium. *Retina*. 2018;38(1):12–19.

[11] Chawla R, Temkar S, Sagar P, Venkatesh P. An unusual case of congenital hypertrophy of retinal pigment epithelium with overlying hemorrhages. *Indian J Ophthalmol*. 2016;64(9):672–673.

第79章　视网膜星形细胞错构瘤和拟孤立性局限性视网膜星形细胞增生

Retinal Astrocytic Hamartoma and Presumed Solitary Circumscribed Retinal Astrocytic Proliferation

一、疾病特征

- 视网膜星形细胞错构瘤（retinal astrocytic hamartoma，RAH）和拟孤立性局限性视网膜星形细胞增生（presumed solitary circumscribed retinal astrocytic proliferation，PSCRAP）是源于视网膜神经胶质细胞的眼内肿瘤。

- RAH 是一种眼内良性肿瘤，由视网膜星形胶质细胞组成，伴有轻度毛细血管扩张。检眼镜下表现为浅层视网膜灰黄色肿块，可能伴有轻度玻璃体视网膜牵拉和数量不等的钙化（图 79–1）。钙化的瘤体内可见黄色、折光性的钙化颗粒[1, 2]。

- RAH 通常是先天性的，但也可以后天获得，与结节性硬化症（tuberous sclerosis complex，TSC）相关[1]。

- PSCRAP 在检眼镜下表现为边界清晰、圆形、隆起的黄白色视网膜肿块，视网膜血管模糊（图 79–4A）。病变最常见于赤道部之后[3]。

- PSCRAP 一般发生于既往无眼部损伤的眼中，与 TSC 无关，其发病机制尚不清楚[3]。

二、OCT 影像学特征

- RAH 在 OCT 上的常见表现包括：视网膜神经纤维层（retinal nerve fiber layer，RNFL）局限性增厚，呈高反射光带，逐渐过渡到相邻的正常视网膜，伴不同程度的视网膜结构紊乱、病变向内或向外隆起压迫中层和外层视网膜，并可伴有玻璃体视网膜粘连或牵拉（图 79–1C 和 D、图 79–2C 和图 79–3）。基于 OCT 中的表现，认为该肿瘤起源于 RNFL[2, 4–6]。

- 肿瘤内的钙化球形灶表现为光学空洞区，表现为典型的"虫蚀状"改变，通常出现在肿瘤深度的 1/3 处，可能与下方阴影相关（图 79–2）[5–7]。

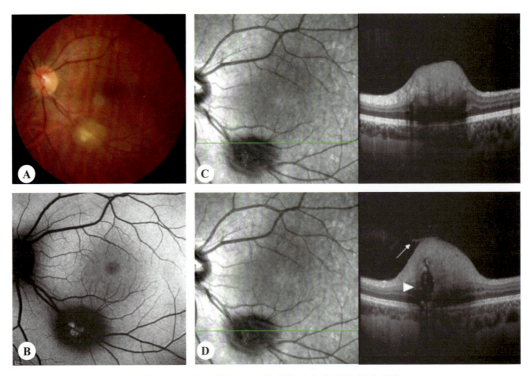

▲ 图 79-1 视网膜星形细胞错构瘤患者的多模态成像

A. 眼底照相显示颞下血管弓的黄色半透明病变。B. 眼底自发荧光显示肿瘤呈弱自发荧光，中心区域的强自发荧光对应于病灶内的钙化。C 和 D. SD-OCT 突出显示了病变的许多共同特征，包括神经纤维层的高反射增厚，伴向内和向外的弓形隆起，压迫中层和外层视网膜，轻度下方阴影和轻微的玻璃体视网膜粘连或牵拉（长箭）。钙化病变的扫描切面显示圆形空洞（箭头）

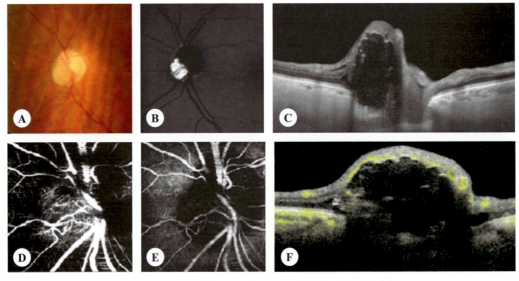

▲ 图 79-2 视网膜星形细胞错构瘤患者的多模态成像

A. 眼底照相显示一个小的黄色乳头状病变，伴有明显的钙化灶闪光。B. 眼底自发荧光显示由钙化导致的肿瘤强自发荧光。C. SD-OCT（垂直切面）显示"虫蚀"外观，由于广泛钙化病变几乎完全呈低反射。D 和 E. OCTA 显示浅层毛细血管层瘤体表面可见密集的不规则的毛细血管网，深层毛细血管层后方阴影。F. 相应的 B 扫描（水平切面）显示瘤体内浅表部位血流

- 研究提出了一种基于 SD-OCT 对 RAH 进行分类的方法。每种类型的 RAH 与 TSC 的全身表现相关联[7]。
- PSCRAP 在 OCT 上的典型表现为病变突然升高呈"雪球形"，表面光滑或稍欠规则，肿物压迫视网膜，视网膜神经纤维层之间边界清晰。肿块常表现为深层后方阴影（图79-4B）[4, 8]。
- 根据该病在 OCT 上的表现，有报道指出 PSCRAP 可能起源于深层视网膜或 RPE，而非视网膜星形细胞[4, 8, 9]。

三、OCTA 影像学特征

- 通过 OCTA 观察发现 RAH 的瘤体内在血管与浅层和深层毛细血管紊乱。由于遮蔽效应，在更深层次的扫描中（外层视网膜、脉络膜毛细血管层），病变呈暗区（图 79-2D 和 E）[10, 11]。
- PSCRAP 的 OCTA 扫描显示瘤体内缺乏血流信号，SCP 完整，肿物周围的视网膜血管网完整，而未见血流供应瘤体[9]。

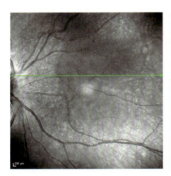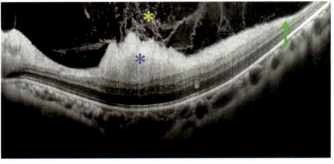

▲ 图 79-3　视网膜星形细胞错构瘤患者的 SD-OCT 图像，视网膜神经纤维层（蓝星号）局部高反射增厚，逐渐过渡到相邻的正常视网膜（绿箭），伴有玻璃体视网膜粘连 / 牵拉（黄星号）

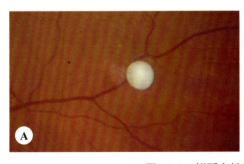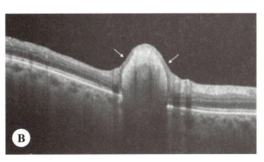

▲ 图 79-4　拟孤立性局限性视网膜星形细胞增生

A. 眼底照相可见视网膜一个"珍珠样"白色肿块，遮蔽视网膜血管。B. SD-OCT 展示了该病的典型表现：陡峭隆起、表面光滑、下方阴影。肿物压迫视网膜，肿物与网膜之间边界清晰（长箭）（图片由 Shields and Shields，MD，PC 提供）

参考文献

[1] Nyboer JH, Robertson DM, Gomez MR. Retinal lesions in tuberous sclerosis. *Arch Ophthalmol*. 1976;94(8):1277–1280.

[2] Say EA, Shah SU, Ferenczy S, Shields CL. Optical coherence tomography of retinal and choroidal tumors. *J Ophthalmology*. 2011;2011:385058.

[3] Shields JA, Bianciotto CG, Kivela T, Shields CL. Presumed solitary circumscribed retinal astrocytic proliferation: the 2010 Jonathan W. Wirtschafter Lecture. *Arch Ophthalmol*. 2011;129(9):1189–1194.

[4] Schwartz SG, Harbour JW. Spectral-domain optical coherence tomography of presumed solitary circumscribed retinal astrocytic proliferation versus astrocytic hamartoma. *Ophthalmic Surg Lasers Imaging Retina*. 2015;46(5):586–588.

[5] Shields CL, Benevides R, Materin MA, Shields JA. Optical coherence tomography of retinal astrocytic hamartoma in 15 cases. *Ophthalmology*. 2006;113(9):1553–1557.

[6] Shields CL, Say EAT, Fuller T, Arora S, Samara WA, Shields JA. Retinal astrocytic hamartoma arises in nerve fiber layer and shows "Moth-Eaten" optically empty spaces on optical coherence tomography. *Ophthalmology*. 2016;123(8): 1809–1816.

[7] Pichi F, Massaro D, Serafino M, et al. Retinal astrocytic hamartoma: optical coherence tomography classification and correlation with tuberous sclerosis complex. *Retina*. 2016;36(6):1199–1208.

[8] Shields CL, Roe R, Yannuzzi LA, Shields JA. Solitary circumscribed "pearl white" retinal mass (so-called retinal astrocytic proliferation) resides in deep retina or beneath retina: findings on multimodal imaging in 4 cases. *Retin Cases Brief Rep*. 2017;11(1):18–23.

[9] Goldberg RA, Raja KM. Presumed solitary circumscribed retinal astrocytic proliferation in the fovea with OCT angiography: a misnomer. *Ophthalmic Surg Lasers Imaging Retina*. 2018;49(3):212–214.

[10] Schwartz SG, Harbour JW. Multimodal imaging of astrocytic hamartomas associated with tuberous sclerosis. *Ophthalmic Surg Lasers Imaging Retina*. 2017;48(9):756–758.

[11] Despreaux R, Mrejen S, Quentel G, Cohen SY. En face optical coherence tomography (OCT) and OCT angiography findings in retinal astrocytic hamartomas. *Retin Cases Brief Rep*. 2017;11(4):373–379.

第八篇 眼外伤
Ocular Trauma

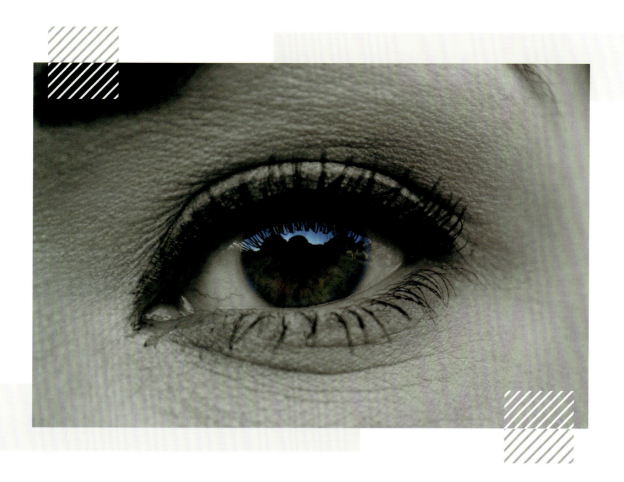

第 80 章 视网膜震荡
Commotio Retinae

一、疾病特征

- 视网膜震荡，累及后极部时也称为 Berlin 水肿，是指继发于钝挫性眼外伤的一过性视网膜水肿（图 80-1）[1]。

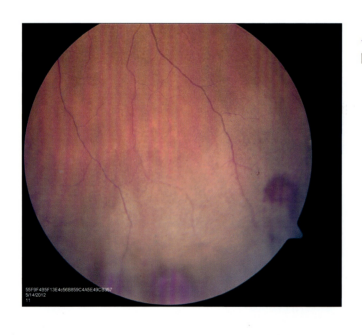

◀ 图 80-1 彩色眼底照相可见左眼周围视网膜震荡伴有视网膜内出血

- 若累及黄斑，可能会导致视物模糊和中心视力丧失。

- 视网膜震荡通常是自限性的疾病，除观察外，尚无推荐的疗法[2]。

- 受伤后视力通常在 4 周内恢复。但是若发生视网膜脱离、外伤性黄斑裂孔、视网膜劈裂、脉络膜破裂、永久性光感受器或 RPE 萎缩等并发症，则可能导致永久性的视觉后遗症[2]。

- OCT 可用于确诊该病、监测并评估可能导致视力受损的黄斑病变、识别并发症（如黄斑裂孔、脉络膜破裂）[3]。

二、OCT 影像学特征

- 视网膜震荡的主要形态特征是光感受器外节（OS）受损（图 80-2）。

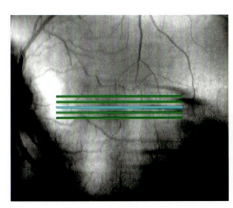
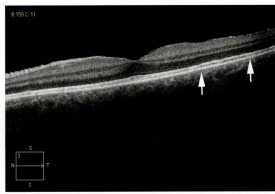

▲ 图 80-2　图 80-1 患眼的 en-face OCT 图像和 OCT B 扫描图像，可看到椭圆体带有轻度损坏，椭圆体带和视网膜色素上皮层之间的低反射裂隙增宽（白箭）

- 视网膜震荡在 OCT 上的典型特征是椭圆体带（EZ，也称为 IS/OS 层）断裂、EZ 呈高反射且 EZ 与 RPE 之间的低反射裂隙增宽。严重的视网膜震荡也可能出现 RPE 层断裂[4]。

- OCT 扫描可用于评估外层视网膜受损的严重程度。严重的视网膜震荡会损伤外界膜（ELM）、EZ 和 RPE，随着时间推移视力变差、视网膜结构也更加紊乱（图 80-3）[5]。

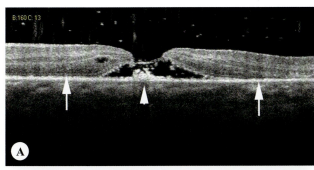
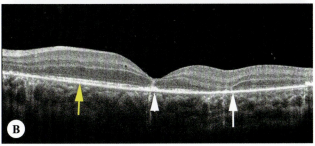

◀ 图 80-3　眼球钝挫伤后的 OCT B 扫描图像

A. 受伤当日，出现伴有明显局部组织缺损的"中央凹断裂"，表现为黄斑裂孔（箭头，内界膜层似乎未断裂），广泛的椭圆体带缺损（箭头），玻璃体中存在高反射点，可能是因为视网膜破裂、玻璃体积血；B. 伤后 2 周，黄斑裂孔自发闭合，中央凹下椭圆体带断裂但有所改善（箭头），鼻侧椭圆体带恢复（黄箭），一过性外层视网膜萎缩（白箭）

- 虽然被称为 Berlin 水肿，但视网膜震荡在 OCT 中并未显示出中央凹厚度和黄斑总体积有显著差异[4]。

三、OCTA 影像学特征

- 既往仅有少量文献报道了 OCTA 在视网膜震荡中的应用，未发现视网膜血管的变化或灌注受损（图 80-4）[6, 7]。

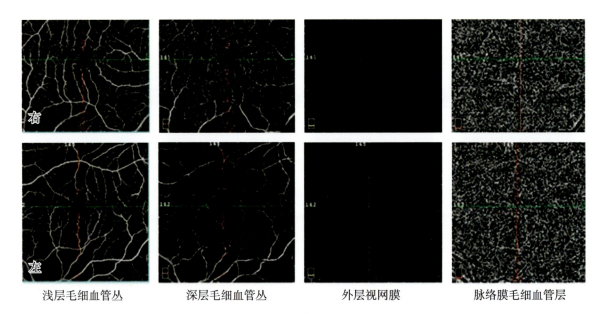

| 浅层毛细血管丛 | 深层毛细血管丛 | 外层视网膜 | 脉络膜毛细血管层 |

▲ 图 80-4　受外伤右眼（上）和正常左眼（下）的 OCTA 图像，浅层毛细血管丛、深层毛细血管丛、外层视网膜和脉络膜毛细血管层均显示出相似的微血管系统

经许可转载，引自 Mansour AM, Shields CL. Microvascular capillary plexus findings of commotio retinae on optical coherence tomography angiography. *Case Rep Ophthalmol*. 2018;9(3):473-478.

参 考 文 献

[1] Bradley JL, Shah SP, Manjunath V, Fujimoto JG, Duker JS, Reichel E. Ultra-high-resolution optical coherence tomographic findings in commotio retinae. *Arch Ophthalmol*. 2011;129(1):107-108. doi:10.1001/archophthalmol.2010.342.

[2] Maiya AS, Zalaki B, Jayaram R, Ravi P, Noonthana S. Commotio retinae: report of 4 consecutive cases. *IOSR J Dental Med Sci*. 2015;14(10):45-48. doi:10.9790/0853-141044548.

[3] Matri LE, Chebil A, Kort F, Bouraoui R, Largueche L, Mghaieth F. Optical coherence tomographic findings in Berlin's edema. *J Ophthalmic Vis Res*. 2010;5(2):127-129.

[4] Park JY, Nam WH, Kim SH, Jang SY, Ohn YH, Park TK. Evaluation of the central macula in commotio retinae not associated with other types of traumatic retinopathy. *Korean J Ophthalmol*. 2011;25(4):262-267. doi:10.3341/kjo.2011.25.4.262.

[5] Ahn SJ, Woo SJ, Kim KE, Jo DH, Ahn J, Park KH. Optical coherence tomography morphologic grading of macular

commotio retinae and its association with anatomic and visual outcomes. *Am J Ophthalmol*. 2013;156(5):994–1001. doi:10.1016/j.ajo.2013.06.023.

[6] Mansour AM, Shields CL. Microvascular capillary plexus findings of commotio retinae on optical coherence tomography angiography. *Case Rep Ophthalmol*. 2018;9(3):473–478. doi:10.1159/000494916.

[7] Wangsathaporn K, Tsui I. Commotio retinae resulting from rubber band injury in two girls. *Ophthalmic Surg Lasers Imaging Retina*. 2019;50(5):309–313. doi:10.3928/23258160–20190503–08.

第81章　远达性视网膜病变
Purtscher Retinopathy

一、疾病特征

- 远达性视网膜病变是一种罕见的继发于胸部或头颅挤压性外伤的视网膜病变。

- 类远达性视网膜病变指眼外组织器官遭受重大损伤或病变后在眼底引起相似的改变，如急性胰腺炎、长骨骨折、肾衰竭、自身免疫性疾病等。

- 通常双眼同时受累，但也可不对称或单眼发病。

- 其特征是在小动脉和小静脉之间呈发白的多角形斑（Purtscher 斑），在后极部尤其是视盘周围可见棉絮斑（CWS）和视网膜内出血（图 81-1A）。

- Purtscher 斑可多发，大小不一，通常见于浅表的内层视网膜，分布于黄斑和视盘周围。

- 与周围变白的视网膜相比，正常的中央凹呈现假樱桃红斑。

- 慢性症状通常包括视盘苍白、RPE 斑驳、视网膜变薄。

- 荧光血管造影中，远达性视网膜病变和类远达性视网膜病变的特点是可见视网膜毛细血管无灌注区域、小动脉闭塞、晚期视盘渗漏和缺血。

二、OCT 影像学特征

- 在 OCT 上棉絮斑和 Purtscher 斑表现为神经纤维层和神经节细胞层的高反射和增厚，其后呈低反射（图 81-1 和图 81-2）。

- 可通过 OCT 识别急性黄斑旁中心中层视网膜病变（内核层高反射条带），表明中层和深层毛细血管丛缺血（图 81-1 蓝箭）。

- 可存在伴有视网膜增厚的视网膜下积液和视网膜内积液。

- 慢性期，Purtshcer 斑和 CWS 可引起内层视网膜萎缩，这一发现对评估预后具有一定价值。

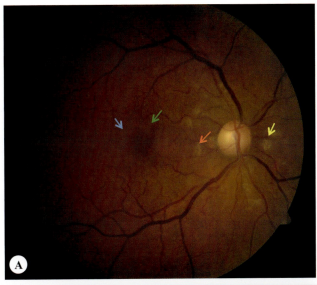

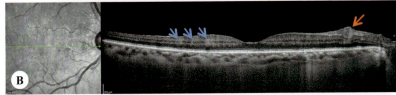

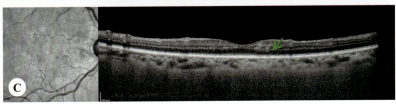

▲ 图 81-1　**A.** 亚急性期远达性视网膜病变患者的彩色眼底照相，蓝箭示急性黄斑旁中心中层视网膜病变，表现为视网膜轻度发白，病变在 OCT（**B**）中表现为中层视网膜高反射。彩色眼底照相上的红箭示棉絮斑，在 OCT 上表现为视网膜神经纤维层的高反射（**B**，红箭）。较大的白色多角形视网膜斑被称为 **Purtscher** 斑（黄箭）。**B** 和 **C. OCT** 图像上神经纤维层的高反射信号及其后部低反射为棉絮斑（红箭），在彩色眼底照相上对应视网膜变白的区域，内丛状层、内核层、外丛状层存在多发高反射灶（蓝箭和绿箭）

三、OCTA 影像学特征

- 棉絮斑和 Purtscher 斑通常在 OCTA 上对应的区域可观察到浅层和深层毛细血管丛中的有血液流空现象。

- 无灌注区的范围可能比临床所见的棉絮斑更大。

- 若血供重建则视功能可有改善。

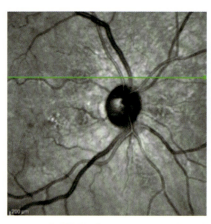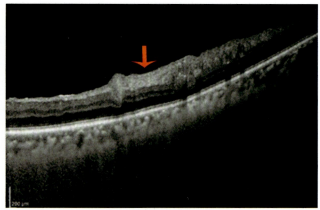

▲ 图 81-2　**Purtscher 斑在 OCT 图像上表现为视网膜神经纤维层高反射及增厚（红箭）**

参考文献

[1] Agrawal A, McKibbin M. Purtscher's retinopathy: epidemiology, clinical features and outcome. *Br J Ophthalmol Lond*. 2007;91(11):1456.

[2] Miguel AIM, Henriques F, Azevedo LFR, Loureiro AJR, Maberley DAL. Systematic review of Purtscher's and Purtscher-like retinopathies. *Eye Lond*. 2013;27(1):1–13.

[3] Gil P, Pires J, Costa E, Matos R, Cardoso MS, Mariano M. Purtscher retinopathy: to treat or not to treat? *Eur J Ophthalmol*. 2015;25(6):e112–e115.

[4] Hamoudi H, Nielsen MK, Sørensen TL. Optical coherence tomography angiography of Purtscher retinopathy after severe traffic accident in 16-year-old boy. *Case Rep Ophthalmol Med*. 2018;2018:4318354.

[5] Xiao W, He L, Mao Y, Yang H. Multimodal imaging in Purtscher retinopathy. *Retina*. 2018;38(7):e59–e60.

[6] Beckingsale AB, Rosenthal AR. Early fundus fluorescein angiographic findings and sequelae in traumatic retinopathy: case report. *Br J Ophthalmol*. 1983;67(2):119–123. doi:10.1136/bjo.67.2.119.

[7] Holak HM, Holak S. Prognostic factors for visual outcome in Purtscher retinopathy. *Surv Ophthalmol*. 2007;52(1):117–118; author reply 118–9. doi:10.1016/j.survophthal.2006.10.012.

[8] Gil P, Raimundo M, Marques JP, Póvoa J, Silva R. Optical coherence tomography angiography characterization of acute and late stage Purtscher retinopathy. *Eur J Ophthalmol*. 2018;28(4):NP1–NP6. doi:10.1177/1120672118769788.

[9] Santamaría Álvarez JF, Serret Camps A, Aguayo Alvarez J, García García O. Optic coherence tomography angiography follow-up in a case of Purtscher-like retinopathy due to atypical hemolytic uremic syndrome. *Eur J Ophthalmol*. 2019;30(3):NP14–NP17. doi:10.1177/1120672119833277s.

第 82 章　脉络膜破裂
Choroidal Rupture

一、疾病特征 [1]

- 脉络膜破裂主要由非穿透性眼球顿挫伤引起。

- 尽管脉络膜破裂可由创伤直接导致，但最常见于眼球前后压缩变形造成的间接脉络膜破裂。眼球的压缩变形使脉络膜受到水平方向切割力，从而导致脉络膜、Bruch 膜、视网膜色素上皮破裂。

- 眼底检查脉络膜破裂表现为黄 / 白色弧形视网膜下病变，急性期可伴有视网膜内或视网膜下出血。

- 最终的视力愈后取决于脉络膜破裂的部位、合并的损伤（如黄斑裂孔）、远期并发症（如形成 CNV）。

- 伤后视力较差、后极部的脉络膜破裂通常最终视力恢复差。

- 年龄较大、后极部的破裂伤，以及较长的破裂伤均为发生 CNV 的危险因素。

- OCT 通常用于确认 Bruch 膜是否破裂，同时可监测受伤部位是否有发生 CNV 的迹象。

- OCTA 也可用于识别 CNV，并观察治疗后的变化。

二、OCT 影像学特征

- OCT 可以帮助评估脉络膜破裂的范围、准确位置及严重程度（图 82-1 和图 82-2）。

- OCT 可观察到其他并发的视网膜受损情况，如黄斑全层裂孔和视网膜震荡（图 82-3）。

- OCT 也可观察到脉络膜破裂愈合过程中纤维血管和 RPE 增生的现象，通常表现为破裂部位出现新的高反射区域（图 82-2）[2]；而严重的组织损伤或脉络膜 /RPE 中断的部位不太可能出现愈合迹象 [3]。

- OCT 还可以监测远期并发症，如视网膜下纤维化和渗出性脉络膜新生血管膜（CNVM）的形成 [3]。

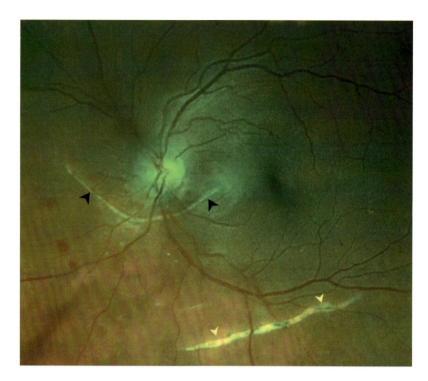

◀ **图 82-1 眼球钝挫伤后的眼底照相**

可看到典型的视神经下方弧线状破裂，向鼻侧和颞侧延伸至黄斑（黑箭头）。另一条脉络膜破裂线位于颞下血管弓下方，可看到脉络膜血管（白箭头）。破裂处的鼻侧通常可见与之关联的视网膜出血

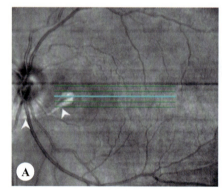 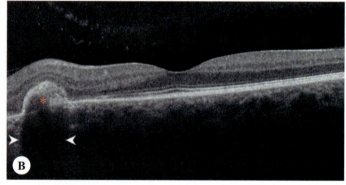

▲ **图 82-2 脉络膜破裂的 OCT 图像**

A. 图 82-1 同一患者的近红外成像，脉络膜破裂区呈低反射（白箭头）。B. OCT B 扫描显示鼻侧脉络膜破裂伴有外层视网膜破坏、内层视网膜向上移位（红星号）；病灶下方呈低反射暗影（白箭头）

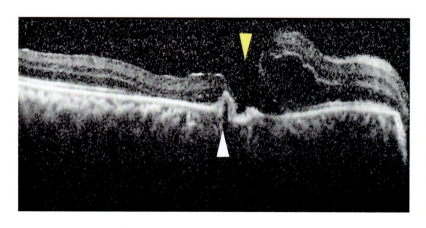

◀ **图 82-3 脉络膜破裂伴黄斑全层裂孔，OCT B 扫描显示中央凹下脉络膜破裂（白箭头）、黄斑全层裂孔（黄箭头）和颞侧外层视网膜萎缩**

三、OCTA 影像学特征

- OCTA 可用于识别脉络膜裂孔，表现为脉络膜毛细血管层内的低信号[4]。

- 黄斑区的脉络膜破裂发生 CNVM 的风险最高[3]。

- OCTA 可用于观察破裂部位是否出现 CNV。CNV 表现为边界清楚的高信号血管网（图 82-4）[4, 5]。

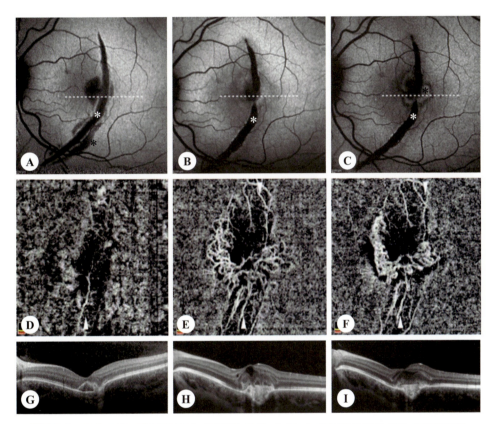

▲ 图 82-4　继发于脉络膜破裂的脉络膜新生血管（CNV）在贝伐单抗注射治疗后的变化

眼底自发荧光（A 至 C）、OCTA（3mm×3mm）（D 至 F）和 OCT（G 至 I）图像，治疗前（A、D 和 G），治疗后 6 个月时（B、E 和 H）和贝伐单抗治疗后 1 个月（C、F 和 I）。白色虚线为 OCT 扫描位置。A. 治疗前的眼底自发荧光显示脉络膜破裂区域呈线性弱荧光（白星号），被视网膜内和视网膜下出血包围，出血区域呈轻度弱荧光（黑星号）。B 和 C. 在连续的随访中，脉络膜破裂所在的新月形弱荧光区（白星号）持续存在，出血吸收（B），在线性弱荧光区域（白星号）的中央强荧光区（黑星号）可见 CNV（C）。D. 治疗前脉络膜破裂在 OCTA 上表现为严重的脉络膜毛细血管层缺损，并伴有浅层视网膜血管投影（白箭头）。E 和 F. 治疗后 6 个月，CNV 表现为与脉络膜破裂部位相对应的清晰错综血管网（白空心箭头，E），治疗后明显变小且边界清晰（白空心箭头，F），仍能看到浅层视网膜血管投影（白箭头，E 和 F）。G. 治疗前 OCT 扫描显示脉络膜破裂累及多层，即视网膜色素上皮、Bruch 膜和脉络膜毛细血管层。H. CNV 在 OCT 上典型表现为高反射并伴轻度视网膜内积液。I. 治疗后，视网膜内积液消退，中央凹下高反射物残留（经转载许可，引自 Preziosa C, Corvi F, Pellegrini M, et al. Optical coherence tomography angiography findings in a case of choroidal neovascularization secondary to traumatic choroidal rupture. *Retin Cases Brief Rep*. 2018;1-4. ）

参考文献

[1] Ament CS, Zacks DN, Lane AM, et al. Predictors of visual outcome and choroidal neovascular membrane formation after traumatic choroidal rupture. *Arch Ophthalmol*. 2006;124:957–966.

[2] Lavinsky D, Martins EN, Cardillo JA, Farah ME. Fundus autofluorescence in patients with blunt ocular trauma. *Acta Ophthalmol*. 2011;89:e89–e94.

[3] Shin JY, Chung B, Na YH, et al. Retinal pigment epithelium wound healing after traumatic choroidal rupture. *Acta Ophthalmol*. 2017;95(7):e582–e586.

[4] Lorusso M, Ferrari LM, Nikolopoulou E, Ferrari TM. Case report: optical coherence tomography angiography evolution of choroidal neovascular membrane in choroidal rupture managed by intravitreal bevacizumab. *Case Rep Ophthalmol Med*. 2019;2019:5241573. doi:10.1155/2019/5241573.

[5] Preziosa C, Corvi F, Pellegrini M, Bochicchio S, Rosar AP, Staurenghi G. Optical coherence tomography angiography findings in a case of choroidal neovascularization secondary to traumatic choroidal rupture. *Retin Cases Brief Rep*. 2018. doi:10.1097/ICB.0000000000000704.

第 83 章　弹伤性脉络膜视网膜炎
Chorioretinitis Sclopetaria

一、疾病特征

- 弹伤性脉络膜视网膜炎是指继发于高速射击性眼外伤（子弹射击伤多见）的脉络膜和视网膜破裂，但不累及巩膜。

- 这类损伤主要包括由子弹射击导致眼球变形的直接性损伤和子弹进入眼球时的冲击力量造成的间接性损伤[1]。

- 急性期患者眼底表现为脉络膜和视网膜片状出血（图 83-1）。伤后几周内出现全层脉络膜视网膜缺损伴白色纤维增生及周围色素改变[2]。极少数患者早期会出现视网膜脱离[3]。因为存在全层脉络膜和视网膜瘢痕，所以后期视网膜脱离很少见。

- 弹伤性脉络膜视网膜炎的荧光血管造影显示早期弱荧光，这是由于纤维增生和脉络膜视网膜组织局灶性损伤。后期病灶边缘和下方巩膜染色为强荧光。

- 在整个病变过程中吲哚菁绿荧光检查示病灶内缺乏脉络膜血流。

- 眼底自发荧光显示病变无自发荧光，这是因为脉络膜视网膜结构缺失所致。

- CT 扫描可能发现眶内异物和（或）骨组织缺损。

二、OCT 影像学特征

- OCT 可以显示与脉络膜视网膜破坏（图 83-1）和修复性胶质增生（图 83-2 和图 83-3）一致的全层高反射和紊乱[4]。

- 视力预后取决于中央凹下出血和胶质增生的程度（图 83-4）。

- 内层视网膜可出现局灶性水肿（图 83-3），但外层视网膜出现病变更为常见（图 83-2B、图 83-3 和图 83-4）。

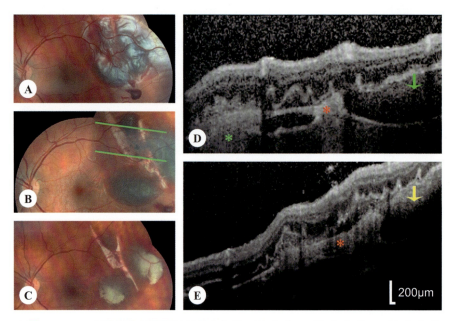

▲ 图 83-1　14 岁男性左侧眼眶被烟花击伤后 1 天（**A**）、8 天（**B**）和 22 天（**C**）的眼底照相，显示了视网膜前、视网膜内和视网膜下出血，以及颞侧脉络膜视网膜萎缩的演变过程。伤后 8 天的病变上、下部（绿箭）进行 SD-OCT（**D** 和 **E**），显示视网膜下纤维化（红星号）、脉络膜纤维化（绿星号）、视网膜下积液（绿箭）和视网膜下出血（黄箭）

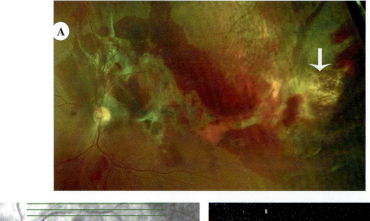

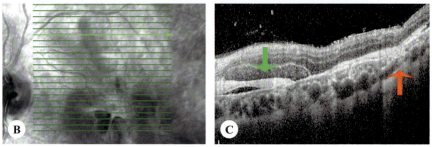

▲ 图 83-2　**A.** 22 岁女性左眼眶枪击伤后的眼底照相，显示黄斑颞侧脉络膜视网膜全层纤维化（白箭）。整个黄斑区的视网膜下、视网膜内和视网膜前出血都很明显，尤其是在颞上象限。**B** 和 **C. SD-OCT** 显示了与出血位置相对应的玻璃体混浊、相对完整的内层视网膜，以及轻度增厚的外核层。可见视网膜下积液、出血和纤维化（绿箭）；视网膜色素上皮（**RPE**）和内层脉络膜局部连续性中断，表现为透光性增加（红箭）

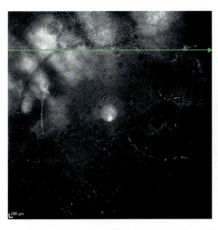
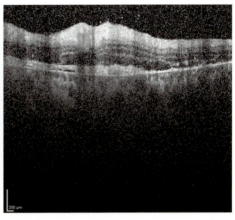

▲ 图 83-3　**23 岁男性左眼眶枪击伤后的 SD-OCT**，显示黄斑上方的高反射和视网膜神经纤维层增厚，外层视网膜板层中断，视网膜下纤维化

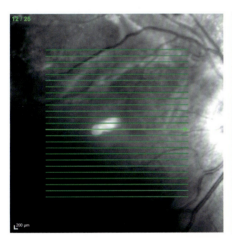
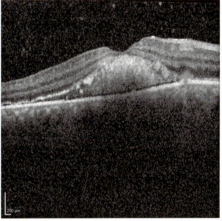

▲ 图 83-4　**22 岁男性的右眼上直肌复合体被金属刀片刺伤后的 SD-OCT**，可见右眼黄斑中央凹视网膜下出血

三、OCTA 影像学特征

- 目前 OCTA 在弹伤性脉络膜视网膜炎的诊断或治疗中尚未发挥作用。

参 考 文 献

[1]　Richards RD, West CE, Meisels AA. Chorioretinitis sclopetaria. *Am J Ophthalmol*. 1968;66:852–860. Available at: http://www.ncbi.nlm.nih.gov/pubmed/5686914.

[2]　Martin DF, Awh CC, McCuen BW, et al. Treatment and pathogenesis of traumatic chorioretinal rupture (sclopetaria). *Am J Ophthalmol*. 1994;117:190–200. Available at: http://www.ncbi.nlm.nih.gov/pubmed/8116747.

[3]　Papakostas TD, Yonekawa Y, Wu D, et al. Retinal detachment associated with traumatic chorioretinal rupture. *Ophthalmic Surg Lasers Imaging Retina*. 2014;45:451–455. Available at: http://www.ncbi.nlm.nih.gov/pubmed/25153657.

[4]　Rayess N, Rahimy E, Ho AC. Spectral-domain optical coherence tomography features of bilateral chorioretinitis sclopetaria. *Ophthalmic Surg Lasers Imaging Retina*. 2015;46:253–255. Available at: http://www.ncbi.nlm.nih.gov/pubmed/25707053.

第 84 章　激光性黄斑病变
Laser Maculopathy

一、疾病特征

- 激光性黄斑病变最常见于青少年，但各个年龄段均可见[1-3]，也可见于精神行为有障碍者[2,4]。

- 患者表现为视力下降，有时会出现严重视力丧失和中心暗点[1-7]。于若干年后视力可能会得到改善，但中心暗点将会持续存在[5]。

- 眼底检查可见后极部条纹状或局灶性黄白色病灶，常伴有色素紊乱[1-5]。视网膜出血可见于急性期[6]。

- 该病变可进展为板层或全层黄斑裂孔[1,2]。

二、OCT 影像学特征

- OCT 可显示椭圆体带（EZ）中断、曲线状高反射病变、液性低反射裂隙和黄斑裂孔（图 84-1 和图 84-2）。近红外成像可以显示条纹状线性病变（图 84-3）[1-7]。

- 随着时间推移，视力可有改善，OCT 中也可观察到改善。内层视网膜的改善更大一些，而外层视网膜的变化通常不明显[2,5]。

三、OCTA 影像学特征

- OCT 上的相应病变在 OCTA 上表现为外层视网膜血管性高反射物质，为脉络膜新生血管[3,4]。

- 脉络膜毛细血管层无血流信号，推测是因脉络膜毛细血管稀疏造成的，也可能是因脉络膜毛细血管层之上的高反射物质而造成的伪影[3,4,7]。

- 浅表毛细血管丛显示正常流动信号[3,4,8]。

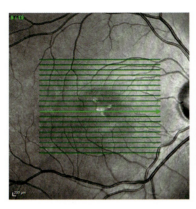 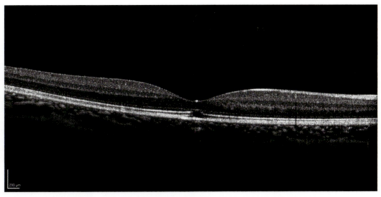

▲ 图 84-1　自行导致的激光性黄斑病变

左侧的近红外成像显示了中央凹附近有多个弧线型病变。该病变部位的 OCT B 扫描显示椭圆体带（EZ）和犬牙交错区（IZ）破坏，中央有低反射裂隙（经 Riccardo Sacconi, MD, FEBO. 许可转载）

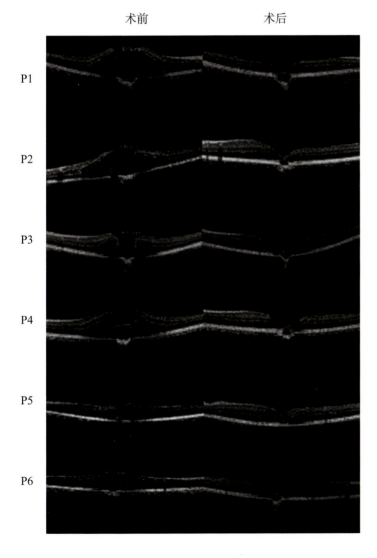

◀ 图 84-2　激光性黄斑病变引起的黄斑裂孔进行手术治疗的术前和术后 SD-OCT。可看到中央凹下 RPE 紊乱

经许可转载，引自 Qi Y, Wang Y, You Q, Tsai F, Liu W. Surgical treatment and optical coherence tomographic evaluation for accidental laser-induced full-thickness macular holes. *Eye.* 2017;31(7):1078-1084.

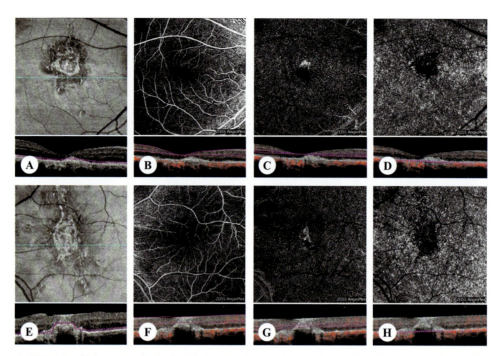

▲ 图 84–3 损伤后约 **2** 个月时右眼（**A** 至 **D**）和左眼（**E** 至 **H**）近红外 **en-face** 成像、结构 **OCT** 和 **OCTA**。近红外 **en-face** 成像显示黄斑区结构显著改变，与 OCT（**A** 和 **E**）中椭圆体带（**EZ**）损坏相对应。**OCTA** 显示纤维组织中央有血流（**C** 和 **G**），而内层脉络膜（**D** 和 **H**）无血流信号。浅层毛细血管丛未见明显的血流减少（**B** 和 **F**）

经许可转载，引自 Rabiolo A, Sacconi R, Giuffrè C, et al. Self-inflicted laser handheld laser-induced maculopathy: a novel ocular manifestation of factitious disorder. *Retin Cases Brief Rep*. 2018;12(suppl 1):S46–S50.

参考文献

[1] Bhavsar KV, Wilson D, Margolis R, et al. Multimodal imaging in handheld laser-induced maculopathy. *Am J Ophthalmol*. 2015;159:227–231.

[2] Linton E, Walkden A, Steeples LR, et al. Retinal burns from laser pointers: a risk in children with behavioural problems. *Eye (Lond)*. 2019;33(3):492–504.

[3] Clemente-Tomás R, Bayo-Calduch P, Neira-Ibáñz P, Gargallo-Benedicto A, Duch-Samper AM. Bilateral maculopathy after exposure to a laser pointer: optical coherence tomography angiography findings. *Arch Soc Esp Oftalmol*. 2018;93(11): 551–554.

[4] Rabiolo A, Sacconi R, Giuffrè C, et al. Self-inflicted laser handheld laser-induced maculopathy: a novel ocular manifestation of factitious disorder. *Retin Cases Brief Rep*. 2018;12(suppl 1):S46–S50.

[5] Chen X, Dajani OAW, Alibhai AY, Duker JS, Baumal CR. Long-term visual recovery in bilateral handheld laser pointer-induced maculopathy. *Retin Cases Brief Rep*. 2019.

[6] Birtel JM, Harmening WU, Krohne TG, Holz F, Charbel Issa P, Herrmann P. Retinal injury following laser pointer exposure: a systematic review and case series. *Dtsch Arztebl Int*. 2017;114:831–837.

[7] Tomasso L, Benatti L, La Spina C, et al. Optical coherence tomography angiography findings in laser maculopathy. *Eur J Ophthalmol*. 2017;27(1):e13–e15.

[8] Qi Y, Wang Y, You Q, Tsai F, Liu W. Surgical treatment and optical coherence tomographic evaluation for accidental laser-induced full-thickness macular holes. *Eye*. 2017;31(7):1078–1084.

第85章 日食性视网膜病变
Solar Retinopathy

一、疾病特征

- 日食性视网膜病变是指发生于外层视网膜，特别是外界膜、光感受器和RPE的光化学损伤[1-3]。

- 造成这种损伤的光波长主要在400～500nm，损伤机制是自由基的形成和氧化损伤[2, 4-6]。

- 多数病例发生于观看日食后，也可见于宗教活动、精神疾病、服用致幻剂等情况下直视太阳后[1, 7]。

- 眼底检查结果因损伤程度和检查时间而不同。轻度损伤者眼底改变可能很轻微，仅有RPE水平的轻度灰色改变[7]。比较严重的损伤，中央凹处可见明显黄色点状病灶，随着时间的推移变成红色圆形病灶（图85-1）[7]。

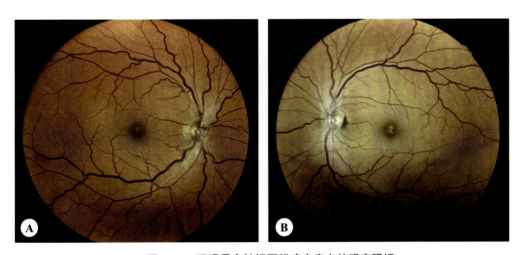

▲ 图85-1 双眼日食性视网膜病变患者的眼底照相
双眼黄斑中央凹均可见一边界清楚的黄色病变，左眼（B）比右眼（A）更明显。双眼有对称的轻度血管迂曲

- 日食性视网膜病变的预后通常较好，多数患者的视力可以完全恢复，至少能部分恢复。少数患者会有持续的中心暗点、视物变形和视力下降[2, 8]。

二、OCT 影像学特征

- 在日光照射后，SD-OCT 即显示黄斑中央凹的全层视网膜呈高反射，提示超急性期有光感受器损伤和紊乱[1, 9]。

- 随着时间的推移，高反射病灶消失，表现为与 EZ/ 交叉区（IZ）缺失处相对应的外层视网膜中的低反射空腔（图 85-2）[1, 9]。还可出现呈高透光性的 RPE 萎缩灶（图 85-2），伴或不伴反应性 RPE 肥厚[1, 9-12]。

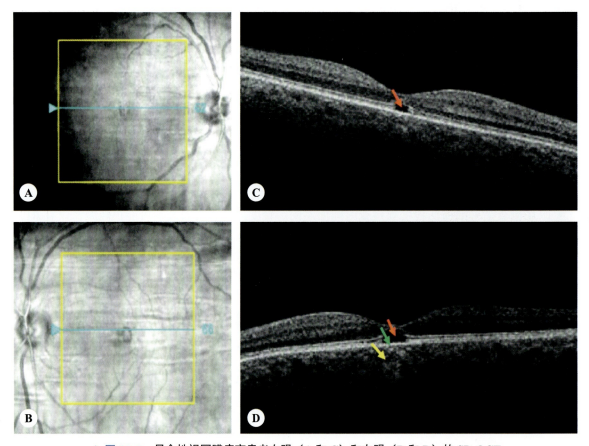

▲ 图 85-2　日食性视网膜病变患者右眼（A 和 C）和左眼（B 和 D）的 SD-OCT

右眼椭圆体带（EZ）和犬牙交错区（IZ）缺失（红箭）。左眼 EZ/IZ 缺失（红箭），以及轻微的视网膜色素上皮（RPE）/Bruch 膜复合体断裂（绿箭），导致到中央凹处的脉络膜透光性增加（黄箭）

三、OCTA 影像学特征

- OCTA 在该疾病的诊断中应用较少，当 RPE 受到显著影响，OCTA 可显示脉络膜毛细血管层水平有血液流空信号（图 85-3，红箭）。

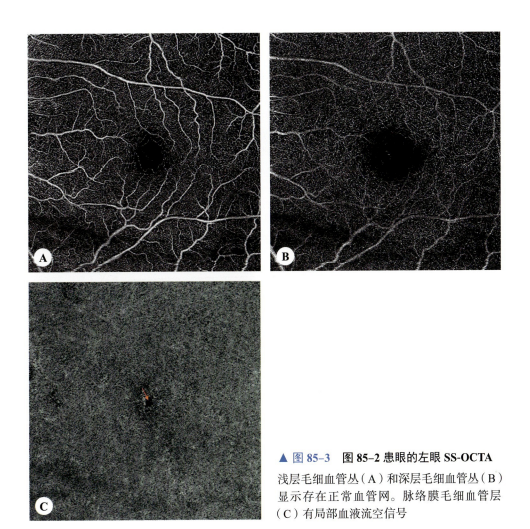

▲ 图 85-3　图 85-2 患眼的左眼 SS-OCTA

浅层毛细血管丛（A）和深层毛细血管丛（B）
显示存在正常血管网。脉络膜毛细血管层
（C）有局部血液流空信号

参考文献

[1] Wu CY, Jansen ME, Andrade J, et al. Acute solar retinopathy imaged with adaptive optics, optical coherence tomography angiography, and en face optical coherence tomography. *JAMA Ophthalmol*. 2018;136(1):82–85.

[2] Begaj T, Schaal S. Sunlight and ultraviolet radiation-pertinent retinal implications and current management. *Surv Ophthalmol*. 2018;63(2):174–192.

[3] Hope-Ross MW, Mahon GJ, Gardiner TA, Archer DB. Ultrastructural findings in solar retinopathy. *Eye (Lond)*. 1993;7(pt 1):29–33.

[4] Ham WT, Ruffolo JJ, Mueller HA, Clarke AM, Moon ME. Histologic analysis of photochemical lesions produced in rhesus retina by short-wave-length light. *Invest Ophthalmol Vis Sci*. 1978;17(10):1029–1035.

[5] Okuno T. Hazards of solar blue light. *Appl Opt*. 2008;47(16):2988–2992.

[6] Marshall J. Light in man's environment. *Eye (Lond)*. 2016;30(2):211–214.

[7] Yannuzzi LA, Fisher YL, Slakter JS, Krueger A. Solar retinopathy. A photobiologic and geophysical analysis. *Retina*. 1989;9(1):28–43.

[8] Atmaca LS, Idil A, Can D. Early and late visual prognosis in solar retinopathy. *Graefes Arch Clin Exp Ophthalmol*. 1995;233(12):801–804.

[9] Merino-Suarez ML, Belmonte-Martin J, Rodrigo-Auria F, Perez-Cambrodi RJ, Pinero DP. Optical coherence tomography and autofluoresceingraphy changes in solar retinopathy. *Can J Ophthalmol*. 2017;52(2):e67–e71.

[10] Goduni L, Mehta N, Tsui E, et al. Long-term multimodal imaging of solar retinopathy. *Ophthalmic Surg Lasers Imaging Retina*. 2019;50(6):388–392.

[11] Chen KC, Jung JJ, Aizman A. High definition spectral domain optical coherence tomography findings in three patients with solar retinopathy and review of the literature. *Open Ophthalmol J*. 2012;6:29–35.

[12] Jain A, Desai RU, Charalel RA, Quiram P, Yannuzzi L, Sarraf D. Solar retinopathy: comparison of optical coherence tomography (OCT) and fluorescein angiography (FA). *Retina*. 2009;29(9):1340–1345.

第九篇　术中与术后成像
Intraoperative and Postoperative Imaging

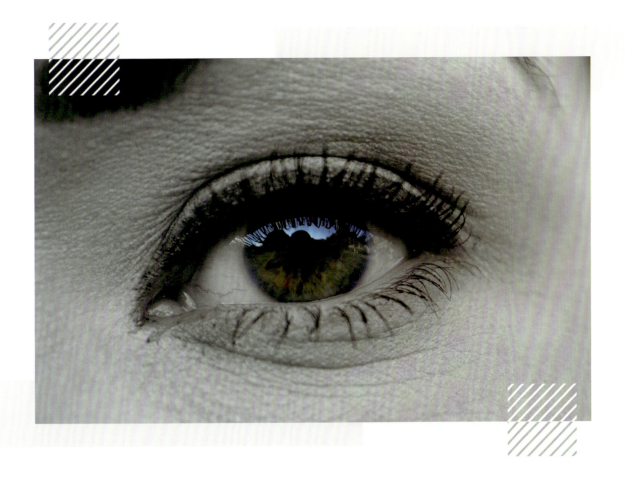

第86章　术中OCT
Intraoperative Optical Coherence Tomography

一、主要特征

（一）术中OCT设备的发展

- 第一个商用的手持式眼科OCT探头开发于2007年，术中OCT（intraoperative OCT，iOCT）首次出现于2009年[1]。

- 术中OCT安装系统能够将OCT的便携式探头固定在显微镜头上并允许脚踏控制，提高了图像的可重复性。

- 显微镜集成系统为手术过程中的OCT成像提供了一个更流畅的平台，实现了手术过程的实时可视化，而无须暂停手术进行成像。

- 平视显示器、增强的瞄准和追踪、可调整的焦距，以及高速扫射源iOCT（swept-source iOCT）系统的实时容积可视化，推动了术中OCT的集成与发展[2]。

（二）临床应用

- iOCT为眼科手术提供了病理学层面的新见解，也对眼科医生的手术决策和术中解剖反馈具有潜在的重要用途[2-4]。

- iOCT在超过55%的后节手术中，为医生提供了有价值的信息，并在近30%的病例中直接影响手术决策[3,4]。

二、OCT影像学特征

（一）玻璃体视网膜交界面疾病

- iOCT可以应用于手术中剥膜，如黄斑裂孔修复、黄斑前膜剥离和玻璃体黄斑牵引解除（图86-1至图86-4）。

- iOCT可以提供确认充分剥膜和是否存在残余膜的影像学信息。

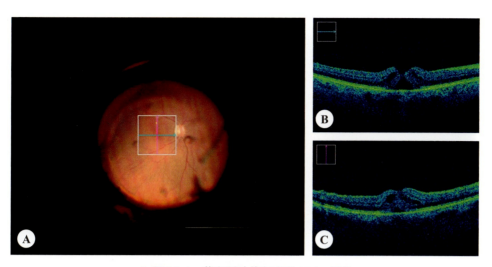

▲ 图 86-1　黄斑裂孔修复术的 iOCT 图像

A. 术中眼底照相，绿线和粉线分别对应图 B 和图 C 的横断面；B 和 C. 黄斑全层裂孔合并视网膜内囊样水肿的 iOCT 图像

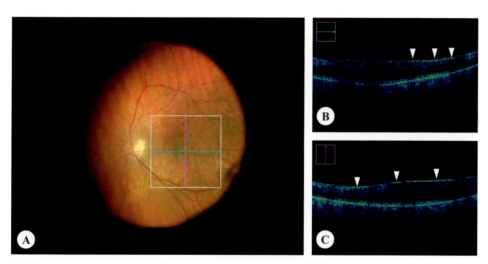

▲ 图 86-2　黄斑前膜手术的 iOCT 图像

A. 吲哚菁绿（ICG）染色后剥膜前的术中眼底照相，绿线和粉线分别对应图 B 和图 C 的横断面。B 和 C.iOCT 图像上的黄斑前膜由高反射的细线表示（箭头）。黄斑前膜反射的增加和其下方视网膜组织的阴影是由于 ICG 染色对 OCT 信号的影响

- 手术器材和视网膜组织的相互作用，以及相应的解剖变化同样可以通过 iOCT 进行观察，如膜剥离后视网膜色素上皮和椭圆形带之间的距离增加[3, 4]。

（二）视网膜脱离

- 隐匿性的视网膜下膜和视网膜前膜，视网膜裂孔，持续的视网膜下和亚临床黄斑孔洞可以通过 iOCT 观察，对手术决策可能存在重要的影响（图 86-5）。
- iOCT 提供的术中信息有助于预测术后视网膜功能和手术效果[3, 4]。

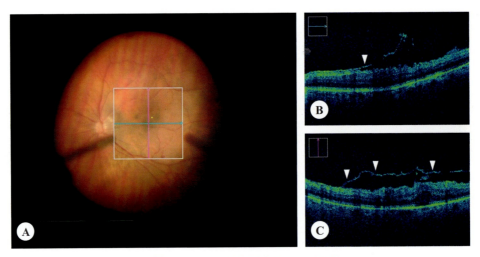

▲ 图 86-3　黄斑前膜剥除的 iOCT 图像

A. 部分黄斑前膜剥离的术中眼底照相，绿线和粉线分别对应图 B 和图 C 的横断面；B 和
C. iOCT 图像显示黄斑前膜部分剥离，剥离的黄斑前膜在黄斑中央凹上方漂浮（箭头），
iOCT 也显示鼻侧黄斑前膜紧密粘连

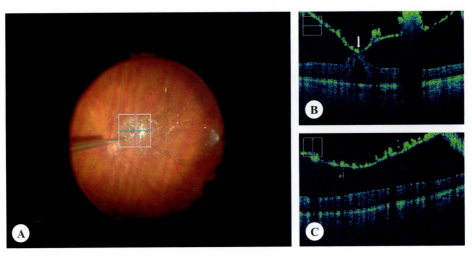

▲ 图 86-4　玻璃体黄斑牵拉综合征的 iOCT 图像

A. 牵拉解除前的术中眼底照相。玻璃体内可见曲安奈德颗粒。绿线和粉线分别对应图 B 和
图 C 的横断面。B 和 C. 由于曲安奈德的作用，后界膜的反射率增加，使剥离平面的可视化
程度提高。黄斑中央凹粘连清晰可见（白箭），伴有明显的牵拉和视网膜下积液。由于覆盖
着曲安奈德颗粒，视网膜下方出现了阴影

（三）增殖性糖尿病性视网膜病变

- iOCT 的发现对于识别增殖性糖尿病视网膜病变手术剥离平面、牵拉膜、视网膜脱离、亚临
床视网膜裂孔和劈裂特别有价值。

- 在术前评估受限的玻璃体出血病例中，iOCT 能够以高水平的横断面细节来观察潜在的视网
膜病理改变。

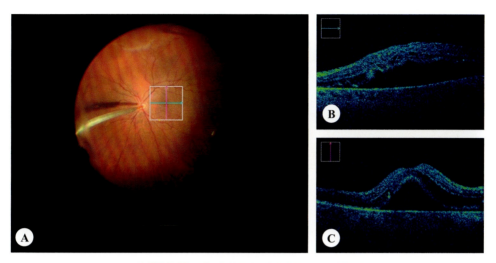

▲ 图 86-5　视网膜脱离复位术的 iOCT 图像

A. 重水应用前的术中眼底照相，绿线和粉线分别对应图 B 和图 C 的横断面；B 和 C. iOCT 图像显示孔源性视网膜脱离累及黄斑，有明显的视网膜下积液和外层视网膜水肿

（四）其他视网膜病变

- 新的外科手术领域可能为 iOCT 技术的应用提供机会。

- 在视网膜假体植入、视网膜活检和靶向治疗（如基因和干细胞治疗）的输送等干预中，iOCT 可以提供临床有用的信息，包括组织构型、组织 – 植入界面的可视化，以及治疗位置和体积的确认。

参考文献

[1] Dayani PN, Maldonado R, Farsiu S, Toth CA. Intraoperative use of handheld spectral domain optical coherence tomography imaging in macular surgery. *Retina*. 2009;29:1457–1468.

[2] Khan M, Ehlers JP. Clinical utility of intraoperative optical coherence tomography. *Curr Opin Ophthalmol*. 2016;27: 201–209.

[3] Ehlers JP, Modi YS, Pecen PE, et al. The DISCOVER study 3–year results: feasibility and usefulness of microscope-integrated intraoperative OCT during ophthalmic surgery. *Ophthalmology*. 2018;125:1014–1027.

[4] Ehlers JP, Dupps WJ, Kaiser PK, et al. The prospective intraoperative and perioperative ophthalmic ImagiNg with optical CoherEncE TomogRaphy (PIONEER) study: 2–year results. *Am J Ophthalmol*. 2014;158:999–1007.

第87章 视网膜下重水
Subretinal Perfluoron

一、疾病特征

- 重水（perfluorocarbon liquids，PFCL）被广泛用于各种玻璃体视网膜手术，最常用于孔源性视网膜脱离（rhegmatogenous retinal detachments，RRD）复位术，尤其是合并增殖性玻璃体视网膜病变或巨大视网膜裂孔时（图 87-1）[1]。

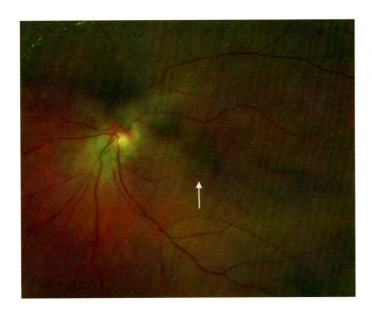

◀ 图 87-1 Optos 眼底照相示复杂孔源性视网膜脱离复位术后黄斑中央凹下重水残存（白箭）

- 重水的特性包括透光性、比重高于平衡盐水溶液、低黏度和表面张力[2]。
- 上述特性可使视网膜变平，展开边缘 / 褶皱，有利于视网膜下积液的引流，以及稳定周边视网膜，在复杂的情况下保持良好的眼底可视性，并方便直接注入和取出。
- 残存的重水可导致视网膜毒性，对视网膜色素上皮（RPE）和光感受器产生影响[3]。
- 残存的视网膜下重水可导致视觉局部绝对暗点和视力下降[3]。

- 手术取出重水可能是必要的，特别是当位于黄斑中央凹下时。
- 重水取出手术是非常具有挑战性的。近期术中 OCT 的使用可以帮助完成这一复杂的手术，还能在初次手术时帮助识别视网膜下重水[4]。

二、OCT 影像学特征

- OCT 是明确重水液滴残存的首选诊断方式，它可以有效鉴别重水留存与视网膜下积液，以及视网膜内囊样水肿。
- 视网膜下重水的特征包括均匀低反射的卵圆形囊状结构。较大的液滴可以使其上方覆盖的视网膜组织发生明显的移位及变薄（图 87-2）。
- 如果重水液滴位于黄斑中央凹下，神经视网膜和 RPE 的结构破坏表现为 RPE 色素紊乱、外界膜（ELM）反射线中断，以及光感受器内外节交界处的反射改变（图 87-2）[5]。
- 黄斑中央凹下重水液滴底部的高反射信号对应着 RPE- 重水液滴界面受损区域，并使其后的脉络膜呈现高反射（图 87-2）。这可能是由于视网膜组织厚度减少导致信号衰减减少[6]。
- 在重水液滴的底部可能会出现 RPE 和脉络膜的轻微假性升高，这可能是由于液滴的折射特性对屈光的影响（图 87-2）。
- 重水液滴移除后，增强的脉络膜信号是可恢复的（图 87-3）。

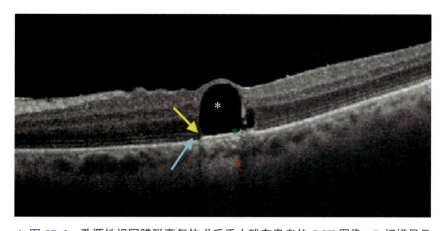

▲ 图 87-2　孔源性视网膜脱离复位术后重水残存患者的 OCT 图像，B 扫描显示黄斑中央凹下重水（白星号）。可见椭圆体带（蓝箭）和外界膜（黄箭）的破坏。卵圆形的形状表现为后缘宽度比重水液滴的中心宽度窄（黄箭）。在视网膜色素上皮（RPE）和重水的交界面处有高反射信号，并且 RPE 信号假性升高（绿星号）。重水液滴下方区域显示脉络膜信号增加，边缘有阴影（红星号）

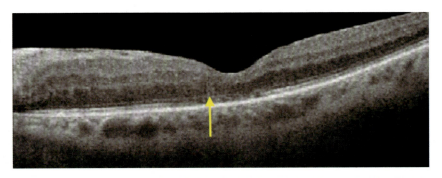

▲ 图 87-3 　图 87-2 同一患者在去除视网膜下残存重水后的 OCT 图像。重水液滴移除后，视网膜厚度恢复正常，包括外界膜（ELM）在内的视网膜各层重建（黄箭）

三、OCTA 影像学特征

- 重水残存的 OCTA 相关数据有限。

- 黄斑中央凹下重水液滴与 OCTA 浅层和深层的中央凹无血管区（FAZ）扩大有关，在脉络膜毛细血管层中可检测到异常暗区（图 87-4 和图 87-5）。

  - 这些变化在手术移除重水液滴后可以恢复。

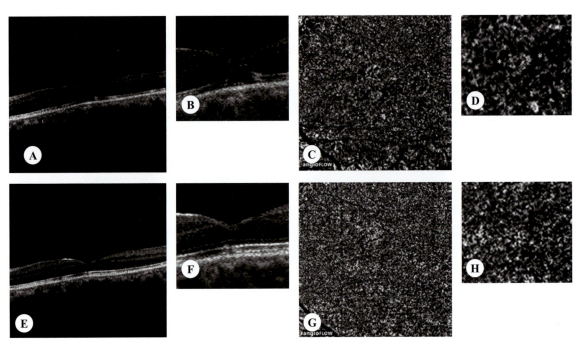

▲ 图 87-4 　A 和 B. 残留重水的 OCT 和 OCTA 脉络膜毛细血管层图像；C 和 D. 在脉络膜毛细血管层上可检测到其引起的暗区（星号）；E 至 H. 术后 OCT 和 OCTA 显示暗区消退

经许可转载，引自 Wang H, Chen F, Cao H. Optical coherence tomography angiography characteristics of fovea in residual subfoveal perfluorocarbon liquid eye. *Ophthalmic Surg Lasers Imaging Retina*. 2016;47(11):1062-1066.

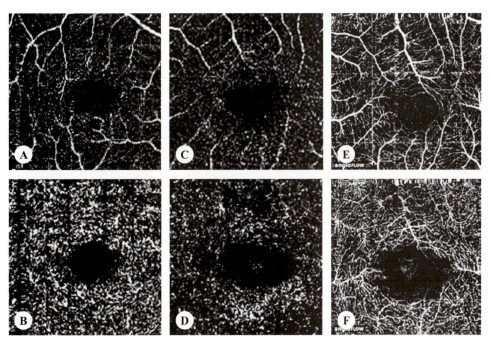

▲ 图 87-5　与正常眼 **OCTA** 浅层（**A**）和深层（**B**）视网膜黄斑中央凹无血管区（**FAZ**）相比，重水残存眼 **FAZ** 面积增大（**C** 和 **D**），术后较前改善（**E** 和 **F**）

经许可转载，引自 Wang H, Chen F, Cao H. Optical coherence tomography angiography characteristics of fovea in residual subfoveal perfluorocarbon liquid eye. *Ophthalmic Surg Lasers Imaging Retina.* 2016;47(11):1062–1066.

参考文献

[1]　Chang S, Lincoff H, Zimmerman NJ, Fuchs W. Giant retinal tears. Surgical techniques and results using perfluorocarbon liquids. *Arch Ophthalmol.* 1989;107:761–766.

[2]　Chang S. Low viscosity liquid fluorochemicals in vitreous surgery. *Am J Ophthalmol.* 1987;103:38–43.

[3]　Tewari A, Eliott D, Singh CN, et al. Changes in retinal sensitivity from retained subretinal perfluorocarbon liquid. *Retina.* 2009;29:248–250.

[4]　Smith AG, Cost BM, Ehlers JP. Intraoperative OCT-assisted subretinal perfluorocarbon liquid removal in the DISCOVER Study. *Ophthalmic Surg Lasers Imaging Retina.* 2015;46:964–966.

[5]　Soheilian M, Nourinia R, Shoeibi N, Peyman GA. Three-dimensional OCT features of perfluorocarbon liquid trapped under the fovea. *Ophthalmic Surg Lasers Imaging.* 2010;(42):E1–E4.

[6]　Wang H, Chen F, Cao H. Optical coherence tomography angiography characteristics of fovea in residual subfoveal perfluorocarbon liquid eye. *Ophthalmic Surg Lasers Imaging Retina.* 2016;47(11):1062–1066.

第 88 章　视网膜神经纤维层分离
Disassociated Optic Nerve Fiber Layer

一、疾病特征

- 视网膜神经纤维层分离（disassociated optic nerve fiber layer，DONFL）是一种与内界膜（internal membrane，ILM）剥除相关的术后发现[1]。

- DONFL 于 2001 年在 ILM 剥除术后首次被描述，其特征为在视网膜神经纤维上出现"虫蛀"样深色条纹[2]。

- 这些视网膜变化在术后急性期不可见，通常在术后 6 个月内发生。与视网膜前膜手术相比，黄斑裂孔手术的发生率更高（65.9% vs. 13%）[1]。

- DONFL 通常被认为是继发于视网膜内凹陷，可能伴有相关的神经纤维层萎缩，而非视神经纤维层的实际分离[3]。

- 关于 DOFNL 的病理生理学存在多种假设，包括但不限于：Müller 细胞损伤与视网膜内再生和愈合、术中染色剂的应用、缺血、牵拉力导致视网膜变薄，或视网膜内深层损伤[1, 3, 4]。

- DONFL 长期预后不明确，尽管最终视力似乎不受影响，但有一些证据表明旁中心暗点进展[4, 5]。

二、OCT 影像学特征

- OCT 可通过 en-face 图像、厚度图和横断面 B 扫描诊断 DONFL（图 88-1 和图 88-2）[4]。

- en-face 图像可用于随访内层视网膜的变化发展。有证据表明，部分患者在术后 3 个月内 DONFL 发生率高，而部分患者可达术后 6 个月（图 88-3）[4]。

- 横断面 B 扫描证实与内层视网膜凹陷或 DONFL 区域相对应的神经纤维层和神经节细胞层的局灶性变薄[4]。

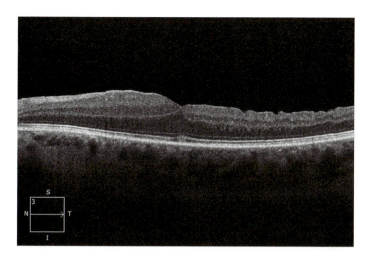

◀ 图 88-1 OCT 显示左眼视网膜前膜剥除术后 **3** 个月，内层视网膜凹陷，神经节细胞层轻微变薄，伴有轻微视网膜神经纤维层分离

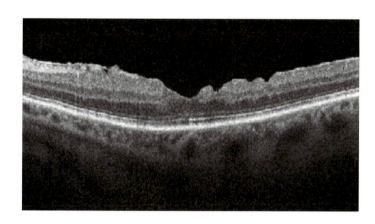

◀ 图 88-2 OCT 显示左眼视网膜前膜剥除术后，与视网膜神经纤维层分离（**DONFL**）一致的内层视网膜中重度凹陷

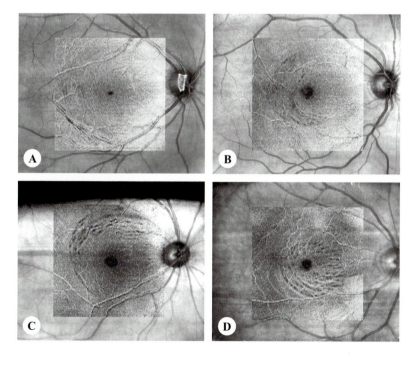

◀ 图 88-3 **en-face OCT** 图像显示内界膜剥除术后呈特征性同心性暗纹，其严重程度从无视神经纤维层分离（**A**）到严重分离（**F**）不一（**B** 至 **D**）

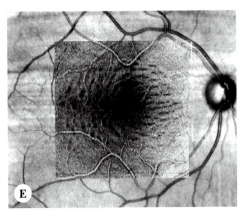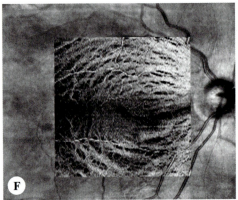

▲ 图 88-3（续） **en-face OCT** 图像显示内界膜剥除术后呈特征性同心性暗纹，其严重程度从无视神经纤维层分离（**A**）到严重分离（**F**）不一（**B 至 D**）

三、OCTA 影像学特征

- 应用 OCTA 进行 en-face 成像也可以实现 DOFNL 可视化[4]。
- OCTA 显示术前与术后 6 个月相比，浅层视网膜血管网血流密度无差异[4]。

参考文献

[1] Runkle AP, Srivastava SK, Yuan A, et al. Factors associated with development of dissociated optic nerve fiber layer appearance in the pioneer intraoperative optical coherence tomography study. *Retina*. 2018;38(suppl 1):S103–S109.

[2] Tadayoni R, Paques M, Massin P, Mouki-Benani S, Mikol J, Gaudric A. Dissociated optic nerve fiber layer appearance of the fundus after idiopathic epiretinal membrane removal. *Ophthalmology*. 2001;108(12):2279–2283.

[3] Spaide RF. "Dissociated optic nerve fiber layer appearance" after internal limiting membrane removal is inner retinal dimpling. *Retina*. 2012;32(9):1719–1726.

[4] Navajas EV, Schuck N, Govetto A, et al. En face optical coherence tomography and optical coherence tomography angiography of inner retinal dimples after internal limiting membrane peeling for full-thickness macular holes. *Retina*. 2020;40:557–566.

[5] Tadayoni R, Svorenova I, Erginay A, Gaudric A, Massin P. Decreased retinal sensitivity after internal limiting membrane peeling for macular hole surgery. *Br J Ophthalmol*. 2012;96(12):1513–1516.

第十篇　药物毒性
Drug Toxicities

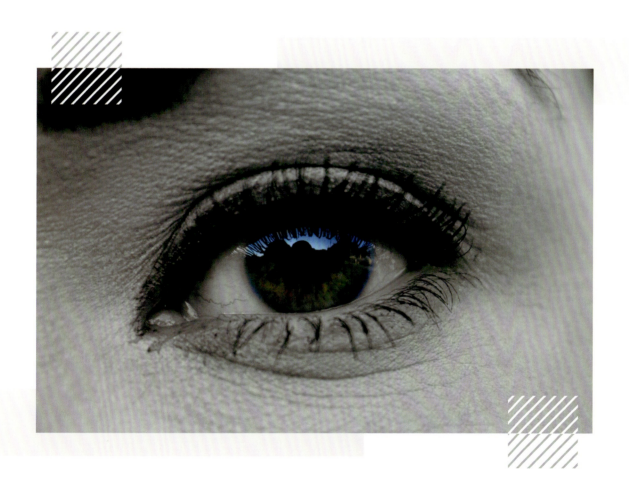

第 89 章 羟氯喹中毒
Hydroxychloroquine Toxicity

一、疾病特征

- 羟氯喹（Hydroxychloroquine，HCQ）常用于治疗类风湿关节炎、系统性红斑狼疮及多种结缔组织病[1-3]。

- 羟氯喹可引起视网膜细胞新陈代谢改变，并与 RPE 中的黑色素结合，但是这些效应是如何引起临床毒性的目前尚不清楚[1]。

- 羟氯喹损伤光感受器细胞，导致 RPE 变性[1]。

- 疾病初期患者可以保持视力正常，但是随着损伤加重，晚期患者会出现旁中心暗点及视力下降[1, 2]。

- 羟氯喹的毒性是不可逆的，在停药后 1～2 年仍可进展。

- 在眼底镜检查中，早期视网膜可显示正常。但是晚期随着黄斑损害的进展，由于光感受器损害和 RPE 萎缩，可见"牛眼"样黄斑病变[1, 2]。

- 2016 年 AAO 指南中推荐筛查应用 Humphrey 视野（HVF）10-2 和 SD-OCT。多焦视网膜电图（ERG）也可用于筛查。眼底自发荧光可以显示晚期毒性，也可以作为一种辅助成像方式。在亚裔患者中，毒性发生在旁中央凹外可能需要进行 HVF 24-2 测试[1]。

二、OCT 影像学特征

- 羟氯喹的损害主要发生在外层视网膜，包括外界膜（external limiting membrane，ELM），椭圆体带（ellipsoid zone，EZ）和 RPE[2, 4, 5]。最初损伤局限于旁中央凹区域，不累及中央凹。晚期整个黄斑区都会受到影响[1, 2, 5]。

- SD-OCT 显示 EZ 减少或丢失（图 89-1 和图 89-2），外核层（outer nuclear layer，ONL）变薄（图 89-2）。在严重中毒中，也可累及 RPE（图 89-3）。与 RPE 损伤发生后停止用药相比，如果在 RPE 发生改变之前停止用药，毒性的进展似乎相对较轻[4]。

- 羟氯喹毒性作用可导致 ELM 变薄（图 89-3）。

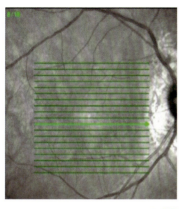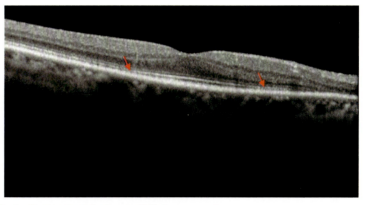

▲ 图 89–1　服用羟氯喹患者的右眼黄斑 SD-OCT

旁中央凹区域椭圆体带（EZ）（红箭）呈片状丢失，而中央凹无改变。该图片符合轻度毒性改变

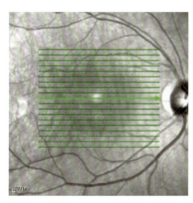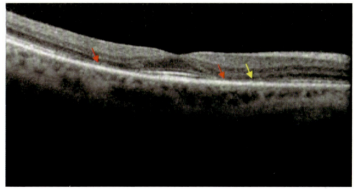

▲ 图 89–2　服用羟氯喹患者的右眼黄斑 SD-OCT

与图 89-1 中的患者比较，在本例患者中，椭圆体带（EZ）（红箭）损失更为明显。此患者羟氯喹毒性还引起外核层（ONL）变薄和外界膜（ELM）缺失（黄箭），中央凹无改变。该图片符合中度毒性改变。在近红外成像（NIR）眼底图像上出现早期低反射性"牛眼"样病变

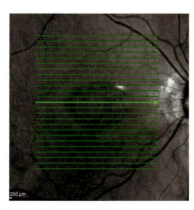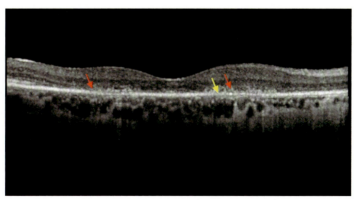

▲ 图 89–3　服用羟氯喹患者的右眼黄斑 SD-OCT

与图 89-1 和图 89-2 的患者相比，该患者表现为严重的毒性改变。旁中央凹及中央凹区域均有椭圆体带（EZ）、外界膜（ELM）和外核层（ONL）的缺失。此外，视网膜色素上皮（RPE）受累变薄（黄箭）、增生和移位（红箭）。外层视网膜的显著缺失使 OCT 信号极易传输到脉络膜。在这种严重的情况下，近红外成像（NIR）眼底图像清楚地显示"牛眼"样病变

- ELM 在诊断时的状态可能具有预后价值。有研究中发现，与 ELM 完好的患者相比，在诊断时 ELM 丢失的患者中 HCQ 毒性的进展更为常见[3]。

三、OCTA 影像学特征

- 服用羟氯喹超过 5 年的患者，视网膜各层血流密度下降，中央凹无血管区增大（图 89-4）[6-8]。
- OCTA 在羟氯喹筛查和监测中的作用尚未明确[9]。

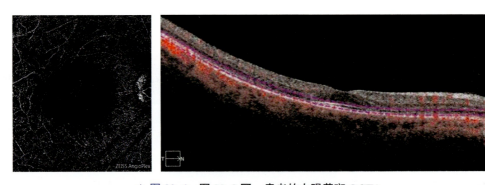

▲ 图 89-4　图 89-2 同一患者的右眼黄斑 OCTA

深层视网膜 OCTA 显示旁中央凹轻度血流信号减弱和中央凹无血管区轻度扩大

参考文献

[1] Marmor MF, Kellner U, Lai TY, Melles RB, Mieler WF, American Academy of Ophthalmology. Recommendations on screening for chloroquine and hydroxychloroquine retinopathy (2016 revision). *Ophthalmology*. 2016;123(6):1386–1394.

[2] Andreoli MT, Mittra RA, Mieler WF. Drug toxicity of the posterior segment. In: Schachat AP, Sadda SR, Hinton DR, Wilkinson CP, Wiedemann P, eds. *Ryan's Retina*. 6th ed. New York: Elsevier Inc.; 2018:1719–1745.

[3] Scarinci F, Shaarawy A, Narala R, Jampol LM, Fawzi AA. Loss of external limiting membrane integrity predicts progression of hydroxychloroquine retinal toxicity after drug discontinuation. *Retina*. 2016;36(10):1951–1957.

[4] Marmor MF, Hu J. Effect of disease stage on progression of hydroxychloroquine retinopathy. *JAMA Ophthalmol*. 2014;132(9):1105–1112.

[5] de Sisternes L, Hu J, Rubin DL, Marmor MF. Localization of damage in progressive hydroxychloroquine retinopathy on and off the drug: inner versus outer retina, parafovea versus peripheral fovea. *Invest Ophthalmol Vis Sci*. 2015;56(5):3415–3426.

[6] Bulut M, Akidan M, Gozkaya O, Erol MK, Cengiz A, Cay HF. Optical coherence tomography angiography for screening of hydroxychloroquine-induced retinal alterations. *Graefes Arch Clin Exp Ophthalmol*. 2018;256(11):2075–2081.

[7] Ozek D, Onen M, Karaca EE, Omma A, Kemer OE, Coskun C. The optical coherence tomography angiography findings of rheumatoid arthritis patients taking hydroxychloroquine. *Eur J Ophthalmol*. 2019;29(5):532–537.

[8] Goker YS, Ucgul Atilgan C, Tekin K, et al. The validity of optical coherence tomography angiography as a screening test for the early detection of retinal changes in patients with hydroxychloroquine therapy. *Curr Eye Res*. 2019;44(3):311–315.

[9] Mehta N, Modi Y, Freund KB. ASRS X-files. *Retina Times*. 2017;35(71):66–67.

第 90 章　他莫昔芬中毒
Tamoxifen Toxicity

一、疾病特征

- 他莫昔芬（Tamoxifen）是一种抗雌激素药物，用于治疗雌激素受体阳性肿瘤（如晚期乳腺癌）和一些雌激素受体阴性的肿瘤（如肝细胞癌或胶质母细胞瘤），还可作为手术后的辅助治疗。

- 视网膜毒性的特征是视力下降和色觉改变，而检查可显示视网膜内白色结晶沉积（图 90-1A 和 B 及图 90-2A 和 B）、黄斑水肿和（或）点状视网膜色素改变。

- 视网膜内沉积物，染色示为糖胺聚糖，可能是轴突变性的产物，主要存在内层视网膜，最常见的是在黄斑旁中央凹区域。

- 使用大剂量药物的患者最初被认为具有视网膜中毒的高风险，但长期低剂量用药（10~20mg/d）也可能导致视网膜病变。

- 停用他莫昔芬后，视觉功能和黄斑水肿可能改善，但折射性沉积物通常持续存在。

二、OCT 影像学特征

- OCT 可以诊断和评估黄斑囊样水肿（图 90-2C 和 D），以及治疗黄斑囊样水肿后的变化[1]。

- OCT 图像证实了结晶沉积位置在内层视网膜。

- OCT 显示他莫昔芬中毒的视网膜特征性表现是视网膜黄斑中央凹低反射性空洞不伴黄斑增厚（图 90-1C 和 D），可见于无症状的个体中，但该表现也可诱发全层黄斑孔[2-4]。

- 大剂量服用他莫昔芬可以导致的眼部严重毒性改变，包括黄斑囊样水肿和视网膜下积液伴黄斑增厚[3,4]。

- 约 50% 的他莫昔芬中毒患者的视网膜上存在光感受器的局部破坏（如椭圆体带缺损）。

- 高反射性病变可能是反应性视网膜色素上皮增生，并伴发黄斑中央凹显著变薄。

- 空洞样和结晶样视网膜病变与 2 型特发性黄斑毛细血管扩张的改变相似，表明 Müller 细胞可能在其发病机制中作用类似[2]。

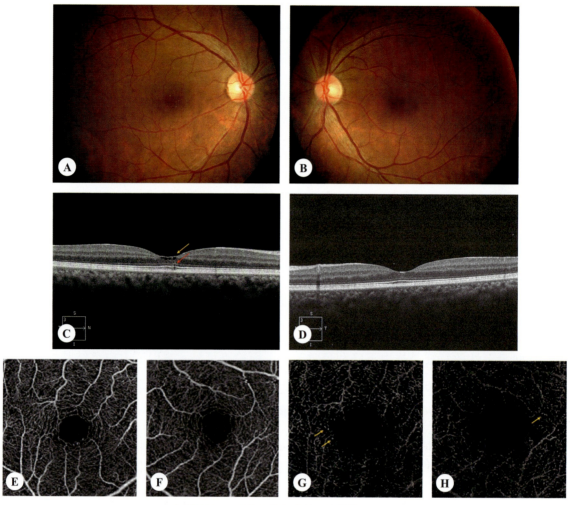

▲ 图 90-1　早期他莫昔芬中毒性视网膜病变

A 和 B. 眼底照相显示结晶样沉积物；C 和 D. OCT 图像显示低反射性视网膜黄斑中央凹空洞不伴黄斑增厚（黄箭），以及光感受器局部中断（红箭）；E 至 H. en-face OCTA 图像显示，在深层毛细血管丛（G 和 H）中可见囊样毛细血管扩张（黄箭），但在浅层毛细血管丛（E 和 F）中未见

三、OCTA 影像学特征

- OCTA 图像显示视网膜小毛细血管显著扩张（相对于邻近的毛细血管）[3]。

- 囊状毛细血管扩张多见于颞侧中央凹旁的深层毛细血管丛，而非浅层毛细血管丛（图 90-1E 至 H）。

- 他莫昔芬中毒性视网膜病变的 OCTA 可显示与邻近血管的直径和走行方向不同的血管；它们可能起源于视网膜静脉，并以直角伸入深层视网膜，以上变化相对少见[3]。

- 视网膜下新生血管增生累及视网膜不是特征性的改变。

- 他莫昔芬中毒患者的黄斑旁中央凹的浅层毛细血管丛的血管密度明显低于对照组。

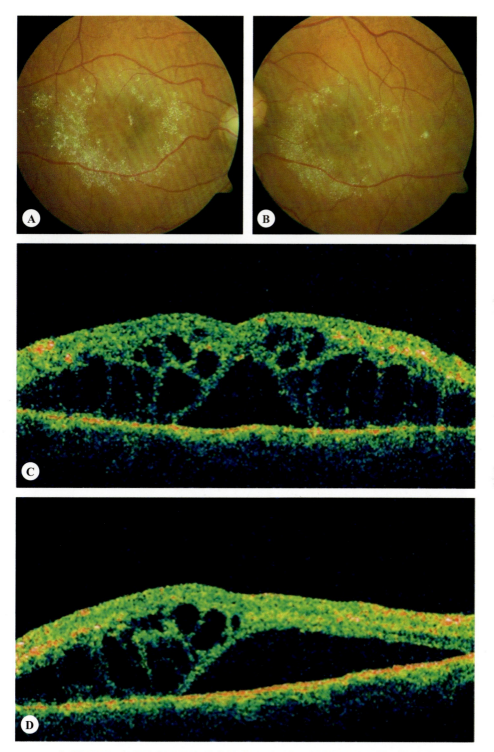

▲ 图 90-2　长期大剂量服用他莫昔芬致严重的他莫昔芬中毒性视网膜病变

A 和 B. 眼底照相显示特征性结晶沉积和弥漫性黄斑水肿；C 和 D. OCT 图像显示显著的黄斑水肿和视网膜下积液

参考文献

[1] Bourla DH, Sarraf D, Schwartz SD. Peripheral retinopathy and maculopathy in high-dose tamoxifen therapy. *Am J Ophthalmol*. 2007;144:126–128.

[2] Doshi RR, Fortun JA, Kim BT, Dubovy SR, Rosenfeld PJ. Pseudocystic foveal cavitation in tamoxifen retinopathy. *Am J Ophthalmol*. 2014;157:1291–1298.e3.

[3] Lee S, Kim H-A, Yoon Y. Optical coherence tomography angiographic findings of tamoxifen retinopathy: similarity with macular telangiectasia type 2. *Ophthalmol Retina*. 2019;3(8):681–689. doi:10.1016/j.oret.2019.03.014 .

[4] Gualino V, Cohen SY, Delyfer MN, Sahel JA, Gaudric A. Optical coherence tomography findings in tamoxifen retinopathy. *Am J Ophthalmol*. 2005;140:757–758.

第十一篇　视神经成像
Imaging of the Optic Nerve

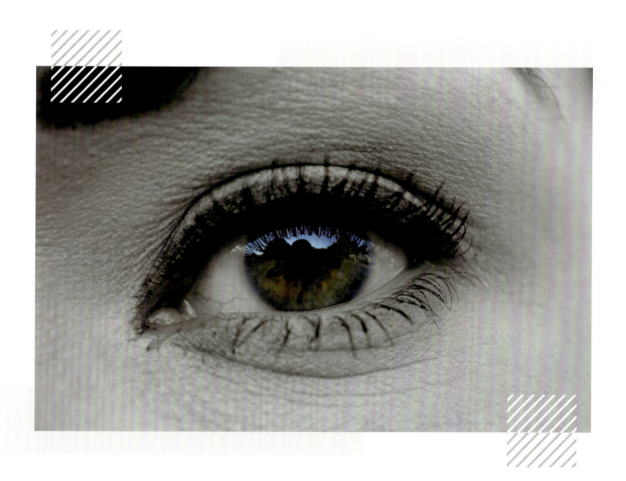

第 91 章　青光眼 OCT 与 OCTA 影像学
OCT and OCTA Imaging in Glaucoma

一、疾病特征

- 青光眼是一类视神经纤维损伤导致视野缺损的视神经疾病。
- 青光眼首先影响视网膜神经节细胞及其轴突，它们构成上、下视网膜神经纤维层（retinal nerve fiber layer，RNFL）。
- 由于视网膜神经纤维在水平合缝的解剖分布，典型的视野缺损通常与水平中线有关。包括鼻上阶梯或鼻下阶梯、弓状或 Bjerrum 暗点、旁中心暗点、纵向缺损或保留中心管状视野或颞侧视岛的晚期弥漫性视野缺损。
- 青光眼的检眼镜检查显示大视杯、双侧凹陷不对称、视杯进行性扩大、盘沿切迹、视杯垂直扩大、视网膜神经纤维层出血或缺损、筛板暴露、血管裸露、视盘周围萎缩。
- 视盘成像、眼压测量和标准自动视野检查可以观察疾病过程中结构的变化。

二、OCT 影像学特征

- OCT 是诊断和监测青光眼的有力的辅助工具，它极大地扩展了我们对青光眼的认识。
- Cirrus RNFL OCT 立体扫描范围是 6mm×6mm，A 扫描的线性扫描范围是距离视盘中心 3.4mm 的 RNFL 厚度。
- 用于评估和随访患者的模式包括 RNFL 厚度扫描和视网膜神经节细胞内丛状层（ganglion cell inner plexiform layer，GC-IPL）扫描。
- RNFL 厚度测量值与年龄匹配的标准值进行比较。与标准数据库相比，RNFL 厚度<5% 的区域被标记为黄色，<1% 标为红色（图 91-1，OCT RNFL 分析）。
- 基于纵向研究，随年龄增长 RNFL 厚度每年平均变化 –0.52μm，上限为每年 –1.35μm，下限为每年 –1.25μm[1]。
- 青光眼表现为视网膜神经节细胞层变薄。OCT 神经节细胞分析可以对该变化进行测量和监测。该扫描可以将视网膜神经节细胞层和内丛状层区分开，并将个人数据与标准数据库进

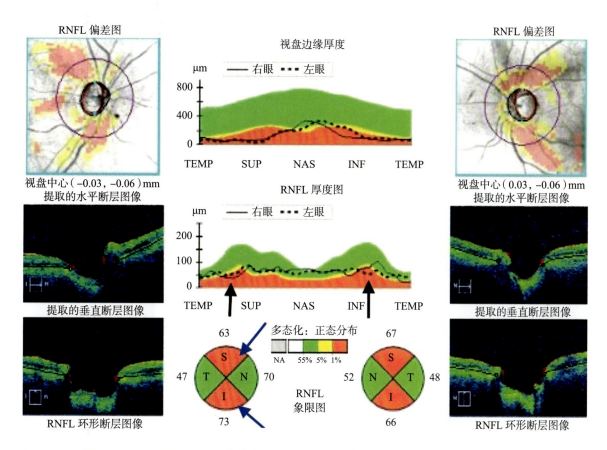

▲ 图 91-1　晚期原发性开角型青光眼（POAG）患者双眼的视盘和视网膜神经纤维层（RNFL）
OCT 图像分析

视盘沿上、下 RNFL 明显变薄，在厚度图中为红色象限（蓝箭）。RNFL 偏差图的上、下变薄与 RNFL 厚度图上的较低峰值（黑箭）相关。TEMP. 颞侧；SUP. 上方；NAS. 鼻侧；INF. 下方

行比较（图 91-2，OCT 视网膜神经节细胞分析）。

三、OCTA 影像学特征

- 眼灌注压表示为平均动脉压与眼压之差。低眼灌注压引起视神经的缺血性损伤被认为是青光眼视神经损伤的危险因素。

- 视盘和盘周视网膜神经纤维层灌注，以及旁中央凹周围浅层血管的 OCTA 图像，是青光眼的重点关注模块[2]。

- 研究表明，视野前青光眼和原发性开角型青光眼患者的视盘和视盘周围视网膜内的血管密度和血流指数均显著降低（图 91-3，OCTA 盘周分析）[3]。

- 与原发性开角型青光眼相比，假性剥脱性青光眼视盘周围血管密度也被证明显著降低[4]。

- RNFL 厚度与视盘周围血管密度是否相关在多项研究中尚存在争议[5-7]。

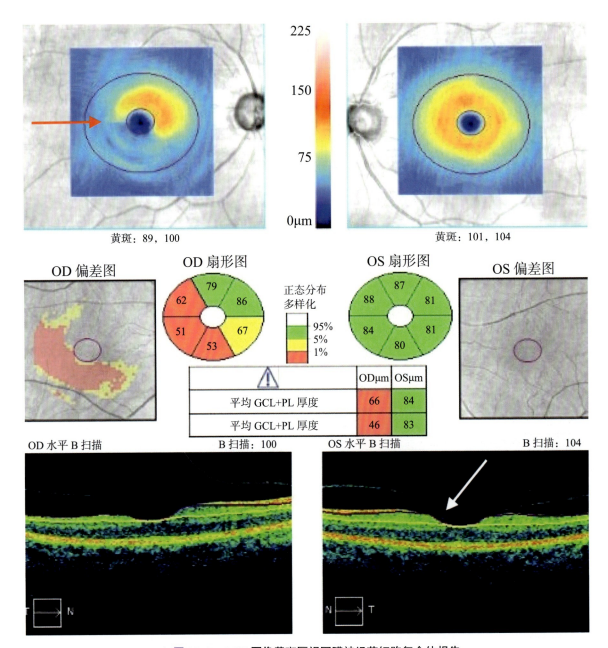

▲ 图 91-2 OCT 图像黄斑区视网膜神经节细胞复合体报告

右眼为晚期原发性开角型青光眼（POAG），左眼为轻度 POAG。值得注意的是下方视网膜神经节细胞层变薄区域在水平合缝处形成一条清晰的水平线（红箭），这是青光眼损伤的特征性表现，与视神经下切迹和上方视野缺失有关。玻璃体 - 黄斑粘连，无牵拉（白箭）。在玻璃体黄斑牵拉（此处未见）的情况下，虽然存在青光眼视网膜神经节细胞丢失，但可能会有测量读数的增加，这可能会掩盖疾病的真实程度。
OD. 右眼；OS. 左眼；GCL. 神经节细胞层；PL. 丛状层

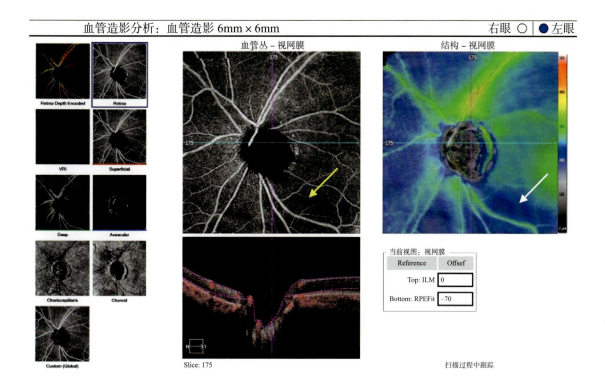

▲ 图 91-3　随着青光眼的发展，视盘周微血管发生变化

健康的眼有致密的微血管网，而前期青光眼和青光眼已被证明有明显的盘周微血管密度减少。OCTA 图像上毛细血管密度下降区域（黄箭）与视网膜神经纤维层（RNFL）变薄区域（白箭）相关

参考文献

[1] Leung CK, Yu M, Weinreb RN, et al. Retinal nerve fiber layer imaging with spectral-domain optical coherence tomography: a prospective analysis of agerelated loss. *Ophthalmology*. 2012;119:731–737.

[2] Richter GM, Sylvester B, Chu Z, et al. Peripapillary microvasculature in the retinal nerve fiber layer in glaucoma by optical coherence tomography angiography: focal structural and functional correlations and diagnostic performance. *Clin Ophthalmol*. 2018;12:2285–2296.

[3] Jia Y, Wie E, Wang X, et al. Optical coherence tomography angiography of optic disc perfusion in glaucoma. *Ophthalmology*. 2014;121(7):1322–1332. doi:10.1016/j.ophtha.2014.01.021.

[4] Suwan Y, Geyman LS, Fard MA, et al. Peripapillary perfused capillary density in exfoliation syndrome and exfoliation glaucoma versus POAG and healthy controls: an OCTA study. *Asia Pac J Ophthalmol*. 2017;7:84–89.

[5] Mansoori T, Sivaswamy J, Gamalapati JS, Balakrishna N. Topography and correlation of radial peripapillary capillary density network with retinal nerve fibre layer thickness. *Int Ophthamol*. 2018;38(3):967–974. doi:10.1007/s10792–017–0544.0.

[6] Chen CL, Zhang A, Bojikian KD, et al. Peripapillary retinal nerve fiber layer vascular microcirculation in glaucoma using optical coherence tomography-based micro-angiography. *Invest Ophthalmol Vis Sci*. 2016;57:OCT475–OCT485. doi:10.1167/iovs.16–19420.

[7] Liu L, Jia Y, Takusagawa HL, et al. Optical coherence tomography angiography of the peripapillary retina in glaucoma. *JAMA Ophthalmol*. 2015;133:1045–1052. doi:10.1001/jamaophthalmol.2015.2225.

第 92 章　视盘水肿和视神经病变
Optic Disc Edema and Optic Neuropathies

一、疾病特征

- 视盘水肿是筛板前视盘的肿胀隆起。
- 由于颅内压升高引起的视盘肿胀被称为视盘水肿。
- 多种病因导致的视神经病变可引起视神经肿胀、扁平或苍白／萎缩，不同的表现取决于病因和病程长短。
- 多种病变可导致视神经病变和视盘水肿。
  - 炎症（视神经炎）。
  - 感染。
  - 缺血。
  - 恶性肿瘤。
    - ◆ 压迫性病变导致颅内压升高和轴浆受阻。
    - ◆ 直接浸润神经。
  - 特发性颅内高压（idiopathic intracranial hypertension，IIH）。
  - 营养缺乏和毒素。
  - 压迫。
  - 遗传。
- OCT 广泛用于临床监测检查，可根据盘周视网膜神经纤维层（retinal nerve fiber layer，RNFL）和神经节细胞丢失的模式确定病因。
- OCT 已成为累及视神经的临床试验中常规的结局测量指标。

二、OCT 影像学特征

- 盘周 RNFL 由无髓鞘神经轴突组成，因此视盘周围 RNFL 变薄代表神经轴突变性。
- OCT 视网膜神经节细胞分析是视神经健康的替代指标。

- 在炎性视神经病变中，最初测量 RNFL 厚度可能升高或在正常范围内。在 6～12 个月的过程中，轴突消失和变薄（图 92–1）。

- 在炎性视神经病变中，早期视网膜神经节细胞层厚度在两只眼睛之间保持对称，但在随后的 6～12 个月内病变眼的视网膜神经节细胞层厚度会减少。

- 在没有急性视神经炎发作的情况下，RNFL 随时间变薄可能提示多发性硬化症（multiple sclerosis，MS）脑萎缩相关的亚临床疾病活动[1]。

- 在毒性和营养性视神经病变早期，OCT 检查可发现黄斑视网膜神经节细胞层变薄[2]。

- OCT 通过测量 RNFL 厚度量化视盘水肿的程度。在慢性视盘水肿的情况下，即使伴随颅内压升高，也可看到 RNFL 和视网膜神经节细胞层变薄。

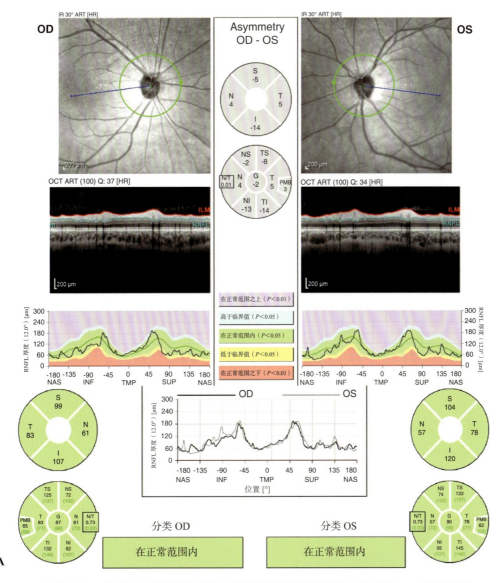

▲ 图 92–1　继发于多发性硬化症的左眼炎症性视神经炎患者 4 周后的 OCT 图像示例
A. 急性发作时视网膜神经纤维层（RNFL）无明显变薄

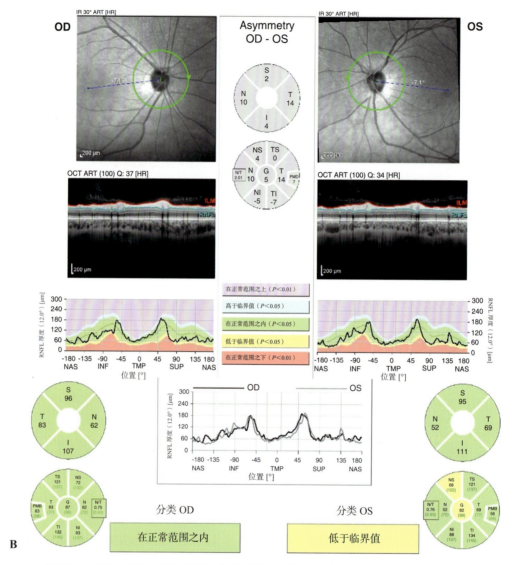

▲ **图 92-1（续）** 继发于多发性硬化症的左眼炎症性视神经炎患者 4 周后的 OCT 图像示例

B. 同一个患者急性发作几个月后视网膜神经纤维层（RNFL）逐渐变薄，右眼正常。OD. 右眼；OS. 左眼；TEMP. 颞侧；SUP. 上方；NAS. 鼻侧；INF. 下方

- 在 OCT 视神经的扫描中，邻近视网膜色素上皮 /Bruch 膜复合体向玻璃体腔内成角提示颅内压升高（视盘水肿），它是视盘水肿的病因（图 92-2）[3]。

- 包括增强深度成像和 SS-OCT 在内的具有更深穿透性的 OCT 技术可用于鉴别视盘水肿和视盘玻璃膜疣。

三、OCTA 影像学特征

- 目前正在确定 OCTA 在临床中用于监测视神经病变的作用。

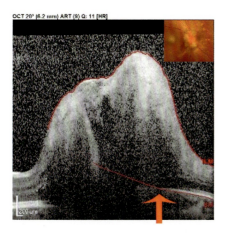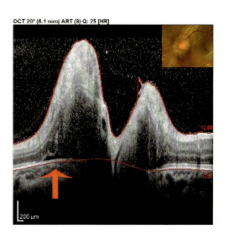

▲ 图 92-2　颅内压升高导致视盘水肿的 OCT 图像，双眼的 Bruch 膜向玻璃体腔方向倾斜（红箭）

- 在 OCTA 中，所有慢性视神经病变均表现为与 RNFL 变薄和视野缺损相对应的视盘周围血流密度下降[4]。

- OCTA 检查发现无论有无视神经炎病史的 MS 患者均出现视盘血流量下降（OCT 流量指数）[5]。

- OCTA 检查发现视神经炎患者有明显的盘周放射状毛细血管缺失，而特发性颅内高压引起的视盘水肿患者的视盘和视盘周围毛细血管明显增加[5, 6]。

- 在各种病因引起的视神经萎缩中，OCTA 通常表现为在解剖上损伤区域毛细血管的缺失。例如，前部缺血性神经病变可见节段性或纵向视盘毛细血管缺失，显性视神经萎缩可见颞侧或乳头黄斑束缺失[5, 6]。

- OCTA 在区分视盘水肿、假性视盘水肿和视盘玻璃膜疣中的作用仍在研究[7]。

- 在 Leber 遗传性视神经病变的早期病例中，OCTA 可以识别盘周血管的轻度扩张。在急性视力丧失时，OCTA 显示视盘周围毛细血管扩张和毛细血管扩张；而在慢性阶段，OCTA 显示视盘周围血管减少[6, 8, 9]。

参考文献

[1] Petzold A, Balcer LJ, Calabresi PA, et al. Retinal layer segmentation in multiple sclerosis: a systematic review and meta-analysis. *Lancet Neurol*. 2017;16:797–812.

[2] Vieira LM, Silva NF, Dias dos Santos AM, et al. Retinal ganglion cell layer analysis by optical coherence tomography in toxic and nutritional optic neuropathy. *J Neuroophthalmol*. 2015;35:242–245.

[3] Kupersmith MJ, Sibony P, Mandel G, Durbin M, Kardon RH. Optical coherence tomography of the swollen optic nerve head: deformation of the peripapillary retinal pigment epithelium layer in papilledema. *Invest Ophth Vis Sci*. 2011;52:6558–6564.

[4] Chen JJ, AbouChehade JE, Iezzi R Jr, Leavitt JA, Kardon RH. Optical coherence angiographic demonstration of retinal changes from chronic optic neuropathies. *Neuroophthalmology*. 2017;41:76–83.

[5] Spain RI, Liu L, Zhang X, et al. Optical coherence tomography angiography enhances the detection of optic nerve damage

in multiple sclerosis. *Br J Ophthalmol*. 2018;102:520–524.

[6] Spaide RF, Fujimoto JG, Waheed NK, Sadda SR, Staurenghi G. Optical coherence tomography angiography. *Prog Retin Eye Res*. 2017;64:1–55.

[7] Chen JJ, Costello F. The role of optical coherence tomography in neuroophthalmology. *Ann Eye Sci*. 2018;3:35.

[8] Asanad S, Meer E, Tian JJ, Fantini M, Nassisi M, Sadun AA. Leber's hereditary optic neuropathy: severe vascular pathology in a severe primary mutation. *Intractable Rare Dis Res*. 2019;8:52–55

[9] Gaier ED, Gittinger JW, Cestari DM, Miller JB. Peripapillary capillary dilation in Leber hereditary optic neuropathy revealed by optical coherence tomographic angiography. *JAMA Ophthalmol*. 2016;134:1332–1334.

第 93 章　先天性和获得性视神经异常

Congenital and Acquired Optic Nerve Abnormalities

一、疾病特征

- 本章介绍了广泛的视神经异常，偶尔可造成严重的视力损害。

- 斜视、眼球震颤和弱视可能与先天性缺陷有关，应尽可能治疗。

- 相关的系统异常（即神经系统、内分泌系统、肌肉骨骼）可能与各种病症有关[1,2]。

- 视神经发育不良（ONH）。

  – 视神经发育不良（optic nerve hypoplasia，ONH）是一种散发性、非进行性、单侧或双侧先天性缺陷，伴有轻度至重度视力丧失，与视盘大小无关。可能存在传入性瞳孔障碍。这提示了视神经发育过程中轴突超常退化可能是主要的病理改变。

  – 在严重先天性视力丧失的儿童中，ONH 占 15%～20%[1]。

  – 多种眼底表现包括小视盘，盘周"双环"征和血管扭曲。

  – "双环"征的外环为巩膜和筛板的正常交界处，内环为增厚的视网膜色素上皮细胞（RPE）越过外层筛板（内圈）与发育不全的视盘连接。

  – ONH 与多种系统性缺陷有关，包括视交叉发育不全、透明隔发育不全（视–隔发育不良）和垂体后叶异位；因此，有必要完善神经影像学和激素检查。

  – 上方 ONH 伴下方野缺损与母系遗传的胰岛素依赖型糖尿病相关。

- 最常见的 3 种先天性视神经凹陷性异常是牵牛花综合征、视盘缺损和视盘小凹。

  – 牵牛花综合征（MGS）。

    ◆ 牵牛花综合征（morning glory disc anomaly or syndrome，MGS）的特点是包括视盘在内的后极部有一漏斗形的凹陷区，其内充满胶质组织，周围有脉络膜视网膜色素沉着，盘缘可见很多放射状笔直穿出的睫状体视网膜血管（图 93-1A 和图 93-2A）。

    ◆ 视力普遍较差。MGS 可与蝶窦脑膨出、垂体功能低下、烟雾病和其他眼部、面部和神经系统异常有关。

    ◆ 可出现视网膜脱离，常伴有盘缘的视网膜裂孔。

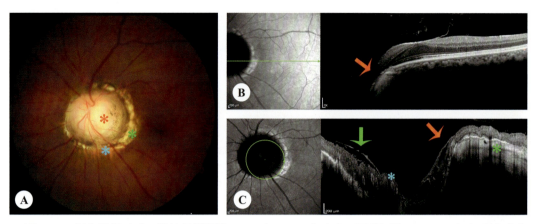

▲ 图 93-1 视盘照相（A）、线性扫描谱域 OCT（SD-OCT）（B）、环形扫描 SD-OCT（C）具有牵牛花特征的凹陷性视神经（A，红星号）。视盘伸出放射状血管，在环形扫描 OCT 上可见小圆形高反射病灶，管腔清晰（蓝星号）。视盘照相可见环形脉络膜视网膜色素改变（绿星号），在环形扫描 OCT 上表现为杂乱的高反射性视网膜和脉络膜改变（绿星号）。黄斑 OCT（B）无法清晰显示凹陷区，但可以看到层状视网膜向凹陷区外延伸（B 和 C，红箭）。可以看到玻璃体后界膜（绿箭）。视盘照相或 OCT 无法清晰识别中央神经胶质簇

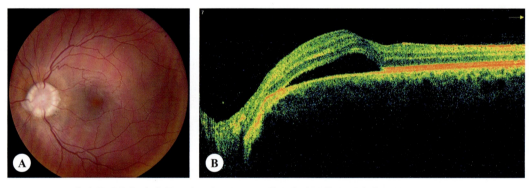

▲ 图 93-2 牵牛花综合征患者的眼底照相（A）及并发浆液性黄斑脱离患者的 OCT（B）

– 视盘缺损（ODC）。

◆ 视盘缺损（optic disc coloboma，ODC）是视盘下缘的大型、边界清晰的凹陷，被认为是由于视泡发育过程中胚裂闭合不全所致。

◆ *PAX2* 基因突变。

◆ ODC 可与视盘周围视网膜脱离、视盘周围劈裂、视网膜和虹膜缺损相关。

– 视盘小凹。

◆ 被认为是轻型的 ODC，呈圆形病灶；灰色、白色或黄色的视盘凹陷（图 93-3 及图 93-4A 和 C），可能是由于筛板的局灶性缺损所致。组织学研究显示，视盘小凹为发育不良的视网膜组织自胶原纤维缝隙疝入并向后延伸至筛板的缺损处。

◆ 后天获得性视盘小凹可见于青光眼或病理性近视患者。

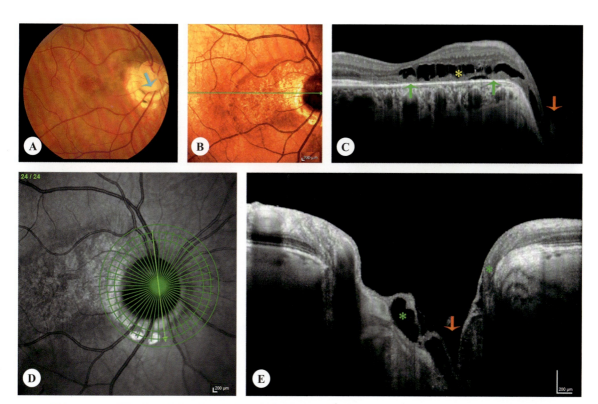

▲ 图 93-3　**A.** 视盘小凹患者的视盘照相，视盘鼻下缘（蓝绿箭）有一个圆形黄色凹陷。此患者曾接受激光光凝术、经睫状体平坦部玻璃体切割术并行玻璃体后脱离以治疗慢性视盘小凹性黄斑病变；**B.** 伪彩色近红外成像显示从视盘颞侧到中央凹呈现斑点状病灶；**C.** 经过黄斑和鼻侧视神经的 **SD-OCT** 显示慢性视网膜内积液或劈裂（黄星号），弥漫性外层视网膜萎缩（绿箭）；**D** 和 **E.** 视神经陡峭凹陷并延续到视盘小凹（红箭）（经 **Dr. Tahira Scholle** 许可转载）

◆ 患者一般无症状；但黄斑部浆液性脱离和视网膜内囊腔最常发生在 30—40 岁。视网膜下积液的性质还存在争议，一些研究表明可能是蛛网膜下腔的脑脊液经或液化的玻璃体经视盘小凹进入视网膜。

– 另一种更为罕见的视盘凹陷性异常是视盘周围葡萄肿，这是一种散发的、孤立的、单侧的视盘周围深部凹陷性病变。

● 巨大视盘即视盘扩大，但形态正常，无视觉改变，不属于凹陷性视神经异常（图 93-5）。

● 视盘玻璃膜疣（ODD）。

– 视盘玻璃膜疣（optic disc drusen，ODD）属于后天获得性视盘异常，钙化的轴索碎片沉积在视盘内。眼底检查显示视盘局灶性结节样隆起（图 93-6A 至 F）。患者通常无症状，但在某些情况下，玻璃膜疣可引起视野缺损。虽然视盘玻璃膜疣易导致视网膜血管阻塞和缺血性视神经病变，但视盘玻璃膜疣引起的视力下降并不常见。

– ODD 在超声上显示为视盘处局灶性高回声病灶，伴有后部阴影。

– 在眼底自发荧光上，视盘处可见明显的自发荧光（图 93-6G 和 H）。

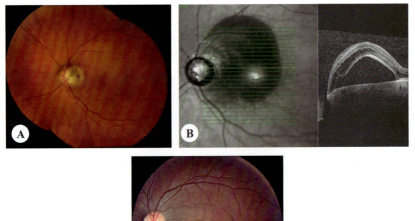

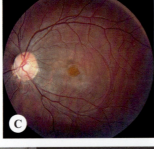

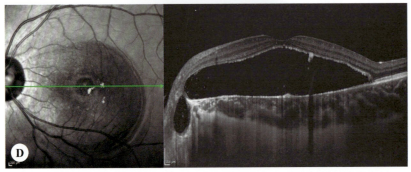

◀ 图 93-4　两例视盘小凹和浆液性视网膜脱离患者的眼底照相（**A** 和 **C**）和 OCT（**B** 和 **D**）。OCT 图像显示典型的外层视网膜囊样水肿伴裂腔和严重的视网膜脱离

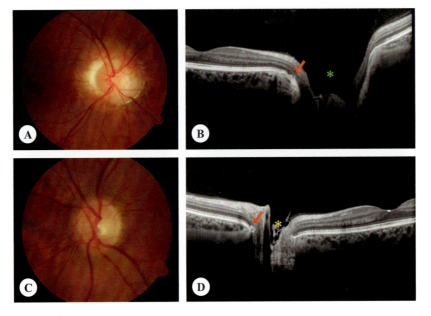

◀ 图 93-5　**A.** 单侧巨大视盘患者的视盘照相，可见增大的视盘具有相对正常的特征，轻度视盘周围萎缩。**B.** 经过黄斑和视神经的 SD-OCT 显示视盘直径、杯深和杯宽增大（绿星号）。视盘及周围组织形态相对正常。视网膜各层及视网膜色素上皮终止于与视盘周围巩膜交叉处（红箭），未见视盘周围劈裂样改变，视杯深度相对一致。**C** 和 **D.** 与患者对侧正常视盘（**C**）和 SD-OCT（**D**）比较，整体形态相似但较小。有一个小的玻璃体疝入（黄星号）

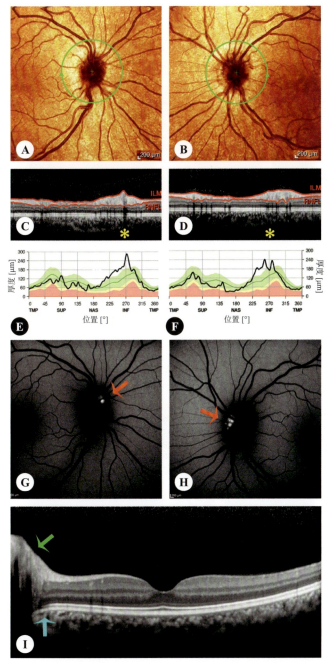

◀ 图 93-6　视盘玻璃膜疣的多模态成像

A 和 B. 伪彩色图像中的绿色圆圈显示视网膜神经纤维层厚度的测量位置。C 至 F. 视网膜神经纤维层（RNFL）厚度测量和标准数据叠加显示 RNFL 局部增厚（黄星号）。G 和 H. 眼底自发荧光（FAF）成像显示病灶区强自发荧光信号（红箭），符合视盘玻璃膜疣的诊断。更多的钙化沉积物可能出现在视神经更深的地方，可能在 FAF 成像中显示不出来。I. 左眼 SD-OCT 显示正常的黄斑和视神经内大的圆形高反射病变（绿箭）。视网膜色素上皮（RPE）线保持不向内弯曲（蓝箭），提示视盘抬高不太可能是由于颅内高压（视盘水肿）。整个视网膜显示正常。TMP. 颞侧；SUP. 上方；NAS. 鼻侧；INF. 下方

- 先天性或获得性视神经异常的患者偶有发生视盘周围脉络膜新生血管膜，可引起明显的视网膜下积液和出血，从而导致视力丧失。检查时可看到视盘周围出血、视网膜增厚和渗出（图 93-7A 至 D）。

- 视盘倾斜综合征（TDS）。

    - 孤立、单侧或双侧视神经斜行长入是视盘倾斜综合征（titled disc syndrome，TDS）的特征性标志（图 93-8 和图 93-9）。

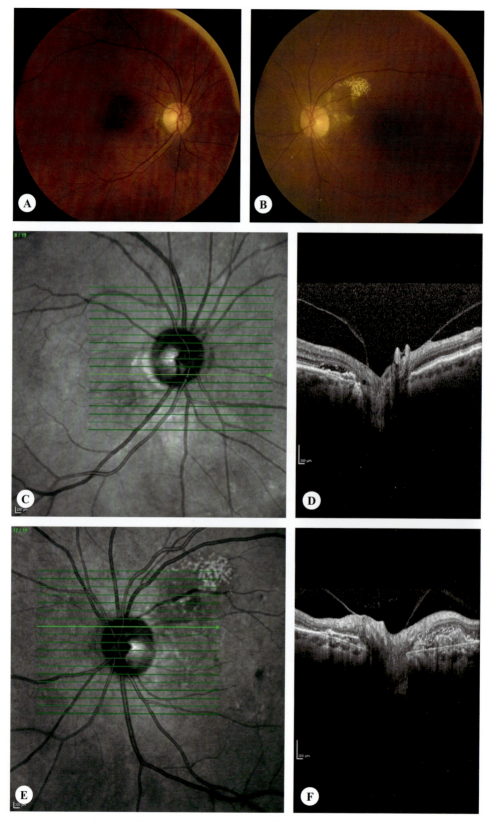

▲ 图 93-7 双眼视盘周围脉络膜新生血管膜患者

A 和 B. 眼底照相显示视盘周围出血、增厚和渗出；C 至 F. OCT 图像显示视网膜下脉络膜新生血管膜、视网膜下积液和渗出

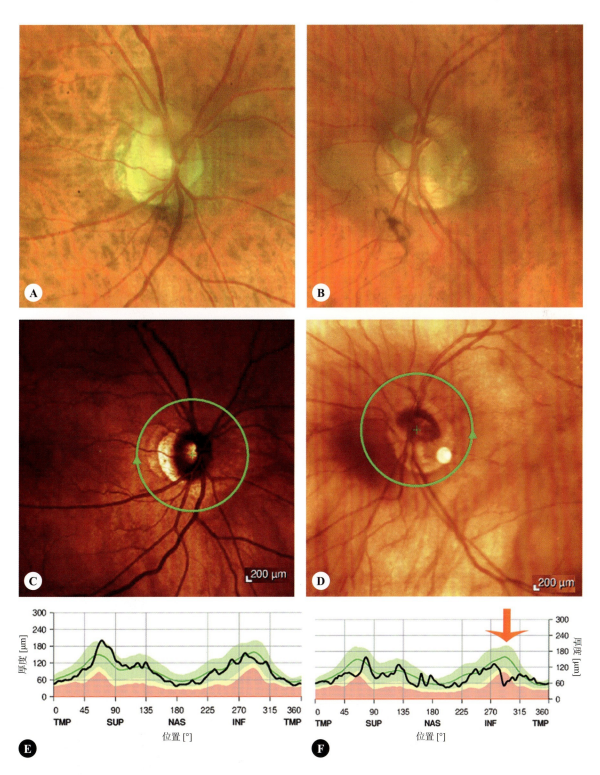

▲ 图 93-8　**A** 和 **B.** 左眼单侧视盘倾斜综合征患者的右眼和左眼眼底照相。注意鼻下方入路。双眼均有视盘周围萎缩，但左眼下方更明显。**C** 至 **F.** 双眼视神经伪彩色图像和视网膜神经纤维层（**RNFL**）厚度测量显示仅左眼颞下区局部变薄

TMP. 颞侧；SUP. 上方；NAS. 鼻侧；INF. 下方

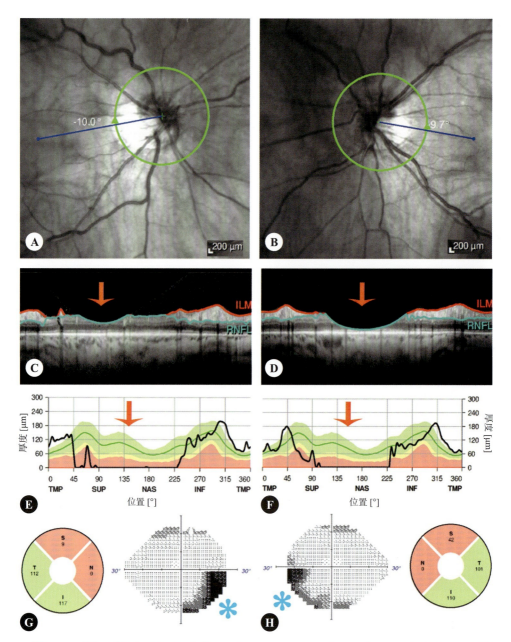

▲ 图 93-9　双眼视盘倾斜综合征患者的右眼（A 和 C）和左眼（B 和 D）视网膜神经纤维层（RNFL）厚度测量（E 和 F）的近红外参考图像。双眼视神经沿颞下方走行插入。可见每只眼的鼻上象限 RNFL 假性变薄（红箭），这与视神经的前后最大突出点相对应。患者在 24-2 标准视野检查中出现双侧鼻下压陷（G 和 H，蓝绿星号），与 RNFL 厚度图不对应

TMP. 颞侧；SUP. 上方；NAS. 鼻侧；INF. 下方

- 有髓神经纤维（MNFL）。

    - 有髓神经纤维（myelinated nerve fiber layer，MNFL）是一种常见的先天性异常，异常形成的视网膜神经纤维轴突髓鞘导致出现明亮的白色或黄色条纹，通常自视网膜神经纤维层的上下边缘延伸（图 93-10）。它们可以孤立存在。视野缺损程度取决于病变缺损范围。有报道发现其与近视和弱视有关。

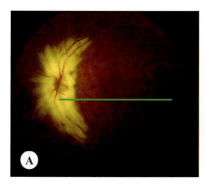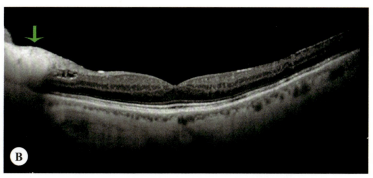

▲ 图 93-10　A. 有髓视网膜神经纤维层（MLF）患者右眼眼底照相，其特征为沿着视网膜神经纤维层（RNFL）的路径从视盘向外延伸的黄色条纹；B. SD-OCT 可见增厚明亮的 RNFL（绿箭），与眼底照相的病灶相对应

二、OCT 影像学特征

- ONH。
  - 在通过发育不良的视神经中心的水平光栅上可以看到缩小的视杯深度、视杯直径和视盘直径（RPE 鼻侧到颞侧的长度）。
  - 视盘周围视网膜神经纤维层（RNFL）厚度降低，其变薄程度与视盘大小有关。
  - OCT 发现 ONH 患者黄斑变薄，RNFL 和视网膜神经节细胞层（ganglion cell layer，GLC）更薄。
  - 在黄斑中央（中央凹平面）可见内层连续的内层视网膜结构，类似中央凹发育不良的特征[3, 4]。
- 视盘凹陷性异常。
  - 所有视盘凹陷性异常在 OCT 上可见凹陷的视盘及周围环绕的组织。
  - 在视盘凹陷性异常中可以看到 RPE 和薄层视网膜连续进入凹陷的视盘（图 93-1B 和 C，红箭）[5]。
  - 所有视盘凹陷性异常也可看到视盘周围视网膜劈裂、视网膜下积液和玻璃体牵拉（图 93-1C 绿箭、图 93-2B、图 93-3C、图 93-4B 和 D）。
  - 视盘凹陷性异常者视盘周围 RNFL 的厚度测量可能差异很大，可能需要手工纳入较大的视盘区域来确定测量范围[6]。
    - ◆ 相反地，巨大视盘的 RNFL 厚度测量通常是正常的。
  - MGS。
    - ◆ 通过视神经的线性光栅显示后极部的凹陷包含各层视网膜和脉络膜，接近视神经处的上方中央可见一个高反射簇。高反射簇可以帮助区分 MGS 和其他视盘凹陷性异常。
  - ODC。
    - ◆ OCT 显示深处凹陷的视神经与视网膜组织疝入凹陷的空间。有报道称巩膜组织下是稀疏和无序的，有多个线性的高反射线和低反射线间隙[7]。

– 视盘小凹。

◆ 眼底检查可见灰色或黑色圆形病灶，病灶处垂直或水平方向扫描可见视盘局部凹陷（图93-3D 和 E 红箭及图 93-4D）。

◆ 视盘处的 en-face OCT 可显示与凹陷相关的低反射区[8]。

◆ 视盘小凹的壁内可见边缘较薄的中度高反射性组织，怀疑是发育不良的视网膜组织（图93-3D 和 E 绿星号）。

◆ 视网膜扫描显示视盘周围的视网膜内和（或）视网膜下积液可延伸至黄斑中央凹，造成视盘小凹性黄斑病变（图 93-3C 及图 93-4B 和 D）。扫频源 OCT 偶尔可见在视盘小凹基底部后方有一小袋液体，怀疑是蛛网膜下腔，可能是渗出物的来源[7]。

- OCT 显示视盘旁葡萄肿处有位置较深的、相对正常的视盘，位于视盘周围视网膜和脉络膜萎缩性葡萄肿附近[9]。

- SD-OCT 显示 ODD 的 RPE 边缘上方有高反射圆形物体（图 93-6I）。

- 视盘周围脉络膜新生血管在 SD-OCT 上表现为视盘周围视网膜色素上皮脱离，伴有视网膜内积液、视网膜下积液和高反射点（图 93-7C 至 F）。

- 在视盘倾斜综合征中，RNFL 变薄常见于视盘最突出的象限（与神经插入点的方向相反）。然而，RNFL 变薄不总是与视野缺损的位置相对应（图 93-8 和图 93-9）[10]。

- 在有髓神经纤维中，SD-OCT 显示增厚的高反射 RNFL（图 93-10B 绿箭）。

三、OCTA 影像学特征

- OCTA 证实视盘缺损和视盘小凹的视盘周围放射状微血管网减少或缺失[11]。反之，如果牵牛花综合征的视盘周围放射状微血管网没有增加，则可见此血管网[12, 13]。

- 上部视神经发育不良的患者视盘周围放射状微血管网是正常的[14]。

参考文献

[1] Dutton GN. Congenital disorders of the optic nerve: excavations and hypoplasia. *Eye*. 2004;18:1038–1048.

[2] Amador-Patarroyo MJ, Pérez-Rueda MA, Tellez CH. Congenital anomalies of the optic nerve. *Saudi J Ophthalmol*. 2015;29:32–38.

[3] Pilat A, Sibley D, McLean RJ, et al. High-resolution imaging of the optic nerve and retina in optic nerve hypoplasia. *Ophthalmology*. 2015;122:1330–1339.

[4] Jeng-Miller KW, Cestari DM, Gaier ED. Congenital anomalies of the optic disc: insights from optical coherence tomography imaging. *Curr Opin Ophthalmol*. 2017;28:579–586.

[5] Munk MR, Simjanoski E, Fingert JH, Jampol LM. Enhanced depth imaging optical coherence tomography of congenital

cavitary optic disc anomaly (CODA). *Br J Ophthalmol*. 2015;99:549–555.

[6] Wu YK, Wu TEJ, Peng PH, Cheng CK. Quantitative optical coherence tomography findings in a 4–year-old boy with typical morning glory disk anomaly. *J AAPOS*. 2008;12:621–622.

[7] Ohno-Matsui K, Hirakata A, Inoue M, et al. Evaluation of congenital optic disc pits and optic disc colobomas by swept-source optical coherence tomography. *Invest Ophthalmol Vis Sci*. 2013;54:7769–7778.

[8] Maertz J, Kolb JP, Klein T, et al. Combined in-depth, 3D, en face imaging of the optic disc, optic disc pits and optic disc pit maculopathy using swept-megahertz OCT at 1050 nm. *Graefes Arch Clin Exp Ophthalmol*. 2018;256:289–298.

[9] Woo SJ, Hwang JM. Spectral-domain optical coherence tomography of peripapillary staphyloma. *Graefes Arch Clin Exp Ophthalmol*. 2009;247:1573–1574.

[10] Brito PN, Vieira MP, Falcã MS, et al. Optical coherence tomography study of peripapillary retinal nerve fiber layer and choroidal thickness in eyes with tilted optic disc. *J Glaucoma*. 2015;24:45–50.

[11] Jiang S, Turco B, Choudhry N. Vascular perfusion density mapping using optical coherence tomography angiography comparing normal and optic disk pit eyes. *Retin Cases Brief Rep*. 2019;00:1–7.

[12] Cennamo G, Rossi C, Ruggiero P, et al. Study of the radial peripapillary capillary network in congenital optic disc anomalies with optical coherence tomography angiography. *Am J Ophthalmol*. 2017;176:1–8.

[13] Romano F, Giuffrè C, Arrigo A, et al. Case report: optical coherence tomography angiography in morning glory disc anomaly. *Optom Vis Sci*. 2018;95:550–552.

[14] Shin JH, Jung JH. Optical coherence tomography angiography findings in superior segmental optic nerve hypoplasia. *J Neuroophthalmology*. 2019;39:103–104.

附录 缩略语
Abbreviations List

缩略语	英文全称	中文名称
AIR	autoimmune retinopathy	自身免疫性视网膜病
AMD	age-related macular degeneration	老年性黄斑变性
AMN	acute macular neuroretinopathy	急性黄斑神经视网膜病变
AOFVD	adult-onset foveomacular vitelliform dystrophy	成人卵黄样黄斑营养不良
APMPPE	acute posterior multifocal placoid pigment epitheliopathy	急性后部多灶性鳞状色素上皮病变
ARN	acute retinal necrosis	急性视网膜坏死
AS	angioid streaks	血管样条纹
ASPPC	acute syphilitic posterior placoid chorioretinitis	急性梅毒性后极部鳞样脉络膜视网膜炎
AZOOR	acute zonal occult outer retinopathy	急性区域性隐匿性外层视网膜病变
A2E	diretinoid-pyridinium-ethanolamine	2- 视黄酸 – 吡啶 – 乙醇胺
A2PE	bisretinoid diretinoid-phosphatidylethanolamine	2- 视黄酸 – 磷脂酰乙醇胺
BCR	birdshot chorioretinopathy	鸟枪弹样脉络膜视网膜病变
BRAO	branch retinal artery occlusion	视网膜分支动脉阻塞
BRVO	branch retinal vein occlusion	视网膜分支静脉阻塞

CAR	cancer-associated retinopathy	癌症相关视网膜病变
CFT	central foveal thickness	黄斑中央凹厚度
CHRPE	congenital hypertrophy of the retinal pigment epithelium	先天性视网膜色素上皮肥大
CHRRPE	combined hamartoma of the retina and retinal pigment epithelium	视网膜和视网膜色素上皮联合错构瘤
CME	cystoid macular edema	黄斑囊样水肿
CMV	cytomegalovirus	巨细胞病毒
CNS	central nervous system	中枢神经系统
CNVM	choroidal neovascular membrane	脉络膜新生血管膜
CO	choroidal osteoma	脉络膜骨瘤
COMS	collaborative ocular melanoma study	合作性眼黑色素瘤研究
COST	cone outer segment tip	视锥细胞外节尖端
CRAO	central retinal artery occlusion	视网膜中央动脉阻塞
CRVO	central retinal vein occlusion	视网膜中央静脉阻塞
CSCR/ CSR	central serous chorioretinopathy	中心性浆液性脉络膜视网膜病变
CST	mean central subfield thickness	平均中心区视网膜厚度
CVI	choroidal vascular index	脉络膜血管指数
CWS	cotton wool spot	棉絮斑
DCP	deep capillary plexus	深层毛细血管丛
DME	diabetic macular edema	糖尿病性黄斑水肿
DONFL	disassociated optic nerve fiber layer	视网膜神经纤维层分离
DRIL	disorganization of the retinal inner layer	内层视网膜组织紊乱

DSM	dome-shaped macula	圆顶状黄斑
DVC	deep vascular complex	深层血管复合体
EDI	enhanced depth imaging	增强深度成像
EE	endogenous endophthalmitis	内源性眼内炎
ELM	external limiting membrane	外界膜
ERM	epiretinal membrane	视网膜前膜
EZ	ellipsoid zone	椭圆体带
FA	fluorescein angiography	荧光素血管造影
FAZ	the foveal avascular zone	中央凹无血管区
FTMH	full-thickness macular hole	全层黄斑裂孔
HbAS	sickle cell trait	镰状细胞特质
HCQ	hydroxychloroquine	羟氯喹
HH-OCT	handheld optical coherence tomography OCT	便携式 OCT
HIV	human immunodeficiency virus	人类免疫缺陷病毒
ICP	intermediate capillary plexus	中间毛细血管丛
ILM	internal limiting membrane	内界膜
INL	inner nuclear layer	内核层
IPL	inner plexiform layer	内丛状层
IRF	intraretinal fluid	视网膜内积液
IRMA	intraretinal microvascular abnormality	视网膜内微血管异常
IS/OS	inner and outer segments	光感受器内 / 外节段层
IU	intermediate uveitis	中间葡萄膜炎

IZ	interdigitation zone	交叉区
LD	lattice degeneration	格子样变性
LH	lamellar hole	板层裂孔
LHEP	lamellar hole–associated epiretinal proliferation	板层孔相关视网膜前增生
MAR	melanoma-associated retinopathy	黑色素瘤相关视网膜病变
MEWDS	multiple evanescent white dot syndrome	多发性一过性白点综合征
MGS	morning glory disc anomaly or syndrome	牵牛花综合征
MH	macular hole	黄斑裂孔
MNFL	myelinated nerve fiber layer	有髓鞘神经纤维
MRI	magnetic resonance imaging	磁共振成像
MSC	multifocal serpiginoid choroiditis	多灶性脉络膜炎
NCMD	north carolina macular dystrophy	北卡罗来纳黄斑营养不良
npAIR	nonparaneoplastic autoimmune retinopathy	非副肿瘤性自身免疫性视网膜病
NPDR	nonproliferative diabetic retinopathy	非增殖性糖尿病性视网膜病变
NSAID	nonsteroidal anti- inflammatory drug	非甾体抗炎药
NV	neovascularization	新生血管
NVAMD	neovascular AMD	新生血管性 AMD
NVD	neovascularization of the disc	视盘新生血管
NVE	neovascularization elsewhere	其他部位新生血管
NVI	neovascularization of the iris	虹膜新生血管
OA	ocular albinism	眼白化病

OCA	oculocutaneous albinism	眼皮肤白化病
OCT	optical coherence tomography	光学相干断层扫描
OCTA	optical coherence tomography angiography	光学相干断层扫描血管成像
ODC	optic disc coloboma	视盘缺损
ODD	optic disc drusen	视盘玻璃膜疣
OMAG	OCT microangiography	OCT 微血管成像
ONH	optic nerve hypoplasia	视神经发育不良
ONL	outer nuclear layer	外核层
OPL	outer plexiform layer	外丛状层
ORCC	outer retina to choriocapillaris	外层视网膜至脉络膜毛细血管层
ORT	outer retinal tubulation	外层视网膜管状结构
PAMM	paracentral acute middle maculopathy	急性旁中心中层黄斑病变
PCNSL	primary central nervous system lymphoma	原发性中枢系统淋巴瘤
PCR	polymerase chain reaction	聚合酶链式反应
PCV	polypoidal choroidal vasculopathy	息肉状脉络膜血管病变
PFCL	perfluorocarbon liquid	重水
PIC	punctate inner choroidopathy	点状内层脉络膜病变
PORN	progressive outer retinal necrosis	进行性外层视网膜坏死
PSCRAP	presumed solitary circumscribed retinal astrocytic proliferation	拟孤立性局限性视网膜星形细胞增生
PVD	posterior vitreous detachment	玻璃体后脱离
PVRL	primary vitreoretinal lymphoma	原发性玻璃体视网膜淋巴瘤

RAH	retinal astrocytic hamartoma	视网膜星形细胞错构瘤
RAM	retinal artery macroaneurysm	视网膜动脉大动脉瘤
RAP	retinal angiomatous proliferation	视网膜血管瘤样增生
RCA	retinal-choroidal anastomosis	视网膜脉络膜吻合
RNFL	retinal nerve fiber layer	视网膜神经纤维层
RP	retinitis pigmentosa	视网膜色素变性
RPCP	radial peripapillary capillary plexus	放射状乳头周围毛细血管丛
RPE	retinal pigment epithelium	视网膜色素上皮
RR	radiation retinopathy	放射性视网膜病变
RRD	rhegmatogenous retinal detachment	孔源性视网膜脱离
SC	serpiginous choroiditis	匐行性脉络膜炎
SCP	superficial capillary plexus	浅表毛细血管丛
SD	stargardt disease	Stargardt 病
SDD	subretinal drusenoid deposit	视网膜下玻璃膜疣样沉积
SD-OCT	spectral-domain OCT	谱域 OCT
SFD	sorsby fundus dystrophy	Sorsby 眼底营养不良
SLD	superluminescent diode	超发光二极管
SO	sympathetic ophthalmia	交感性眼炎
SRF	subretinal fluid	视网膜下积液
SSADA	split-spectrum amplitude decorrelation angiography	分裂频谱振幅去相干血流成像
SS-OCT	swept-source OCT	扫频源 OCT
SVC	deep capillary plexus	浅层血管复合体
SVP	superficial vascular plexus	上皮血管丛

TB	tuberculosis	结核病
TDS	titled disc syndrome	视盘倾斜综合征
TSC	tuberous sclerosis complex	结节性硬化症
VEGF	anti-ascular endothelial growth factor	抗血管内皮生长因子
VKH	vogt-koyanagi-harada	小柳原田病
VMA	vitreomacular adhesion	玻璃体 – 黄斑粘连
VMT	vitreomacular traction	玻璃体黄斑牵引
VRL	vitreoretinal lymphoma	玻璃体视网膜淋巴瘤
XLRS	X-linked retinoschisis	X 连锁视网膜劈裂症

相 关 图 书 推 荐

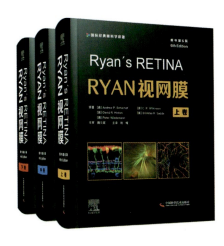

原著　[美] Andrew P. Schachat 等

主译　周　楠

定价　1980.00 元

本书引进自世界知名的 Elsevier 出版社，是一部实用、全面的视网膜学指导用书，由国际知名教授 Andrew P. Schachat、C. P. Wilkinson、David R. Hinton、SriniVas R. Sadda 和 Peter Wiedemann 联合众多视网膜领域的专家共同打造。本书为全新第 6 版，分三卷 160 章，对视网膜影像及诊断、基础科学与转化治疗等方面进行了全面细致的介绍。全书包含大量精美高清图片，为视网膜学理论研究和疾病诊疗的工作者提供了非常全面的参考资料。本书内容全面系统，图文并茂，既可作为视网膜专业的临床医生和研究人员的案头工具书，又可为眼科相关的医务人员提供细致的学术参考资料。

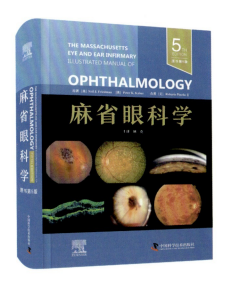

原著　[美] Neil J. Friedman 等

主译　姚　克

定价　428.00 元

本书引进自 Elsevier 出版社，由哈佛大学医学院附属麻省眼耳医院组织编写，是眼科学界经典图书之一，自第 1 版更新至第 5 版历经 20 余年。书中内容丰富，不仅包括眼表疾病、视神经及眼部血管病变、眼底病变及眼外伤的诊断及治疗，还包括视光学知识及眼部解剖等。全书配有700 余张高清图片，图文并茂地展示了眼部手术要点及多种疾病光学相干断层扫描、视神经血流检测、视野检查等眼科检查的典型特征，有助于读者理解和掌握相关知识。本书可供眼科及相关专业医生和医学生参考阅读。

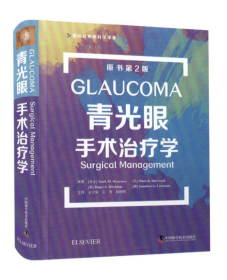

原著　[瑞士] Tarek M. Shaarawy 等

主译　王宁利　王　涛　段晓明

定价　350.00 元

本书引进自 Elsevier 出版社，是一部经典实用的青光眼手术治疗著作，Tarek M. Shaarawy 等四位国际知名教授联合众多青光眼领域顶级专家倾力编著。

本书为全新第 2 版，共含十篇 63 章，分别从青光眼激光治疗、小梁切除术、伤口愈合调节、非穿透性青光眼手术、青光眼合并白内障的治疗、引流装置、先天性青光眼手术治疗、循环破坏手术、新设备与新技术等方面进行了细致阐释，内容全面系统，并包含大量精美高清图片，方便广大眼科医师深入了解青光眼激光治疗、手术治疗的原理、操作、并发症、术后处理，是一部不可多得的眼科案头工具书。

相 关 图 书 推 荐

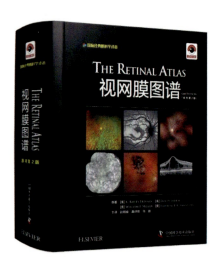

原著 （美）K. Bailey Freund 等

主译 赵明威 曲进锋 周 鹏

定价 598.00 元

本书是一部引进自 ELSEVIER 出版社的国际经典眼科著作，由眼底内科学术大师 Lawrence A.Yannuzzi 联合眼科学各领域权威专家倾力打造，是一部新颖、独特、全面的眼科学参考书。本书精选了 5000 余幅极富临床指导意义的眼底图片，完美呈现了眼科学中常见与罕见的各类眼底疾病，涵盖当前所有的视网膜成像方法，包括光学相干断层扫描（OCT）、吲哚菁绿血管造影、荧光素血管造影和眼底自体荧光，还介绍了 OCT 的拓展应用，包括光谱域和面 OCT，以及演进的视网膜成像模式，如超广域眼底摄影、血管造影和自身荧光。本书适合各年资的眼科医师，特别是眼底疾病科的医师、住院医师，以及相关辅助技术人员在临床工作中参考阅读。

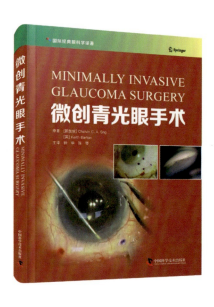

原著 [新加坡] Chelvin C. A. Sng 等

主译 钟 华 陈 琴

定价 158.00 元

本书英文版由 Springer 出版社出版，是一部详细概述微创青光眼手术的实用著作。全书共 11 章，系统阐述了各种微创青光眼手术的设备信息、作用机制、相关的解剖生理要点、适应证、患者选择、手术操作要点、术后并发症、效果和安全性等内容，几乎涵盖了当前世界范围内应用的各种微创青光眼手术方式，包括 iStent 小梁旁路支架、小梁消融术、Hydrus 微支架、XEN 青光眼引流管、PRESERFLO 微型引流器、脉络膜上腔微创青光眼手术装置、睫状体手术等，并在专门的章节对微创青光眼手术应用的争议与全球化情况进行了探讨。本书内容全面，重点突出，图文并茂，非常适合广大眼科医师及青光眼相关研究人员阅读参考。

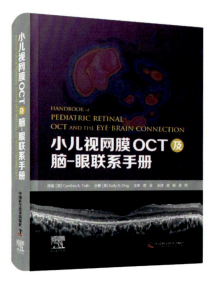

原著 [美] Cynthia A. Toth 等

主译 邵 毅 谭 钢

定价 178.00 元

本书引进自世界知名的 Elsevier 出版社，是一部全面讲述小儿视网膜 OCT 图像的实用著作，由国际知名教授 Cynthia A. Toth 和 Sally S. Ong 联合众多经验丰富的 OCT 工程师、技师、医护人员共同打造。全书共十篇 70 章，对小儿视网膜发育与视网膜相关疾病的 OCT 成像等方面进行了全面细致的介绍。书中包含 200 余幅精美高清图片，为小儿视网膜理论研究和疾病诊疗的工作者提供了非常全面的参考资料。本书内容全面系统，图文并茂，既可作为小儿眼科专业临床医生和研究人员的案头工具书，又可为从事小儿视网膜成像相关的医务人员提供细致的学术参考资料。